Prof. Dr. med. Elke Lütjen-Drecoll
Prof. Dr. med. Dr. med. h. c. Johannes W. Rohen

Innenansichten

des menschlichen Körpers

Prof. Dr. med. Elke Lütjen-Drecoll
Prof. Dr. med. Dr. med. h. c. Johannes W. Rohen

Innenansichten
des menschlichen Körpers

Faszinierende Einblicke mit einzigartigen Fotos

Mit über 200 farbigen Abbildungen

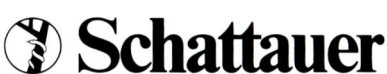 Schattauer

Prof. Dr. med. Elke Lütjen-Drecoll
Prof. Dr. med. Dr. med. h.c. Johannes W. Rohen

Anatomisches Institut II der Universität Erlangen-Nürnberg
Universitätsstraße 19
D-91054 Erlangen

Bibliografische Information der Deutschen Nationalbibliothek

Die Deutsche Nationalbibliothek verzeichnet diese Publikation in der Deutschen Nationalbibliografie; detaillierte bibliografische Daten sind im Internet über http://dnb.d-nb.de abrufbar.

© 2010 by Schattauer GmbH, Hölderlinstraße 3, 70174 Stuttgart, Germany
E-Mail: info@schattauer.de
Internet: http://www.schattauer.de
Printed in Germany

Umschlag, Satz, Druck und Einband: Mayr Miesbach GmbH, Am Windfeld 15, 83714 Miesbach, Germany

ISBN 978-3-7945-2606-2

Inhalt

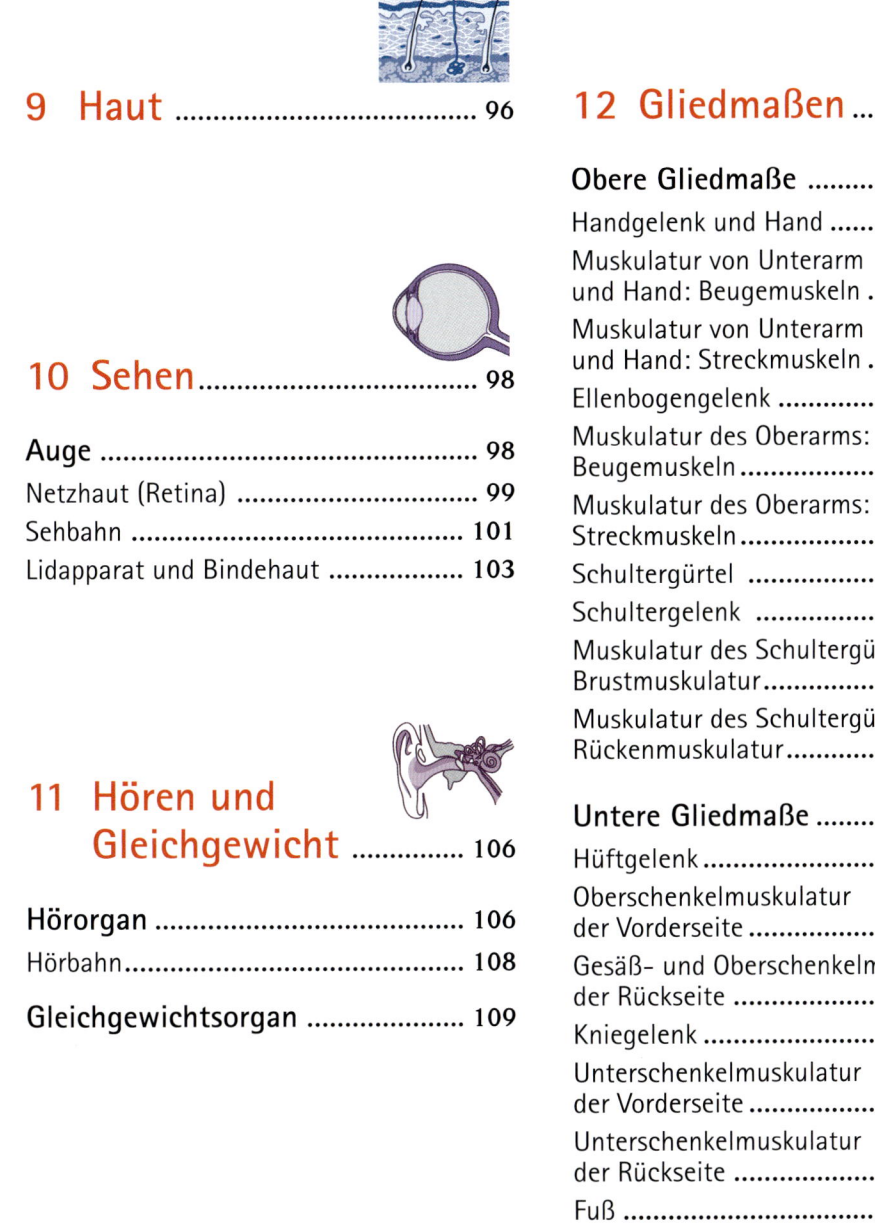

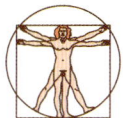

1 Die Gestalt des Menschen

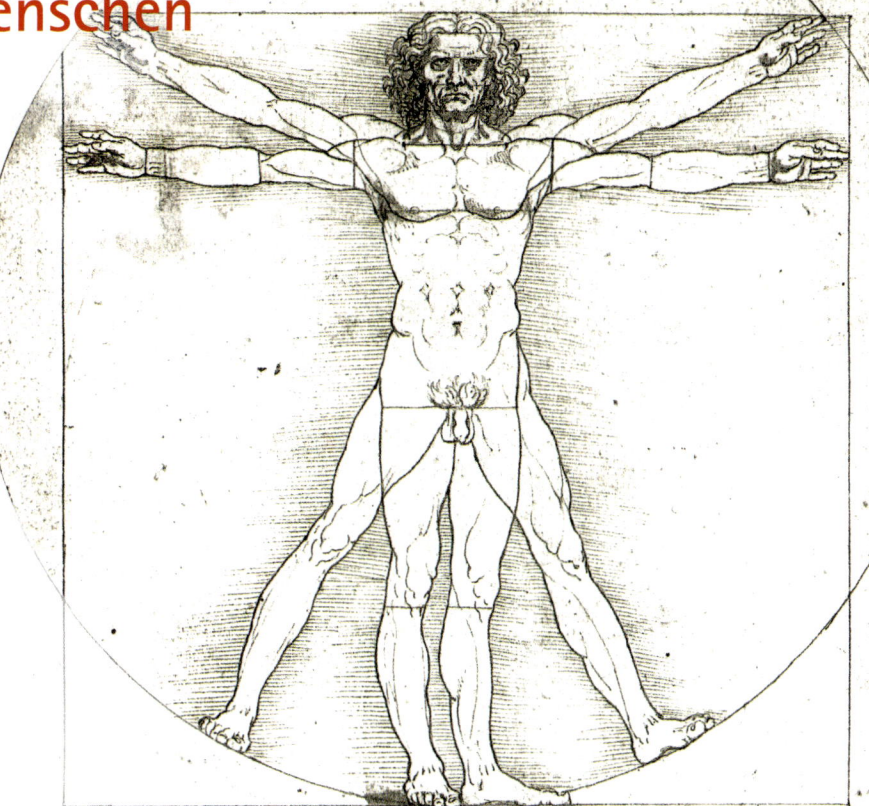

Die Gestalt des Menschen mit ihren schönen, harmonischen Proportionen wurde in dieser Form erst durch den aufrechten Gang ermöglicht. Der Kopf wurde zu einem nahezu kugelförmigen Körper mit einem hoch entwickelten Gehirn. Die Arme wurden nicht mehr für die Fortbewegung gebraucht und auf diese Weise „frei" für handwerkliche und künstlerische Tätigkeiten – wichtige Grundlagen unserer Kultur!

Die außergewöhnlichen Proportionen der menschlichen Gestalt haben Künstler seit Jahrhunderten immer wieder fasziniert.

Die Größenverhältnisse des Rumpfes wie auch der einzelnen Glieder des Menschen entsprechen tatsächlich den Proportionen des Goldenen Schnittes. Diese Streckenverhältnisse wurden in künstlerischen Darstellungen und in der Architektur vielfach angewandt. Auch heute noch empfinden wir, dass beispielsweise griechische Plastiken, die nach dem Goldenen Schnitt gestaltet wurden, eine ausgeprägte Harmonie und Schönheit ausstrahlen.

Die menschliche Gestalt im Kreis und im Viereck (nach Leonardo da Vinci, 1492).

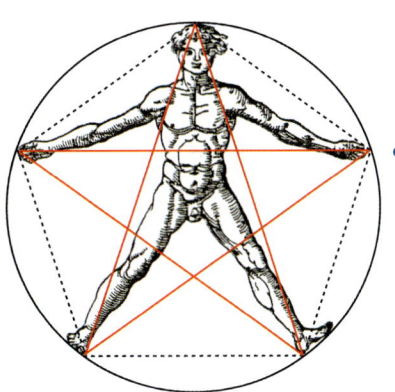

Die menschliche Gestalt im Pentagramm, dessen Linien im Goldenen Schnitt geteilt sind (nach Agrippa von Nettesheim, 1486–1535).

Leonardo da Vinci hat mit seiner berühmten Radierung eindrucksvoll dargestellt, wie der aufrecht stehende Mensch, wenn die Arme horizontal ausgebreitet sind, in ein Quadrat hinein passt. Wenn Arme und Beine ausgespreizt sind, fügt er sich in einen Kreis ein, dessen Mittelpunkt in Höhe des Nabels liegt.

Später hat Agrippa von Nettesheim die menschliche Gestalt in ein Pentagramm eingezeichnet, wobei sich alle Linien des Pentagramms im so genannten Goldenen Schnitt teilen – also einer »idealen Proportion« entsprechen. Beim Goldenen Schnitt weisen die Teile zueinander das gleiche Verhältnis auf wie jedes Einzelteil zum Ganzen.

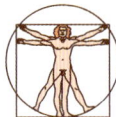

Funktionelle Dreigliederung der großen Organsysteme

Allgemeines

Der menschliche Organismus braucht zum Überleben im Wesentlichen drei große Organsysteme, die reibungslos zusammenarbeiten müssen. Diese drei Systeme sind:

- das **Nervensystem** einschließlich der Sinnesorgane,
- das **Herz-Kreislauf-System**, das eng mit dem Atmungssystem zusammenarbeitet und
- das **Stoffwechselsystem**, das den Magen-Darm-Trakt, aber auch die Harn- und Geschlechtsorgane umfasst.

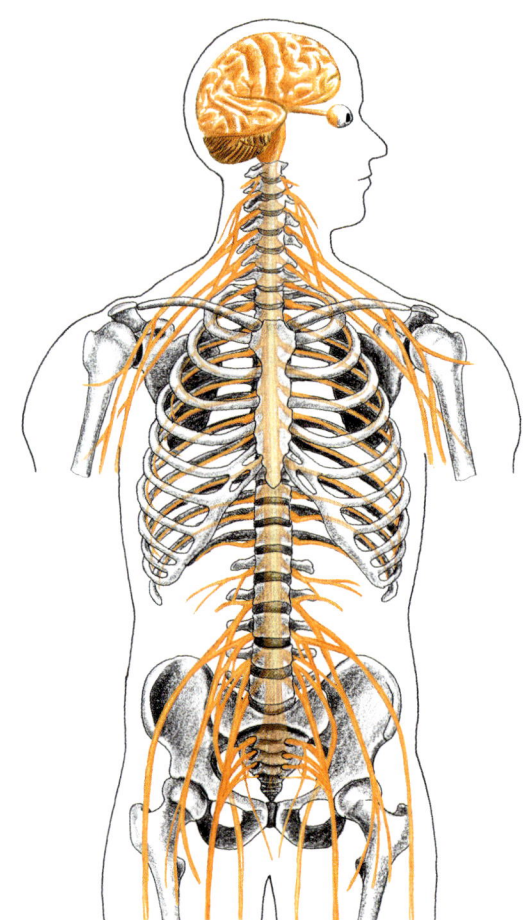

Lokalisation des zentralen Nervensystems. Das Gehirn (gelb) füllt weitgehend die Schädelhöhle aus. Das Rückenmark (gelb) liegt im Wirbelkanal der Wirbelsäule.

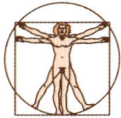

Jedes dieser drei großen Funktionssysteme ist mit seinen Zentralorganen in einer der drei großen Körperhöhlen untergebracht. Das Zentralorgan des Nervensystems ist das Gehirn, das in der **Schädelhöhle** liegt. Das Zentralorgan des Kreislaufsystems ist das Herz, das zusammen mit den Lungen in der **Brusthöhle** untergebracht ist. Die Zentralorgane des Stoffwechselsystems sind der Magen-Darm-Kanal, die Leber und die Nieren, die in der **Bauchhöhle** liegen.

Der Aufbau dieser drei Körperhöhlen weist große Unterschiede auf. Die Schädelhöhle, die das Gehirn umschließt, wird von einer nahezu vollständigen Knochenschale gebildet und bietet somit einen optimalen Schutz. Dieser Schutz wird zusätzlich noch dadurch verstärkt, dass das Gehirn dieser Kapsel nicht direkt anliegt, sondern in einer Flüssigkeit schwimmt. Auch die Herz-Kreislauf- und Atmungsorgane sind von einer knöchernen Hülle, dem Brustkorb, umgeben. Im Gegensatz zur Schädelhöhle bildet der Brustkorb aber keine geschlossene Knochenkapsel. Stattdessen sind die einzelnen Rippen des Brustkorbs durch Zwischenrippenräume voneinander getrennt, die nur durch Muskeln verschlossen sind. Die Bauchhöhle schließlich bietet keinerlei knöchernen Schutz mehr, sondern wird ausschließlich durch weiche Muskelplatten umhüllt.

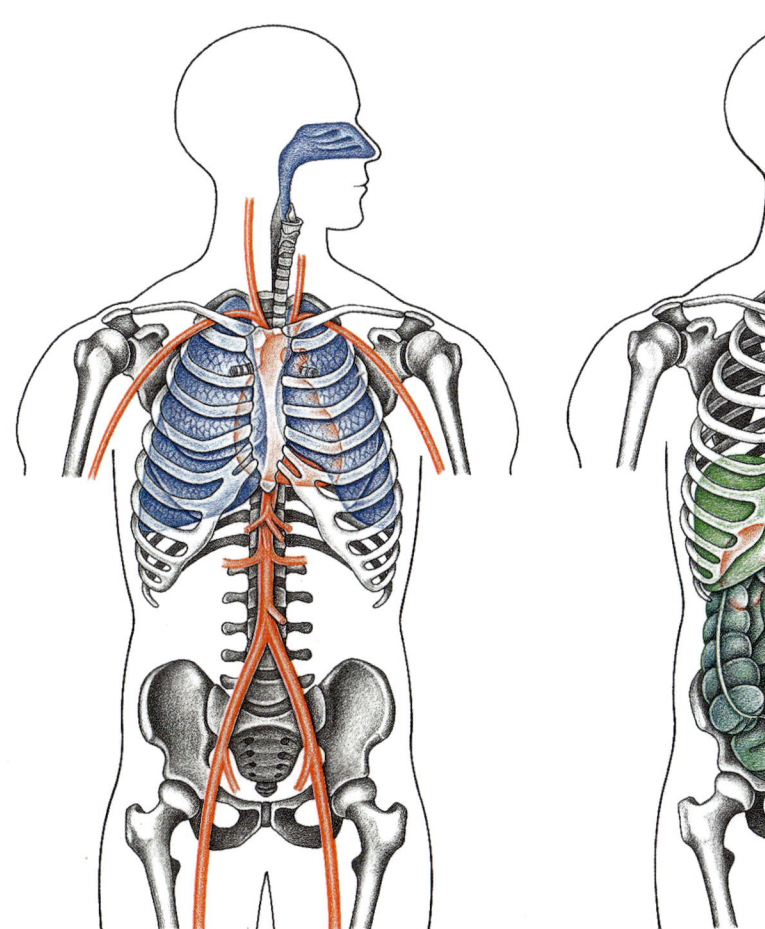

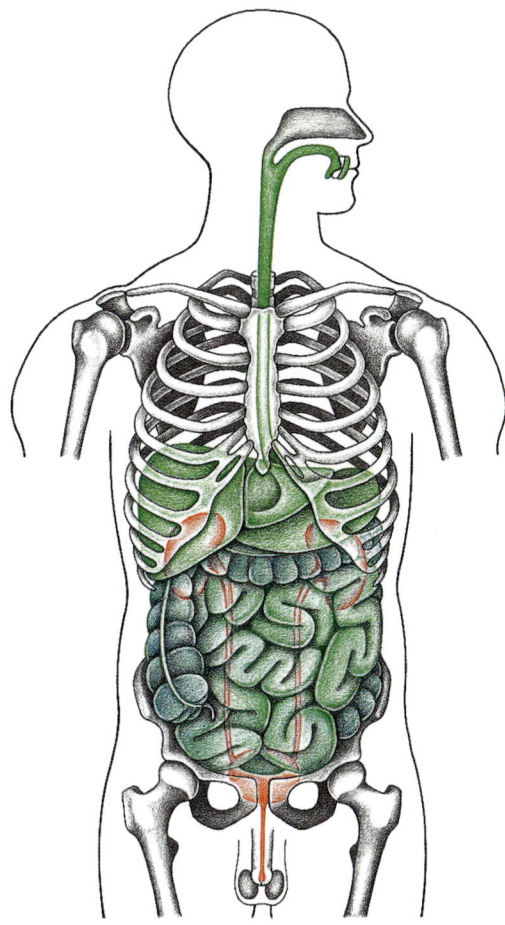

Abb. innen: Lokalisation der zentralen Organe des Kreislauf- und Atmungssystems. In der Brusthöhle liegen Herz (rot) und Lunge (blau) sowie die zentralen Blutgefäße (rot) und Atemwege.

Abb. außen: Lokalisation der Organe des Stoffwechselsystems. Der Magen-Darm-Kanal (grün), die Leber (grün) sowie Nieren (rot) und ableitende Harnwege (rot) sind in der Bauchhöhle untergebracht.

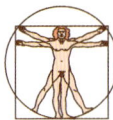

Wenn alle drei Funktionssysteme lebenswichtig sind, warum sind sie dann so unterschiedlich geschützt?

Muskelsysteme sind immer dort vorhanden, wo Bewegung gebraucht wird. Die Prozesse der Nervenleitung im Gehirn laufen als elektrische Impulse an den Zellmembranen ab: Das Gehirn bleibt dabei in Ruhe. Bewegungen gibt es hier nicht.

Ein- und Ausatmung dagegen sind nur durch Bewegungen des Brustkorbs möglich. Daher sind die Rippen gelenkig mit der Wirbelsäule verbunden. Durch die Zwischenrippenmuskeln kann die Ausdehnung des Brustkorbs bei der Atmung verändert werden (**Brustatmung**).

Brustkorb und Bauchhöhle werden durch das muskulöse Zwerchfell voneinander getrennt. Bei der Atmung zieht sich auch der Zwerchfellmuskel zusammen und erweitert den Brustkorb nach unten (**Bauchatmung**). Dabei werden die großen Organe des Verdauungstraktes (Leber, Magen, Milz) nach unten gedrückt. Diese Bewegung der Bauchorgane bei der Atmung und auch die Beweglichkeit des Darms selbst sowie die quantitativen Veränderungen bei der Nahrungsaufnahme erfordern eine bewegliche Bauchwand. Deshalb sind die Rippen im Bauchbereich zurückgebildet und die Bauchwand ist rein muskulös verspannt.

Interessant ist außerdem Folgendes: Die **Verminderung der Schutzfunktion** der Körperhöhlen von oben nach unten geht mit einer deutlichen **Zunahme der Regenerationsfähigkeit** der betreffenden Organsysteme einher. Während sich die meisten der hoch differenzierten Zellen des Gehirns überhaupt nicht regenerieren können, werden im Bereich des Darms die Darmzellen alle 36–48 Stunden neu gebildet. Die Funktionsfähigkeit des Darms bleibt selbst dann noch erhalten, wenn ein größerer Teil des insgesamt 4–6 Meter langen Darmschlauches entfernt wird.

Erwartungsgemäß nimmt die Regenerationsfähigkeit der Brustorgane eine Zwischenstellung ein. Während das Herz nur kleinste narbige Ausfälle, z.B. nach einem Herzinfarkt, funktionell ausgleichen kann, bleiben die Lungen voll funktionsfähig, auch wenn ein größerer Teil des Gewebes entfernt worden ist.

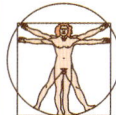

Körperhöhlen und Körperwand

Schädel und Schädelhöhle

Der Schädel ist die knöcherne Grundlage des Kopfes. Er gliedert sich funktionell in zwei Abschnitte: Vorn befindet sich der Gesichtsschädel, hinten der Gehirnschädel. Die Zugänge zu den Organen der drei großen Funktionssysteme des Körpers befinden sich nicht im Bereich der zugehörigen Körperhöhlen, sondern liegen alle im Bereich des **Gesichtsschädels**. Daher wird dieser auch als **Eingeweideschädel** (Viscerokranium) bezeichnet.

Gesichtsschädel (Viscerokranium)

Im Gesichtsschädel sind die Mundhöhle als Zugang zum Verdauungstrakt, die Nasenhöhle als Zugang zum Atemtrakt und die Augenhöhlen mit einem Zugang zum Gehirn in ähnlicher Weise übereinander angeordnet wie die zugehörigen Organsysteme in den drei großen Körperhöhlen. Die Abstände dieser drei Regionen des Gesichtsschädels verhalten sich beim Erwachsenen harmonisch, etwa 1:1:1. Beim Säugling ist die Stirnregion im Verhältnis zu den beiden anderen Regionen noch relativ groß. Der Gesichtsschädel erlangt erst nach dem Zahnwechsel (zwischen dem 6. und 14. Lebensjahr) seine endgültige Gestalt.

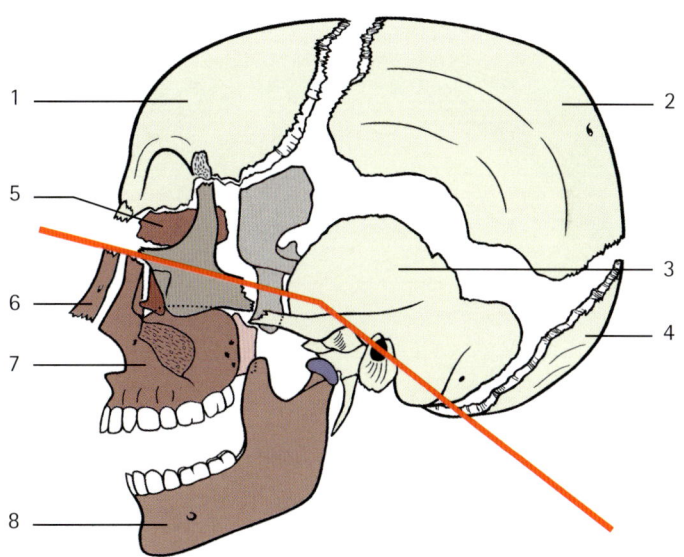

Zersprengter Schädel (von der Seite). Das Mosaik der zahlreichen Schädelknochen lässt sich in zwei Bereiche einteilen: die Knochen des Gesichtsschädels und die Knochen des Gehirnschädels. Beide Bereiche werden durch die Schädelbasis (rote Linie) miteinander verbunden.

Gehirnschädel:	Gesichtsschädel:
1 Stirnbein	5 Siebbein
2 Scheitelbein	6 Nasenbein
3 Schläfenbein	7 Oberkiefer
4 Hinterhauptsbein	8 Unterkiefer

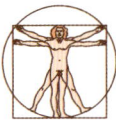

Der Gesichtsschädel ist aus mehreren Knochen zusammengesetzt, die durch **Schädelnähte** miteinander verbunden sind. Diese Schädelnähte verknöchern schon sehr früh. Dadurch wächst der Gesichtsschädel nach der Geburt nicht mehr weiter nach vorn, wie das bei vielen Säugetieren, selbst noch bei höheren Affen, der Fall ist. Die Zahnreihe von Ober- und Unterkiefer verlängert sich beim Zahnwechsel nach hinten, so dass das Gesicht flächig bleibt. Eine vorspringende »Schnauze«, wie bei vielen Säugetieren, entsteht beim Menschen daher nicht. Dagegen vergrößert sich der hintere Teil des Kopfes, der Gehirnschädel, noch lange nach der Geburt, so dass für das sich vergrößernde Gehirn viel Raum entsteht.

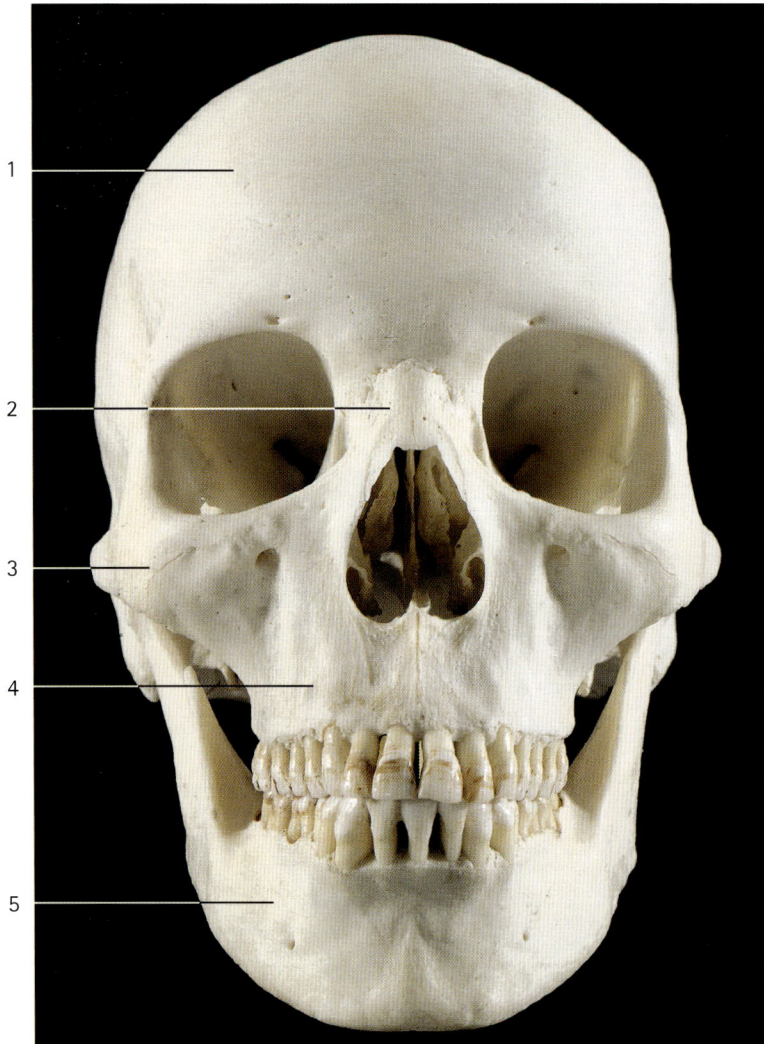

Knöcherner Schädel (von vorne). Die Etagengliederung des Gesichtsschädels ist deutlich zu erkennen.

1 Stirnbein
2 Nasenbein
3 Jochbein
4 Oberkiefer
5 Unterkiefer

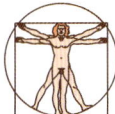

Gehirnschädel (Neurokranium)

Beim Menschen hat der **Gehirnschädel** durch die starke Vergrößerung des Gehirns bei gleichzeitiger Zurückhaltung des Wachstums im Bereich des Gesichtsschädels nahezu eine Kugelform erreicht. Gehirn- und Gesichtsschädel sind dabei in Form und Größe gleichmäßig aufeinander abgestimmt.

Der Gehirnschädel besteht aus großen plattenförmigen Knochen, die eine feste Kapsel für das Gehirn bilden. Bewegungen finden nur im Bereich des Gesichtsschädels (im Kiefergelenk) statt, nicht aber im Gehirnschädel.

Die Knochen des Gehirnschädels sind ebenfalls durch **Schädelnähte** miteinander verbunden. Diese stellen Wachstumsfugen dar. Sie sind beim Säugling noch breitflächig durch Bindegewebe verschlossen (Fontanellen). Auf diese Weise sind die Schädelplatten bei der Geburt noch gut verschieblich, so dass der relativ große Kopf des Babys durch den relativ engen Geburtskanal passt. Diese Gewebsplatten verschwinden schon im zweiten bis dritten Lebensjahr, während die Schädelnähte selbst oft erst im hohen Alter verknöchern.

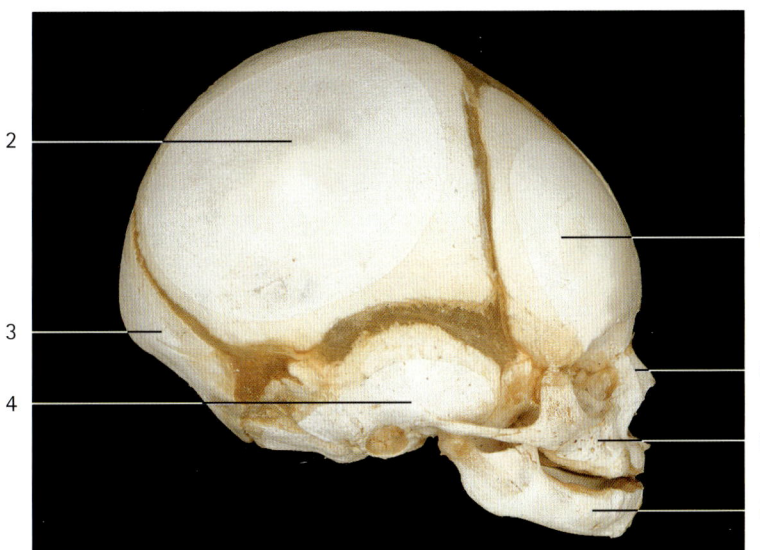

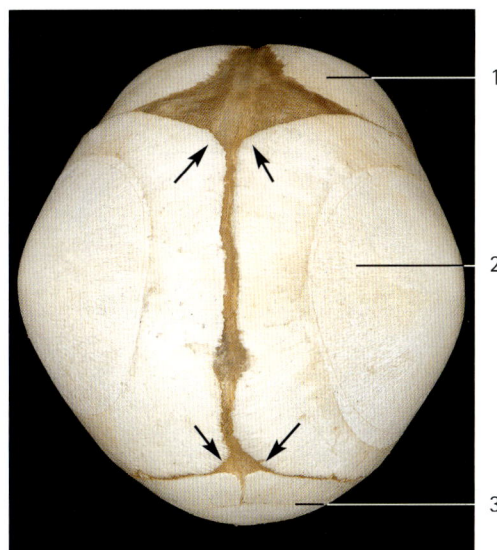

Schädel eines Neugeborenen von der Seite (links) und von oben (rechts). Man beachte die noch nicht verknöcherten Schädelnähte, die noch offenen Fontanellen (Pfeile) und die noch nicht durchgebrochenen Milchzähne. Das Stirnbein ist noch paarig. Die große Fontanelle (im Bild rechts oben zu sehen) hat Rautenform, die kleine Fontanelle (im Bild rechts unten zu sehen) ist dreieckig.

1	Stirnbein	5	Nasenbein
2	Scheitelbein	6	Oberkiefer
3	Hinterhauptsbein	7	Unterkiefer
4	Schläfenbein		

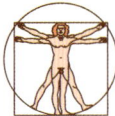

Nach Angaben von Kraniosakraltherapeuten können die Schädelnähte durch gezielte Massagen an bestimmten Stellen des Kopfes mobilisiert werden. Dadurch kann die Zirkulation der Gehirnflüssigkeit beeinflusst werden. Auf diese Weise können z.B. langwierige Kopfschmerzen verschwinden.

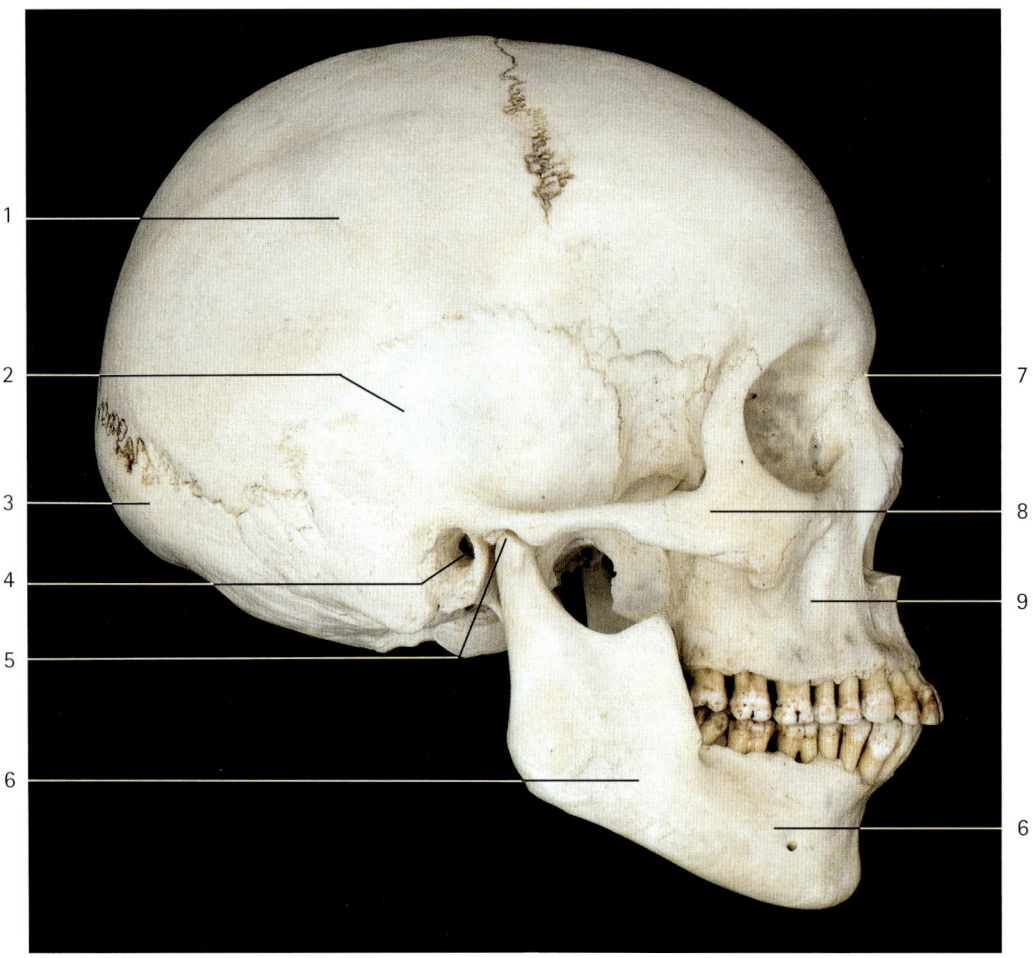

Menschlicher Schädel (von der Seite). Das Schädeldach umschließt die Gehirnhöhle (Neurokranium). Der Gesichtsschädel bildet Hohlräume für die Augen-, Nasen- und Mundhöhle, deren etagenförmig angeordnete Öffnungen mehr oder weniger in einer Ebene liegen und dadurch die Gesichtsbildung ermöglichen.

1 Scheitelbein	4 Äußerer Gehörgang	7 Nasenbein
2 Schläfenbein	5 Kiefergelenk	8 Jochbein
3 Hinterhauptsbein	6 Unterkiefer	9 Oberkiefer

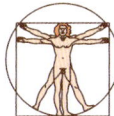
Schädelbasis

Die Verbindung zwischen Gesichts- und Gehirnschädel ist die **Schädelbasis**. Diese zeigt eine Abknickung im Bereich des Türkensattels (sog. Klivuswinkel, etwa 145°). Die Schädelbasis in ihrer heutigen Ausdehnung ist entwicklungsgeschichtlich erst nach der Aufrichtung des Menschen entstanden. Erst jetzt entstand auch die Etagengliederung der drei großen **Schädelgruben**, die jeweils andere Hirnabschnitte aufnehmen. Die hintere Schädelgrube enthält das Kleinhirn und den Hinterhauptslappen des Großhirns, die mittlere den Schläfenlappen und die vordere den Stirnlappen des Großhirns.

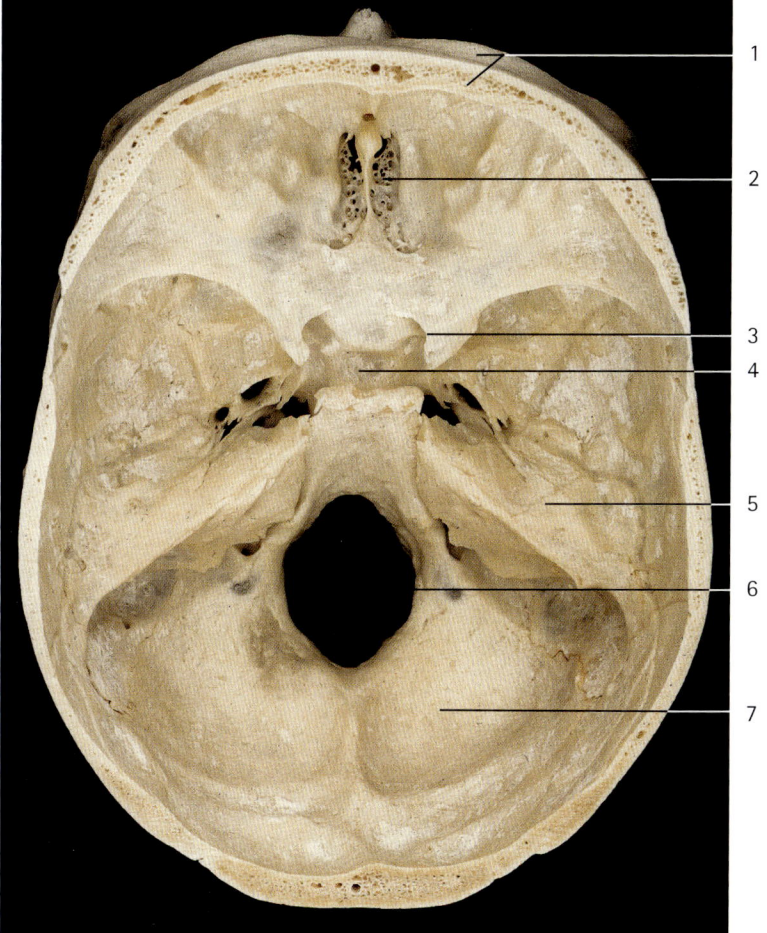

Knöcherne Schädelbasis (von oben) mit der Siebplatte zwischen den beiden Stirnbeinen und dem Türkensattel im Bereich des Keilbeins. Das Hinterhauptsloch stellt den Zugang zum Wirbelkanal dar, in dem das Rückenmark verläuft.

1 Stirnbein
2 Siebbein mit Siebplatte
   (Zugang zur Nasenhöhlen)
3 Sehnervenkanal (Zugang zur Augenhöhle)
4 Türkensattel (in diesem liegt die Hypophyse)
5 Felsenbein (in diesem liegt das Hör- und
   Gleichgewichtsorgan)
6 Hinterhauptsloch
7 Hinterhauptsbein

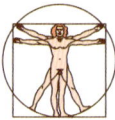

In der **vorderen Schädelgrube** treten die Riechnerven durch die Siebplatte des Siebbeins in die Nasenhöhle. Im Türkensattel liegt die Hirnanhangsdrüse (Hypophyse, s. S. 75) in enger Nachbarschaft zum Sehnerv. **Die mittlere Schädelgrube** enthält Durchtrittsstellen für die Gesichtsnerven. In der **hinteren Schädelgrube** befinden sich der innere Gehörgang mit dem Hör- und Gleichgewichtsnerv (s. S. 106) sowie das große Hinterhauptsloch. Hier geht der Hirnstamm in das Rückenmark über (s. S. 81).

Die Schädelgruben besitzen relativ dünne Knochen. Diese sind aber von starken Knochenrahmen umgeben, man spricht daher von einer Rahmenstruktur.

Knochenbrüche treten meist an den Schwachstellen der Rahmenkonstruktion auf, wobei es leicht passieren kann, dass die hier austretenden Hirnnerven geschädigt werden.

So können bei einem Bruch der vorderen Schädelbasis die Riechnerven abreißen. Bei einem Bruch am Übergang von mittlerer zu hinterer Schädelgrube mit Verletzung des Felsenbeins können der Hör- und Gleichgewichtsnerv sowie der Gesichtsnerv (Nervus facialis), der die mimische Muskulatur des Gesichts versorgt, geschädigt werden.

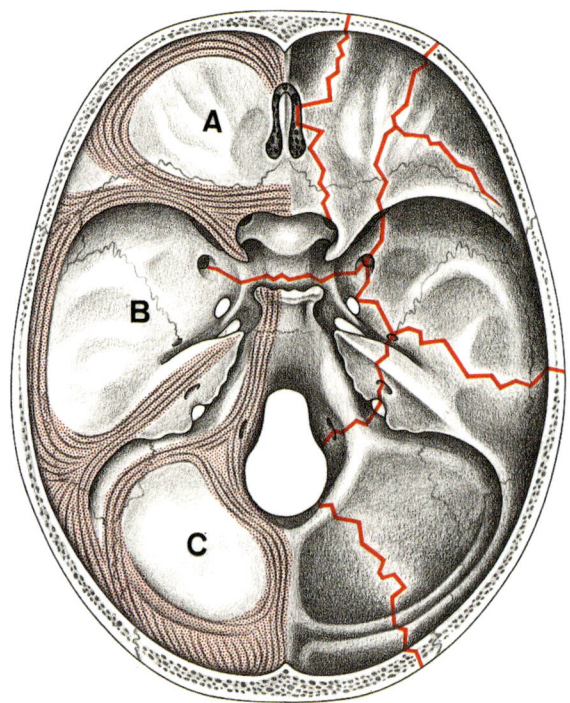

Knöcherne Schädelbasis. Die drei Schädelgruben (A, B, C) stellen eine Rahmenkonstruktion dar. Die verstärkten Knochenabschnitte sind markiert (rötlich). Die häufigsten Bruchlinien (rot) verlaufen daher meist durch die Mitte dieser Rahmenstrukturen, wo der Knochen relativ dünn ist. A = vordere Schädelgrube, B = mittlere Schädelgrube, C = hintere Schädelgrube.

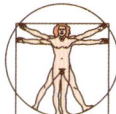
Wirbelsäule

Die Wirbelsäule bildet einen S-förmig gekrümmten Stab, der aus 24 beweglichen Wirbeln besteht (sieben Halswirbel, zwölf Brustwirbel und fünf Lendenwirbel). Nach unten schließen sich fünf Kreuzbeinwirbel an, die aber zu einem festen Knochen, dem Kreuzbein (Os sacrum), verschmolzen sind. Dieses ist fest in das Becken eingebaut. Die drei bis sechs kleinen Steißbeinwirbel sind ein Rest des Schwanzes der Wirbeltiere. Sie spielen beim Menschen funktionell keine Rolle.

Das tragende Element der Wirbelsäule sind die **Wirbelkörper**, die nach oben immer graziler werden. Beim ersten Halswirbel (Atlas) fehlt der Wirbelkörper ganz, weil er, zusammen mit dem zweiten Halswirbel (Axis), die für die Kopfbewegungen so wichtigen kleinen Kopfgelenke bildet. Die **Wirbelbögen** umschließen den Wirbelkanal, in dem das **Rückenmark** mit seinen Hüllen und Blutgefäßen untergebracht ist. Die von den Wirbelbögen ausgehenden sieben Fortsätze stellen das Bewegungssystem der Wirbelsäule dar. Sie bilden Gelenke, die im Hals- und Brustbereich Bewegungen in allen drei Ebenen, im Lendenbe-

reich jedoch nur noch in zwei Ebenen erlauben. Drehbewegungen, die auch die Fortbewegung und die aufrechte Körperhaltung gefährden würden, sind daher in der Lendenwirbelsäule nicht möglich. Weil die Wirbelkörper jeweils durch eine **Zwischenwirbelscheibe** (**Bandscheibe**) verbunden sind, ist die Beweglichkeit der Wirbelsäule insgesamt gut. Ihre S-förmige Krümmung bildet dafür eine gute Voraussetzung.

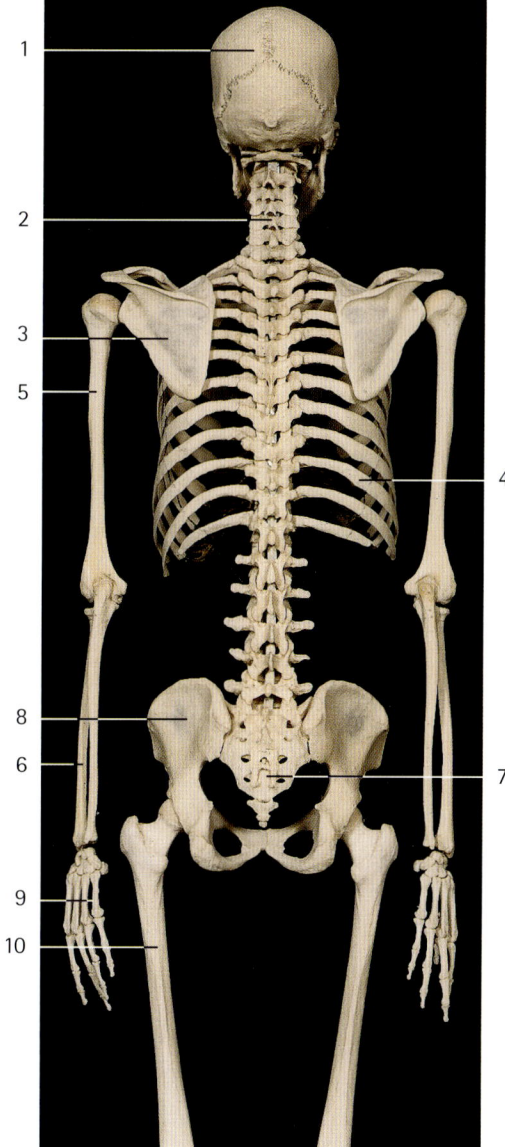

Menschliches Skelett (von hinten).

1 Schädeldach
2 Wirbelsäule
3 Schulterblatt
4 Brustkorb (Rippen)
5 Oberarmknochen
6 Unterarmknochen (Elle und Speiche)
7 Kreuzbein
8 Beckenknochen
9 Handknochen
10 Oberschenkelknochen

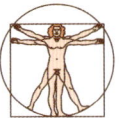

Der Kopf des Menschen hängt nicht, wie bei anderen Säugetieren, vorn schwer am Rumpf, sondern balanciert frei, fast schwerelos, oben auf der Wirbelsäule. Dies wird vor allem durch die sechs kleinen **Wirbelgelenke** erreicht, die sich zwischen den ersten zwei Halswirbeln (**Atlas und Axis**) und dem Hinterhauptsbein entwickelt haben.

Der Atlas kann sich um einen Fortsatz des Axis (Dens axis) drehen, wodurch Drehbewegungen des Kopfes erleichtert werden. Hinter dem Dens geht das Rückenmark in den Hirnstamm über, der hier lebenswichtige Zentren, z.B. Atem- und Kreislaufzentren, enthält.

Die kleinen Wirbelgelenke besitzen in der Tiefe des Nackens auch eine eigene, auf die feinen und präzisen Kopfbewegungen spezialisierte Muskulatur. Diese ist für die Sinneswahrnehmungen von Bedeutung, ermöglicht aber auch Bewegungen wie Kopfschütteln oder Kopfnicken.

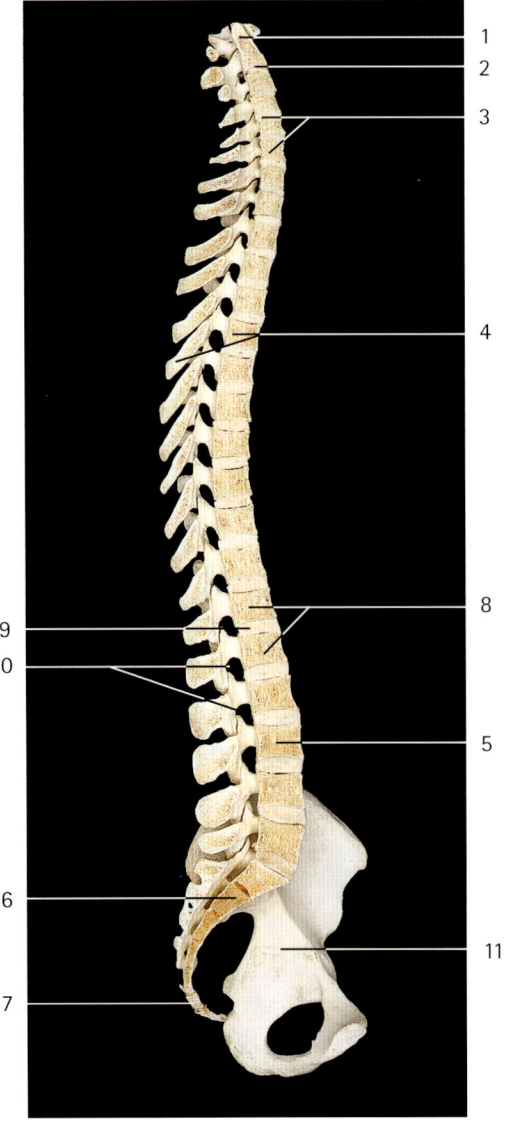

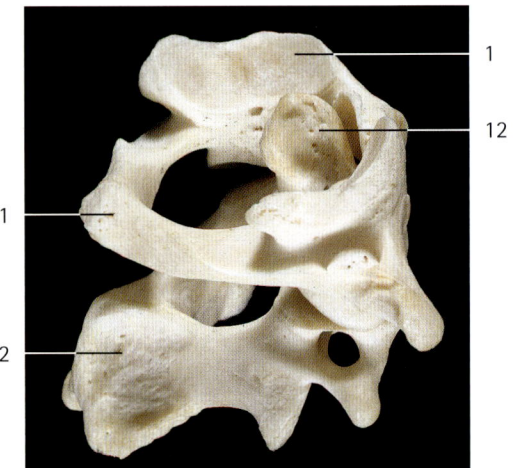

Abb. links: Längsschnitt durch Wirbelsäule und Becken (von der Seite).

Abb. rechts: Erster und zweiter Halswirbel (Atlas und Axis) (schräg von rechts oben). Der bogenförmige Körper des Atlas umfasst den Fortsatz des Axis (Dens axis).

1 Atlas (1. Halswirbel)
2 Axis (2. Halswirbel)
3 Halswirbel
4 Brustwirbel mit Rippen
5 Lendenwirbel
6 Kreuzbein
7 Steißbein
8 Wirbelkörper
9 Bandscheibe
10 Zwischenwirbelkanäle für den Austritt der Rückenmarksnerven
11 Beckenknochen
12 Dens axis (Zahn des 2. Halswirbels)

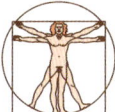
Bei einem Genickbruch kann sich der Zahn des zweiten Halswirbels aus diesen Verspannungen lösen und sich in das (verlängerte) Rückenmark bohren. Da hier mehrere lebenswichtige Zentren für Kreislauf und Atmung liegen, kann dies den sofortigen Tod zur Folge haben.

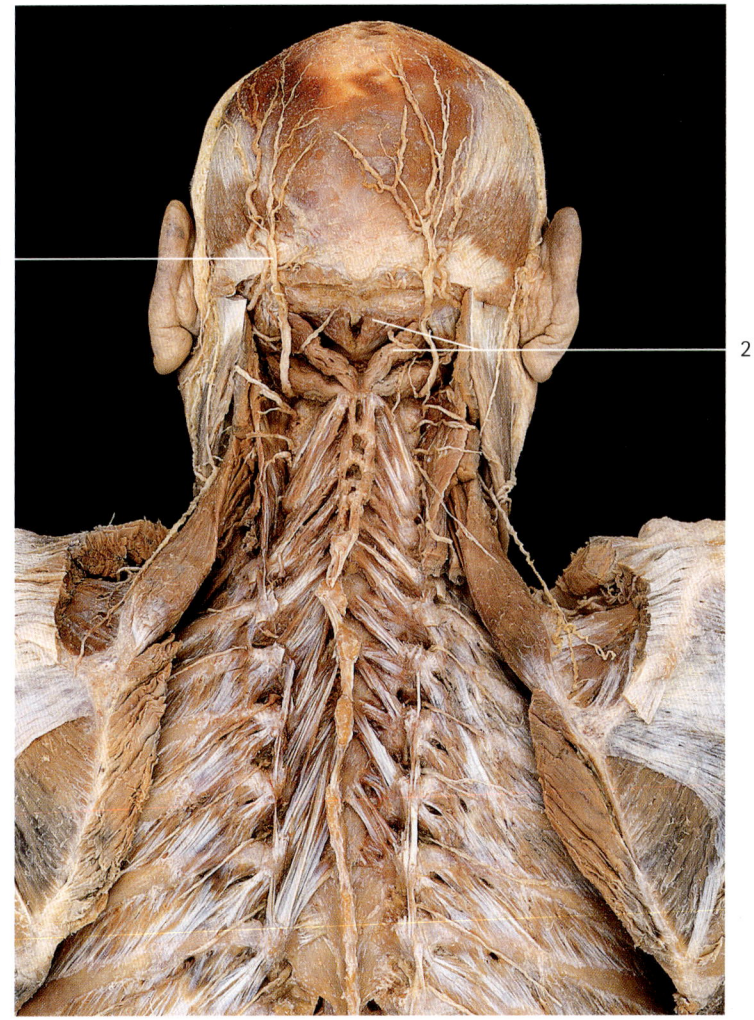

Anatomisches Präparat der tiefen Nackenmuskeln (von hinten). Die vier kleinen Muskeln zwischen Atlas, Axis und Hinterhaupt wirken auf die kleinen Kopfgelenke und ermöglichen feinste Dreh- und Nickbewegungen des Kopfes.

1 Großer Hinterhauptsnerv
2 Kleine Nackenmuskeln

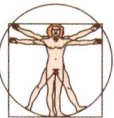

Brustkorb

Im Brustbereich, wo die rhythmischen Funktionen dominieren, herrscht eine sich regelmäßig wiederholende, d. h. segmentale Gestaltung vor. Wirbel, Rippen und Muskeln wiederholen sich in jedem Segment in gleicher oder ähnlicher Form.

Im Brustbereich sind die Wirbel hinten mit den Rippen, vorn mit dem **Brustbein** (**Sternum**) verbunden. Bei den Hals- und Lendenwirbeln sind die Rippen zurückgebildet, aber als Muskelfortsätze noch erkennbar. Die **zwölf Rippen** bilden hinten mit den Wirbeln jeweils zwei Gelenke, die nicht nur das Heben und Senken des Brustkorbes, sondern auch dessen seitliche, für die Atmung so wichtige Ausdehnung ermöglichen. Die schräg verlaufenden Zwischenrippenmuskeln bilden zwei Muskelschichten mit gegensätzlicher schräger Verlaufsrichtung. Die äußere Schicht kann die Rippen heben (Einatmung), die innere senken (Ausatmung).

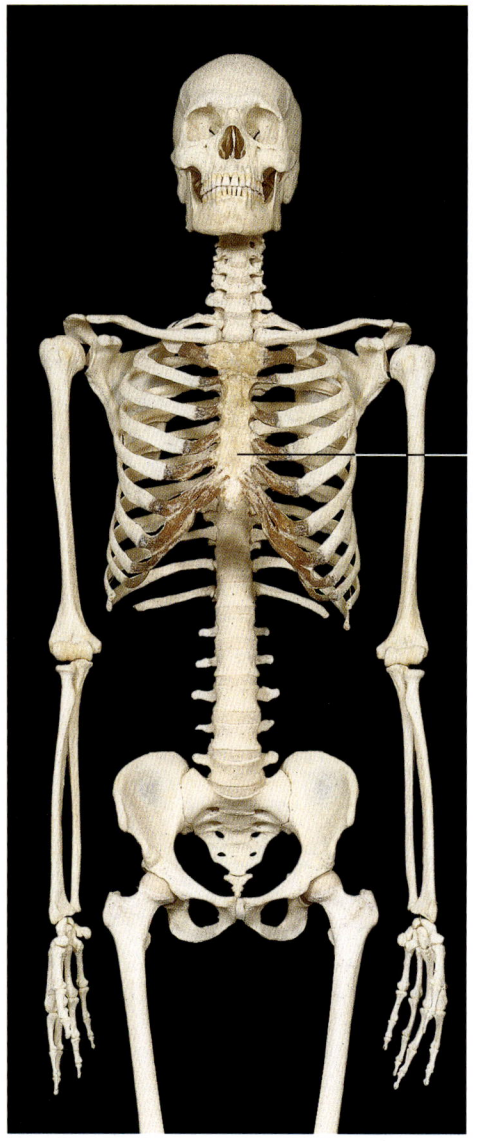

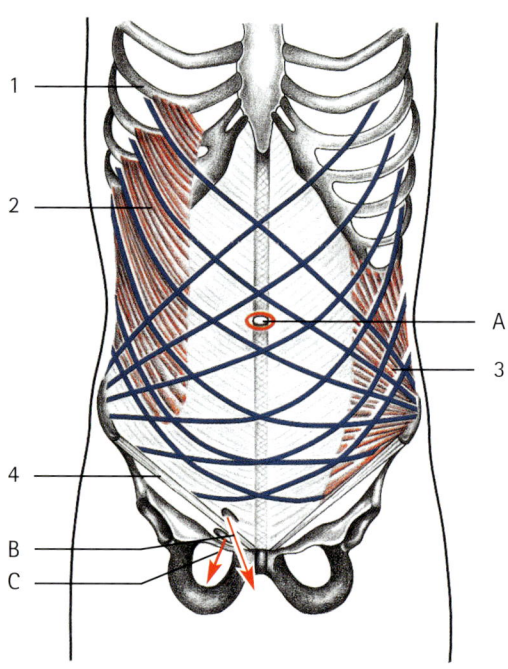

Menschliches Skelett (von vorne). Das Brustbein (1) ist knorpelig mit den Rippen fest verbunden.

Verspannung der Fasersysteme der flächenhaften Sehnen der beiden schrägen Bauchmuskeln.
Diese bilden eine Sehnenplatte, in der der gerade Bauchmuskel verläuft (sog. Rektusscheide).
Rot = Lokalisation der Bruchpforten: A = Nabelbrüche; B = Leistenbrüche (über dem Leistenband); C = Schenkelbrüche (unter dem Leistenband).

1 Brustkorb mit Brustbein
2 Äußerer schräger Bauchmuskel
3 Innerer schräger Bauchmuskel
4 Leistenband

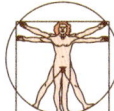

Bauchwand

Im Bauchbereich fehlen rippenartige Skelettelemente. Die Organe der Bauchhöhle sind hier
von einer beweglichen, anpassungsfähigen Muskelwand umschlossen. Die seitlichen **Bauchmuskeln** besitzen zwar noch dieselbe schräge
Verlaufsweise wie die Zwischenrippenmuskeln,
bilden aber jetzt breite Platten, deren Sehnen sich
überkreuzen. Hier liegt der kräftige, gerade
Bauchmuskel (Musculus rectus abdominis), der
vom Brustkorb und Brustbein bis zum Beckenrand verläuft. Er ist von einer kräftigen Sehnenscheide umhüllt. Die Sehnenbündel der schrägen
seitlichen Bauchmuskeln überkreuzen sich in dieser »Rektusscheide« so, dass ein regelmäßiger,
spiralig strukturierter »Gurt« für die vordere
Bauchwand entsteht. Nur an einigen Stellen zeigt
diese Wand Schwachstellen, wie z. B. im Bereich
des Nabels oder in der Leistenregion. Hier können
Nabel- oder Leistenbrüche entstehen (s. S. 60).

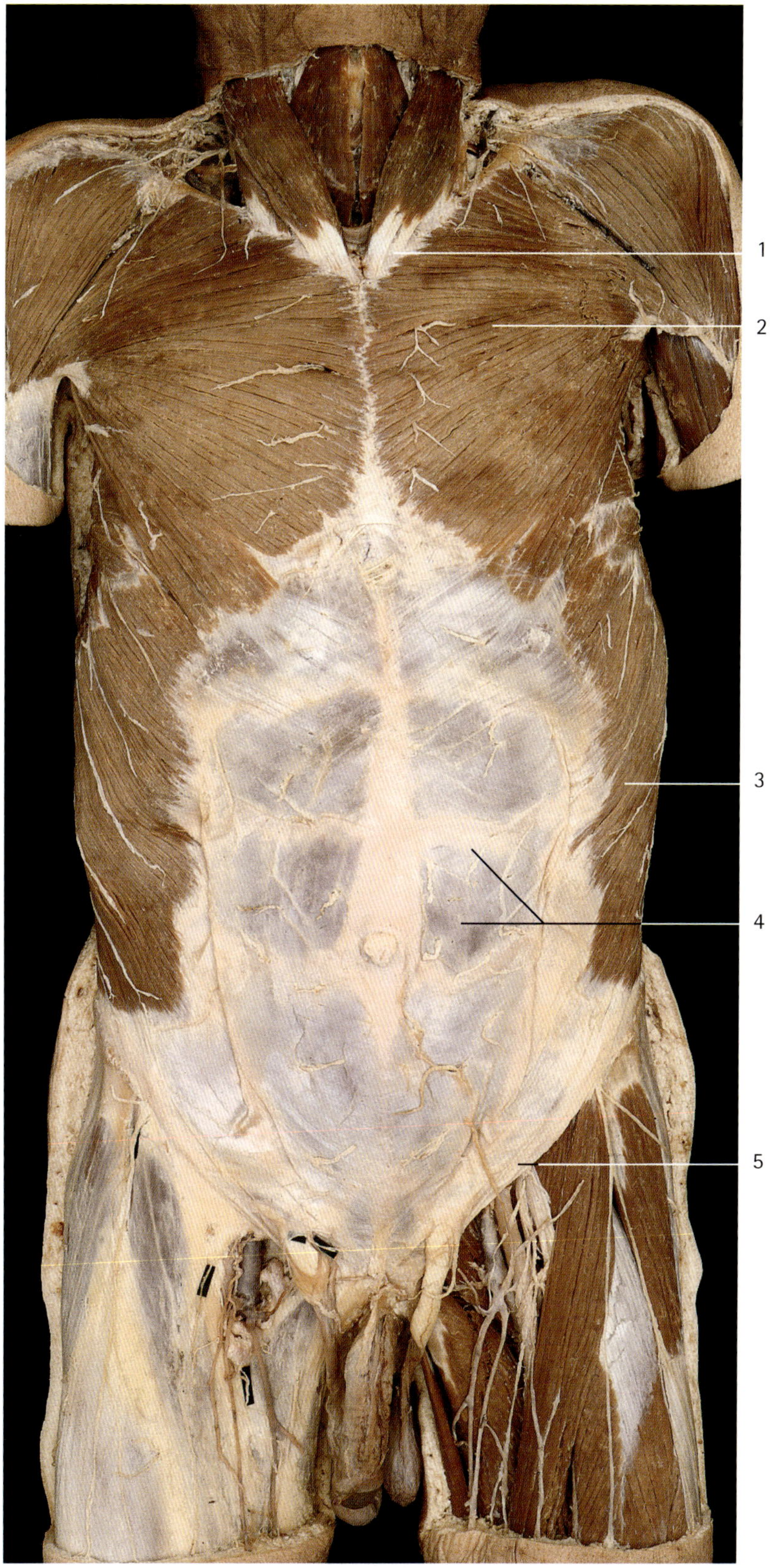

**Anatomisches Präparat der Muskeln von Brust-
und Bauchwand.** Der gerade Bauchmuskel ist von
einer kräftigen Sehnenplatte, der Rektusscheide,
eingehüllt.

1 Schlüsselbein
2 Großer Brustmuskel
3 Äußerer schräger Bauchmuskel
4 Sehnenscheide des geraden Bauchmuskels
  (Rektusscheide)
5 Leistenband

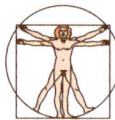

Hintere Rumpfwand

Für die aufrechte Körperhaltung, aber auch für die vielfältigen Bewegungen unseres Körpers, sind die Rückenmuskeln von zentraler Bedeutung. Auch bei der Verspannung der Bauchwand und der Fixation des Brustkorbs spielt die **Rückenmuskulatur** eine wichtige Rolle. Der Aufbau der Rückenmuskulatur wird leicht verständlich, wenn man sich einen Schiffsmast (Wirbelsäule) mit seinen verstellbaren Rahen (Rippen) vorstellt. Die Wirbelsäule ist mit dem annähernd dreieckigen Kreuzbein in den Beckengürtel fest eingebaut. Dadurch entsteht eine Basis, von der die langen Rückenmuskeln ausgehen und den Rumpf in der Längsrichtung verspannen. In der

Tiefe liegen die kürzeren Rückenmuskeln, die die Wirbel miteinander verbinden und für die Feineinstellung der Rumpfbewegungen von Bedeutung sind. Zum Kopf hin wird die Rückenmuskulatur immer feiner, so dass wir nicht nur die Halswirbelsäule, sondern auch den Kopf vielseitig bewegen können. Diese Bewegungsmöglichkeiten sind in unserem täglichen Leben von großer Bedeutung.

Die **Beweglichkeit der Wirbelsäule** hängt in erster Linie von den Wirbelgelenken ab. Aber auch die zwischen den Wirbelkörpern gelegenen Bandscheiben spielen eine Rolle.

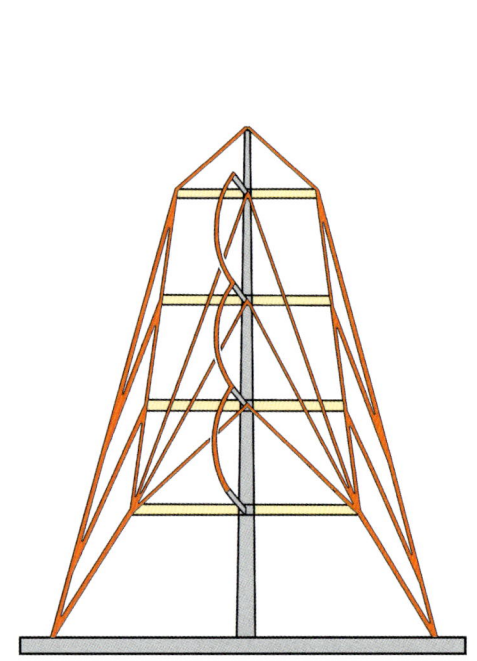

Schematischer Aufbau der Rückenmuskulatur, veranschaulicht durch das Bild eines Schiffsmastes (»Wirbelsäule«, grau) mit seinen Rahen (»Rippen«, gelb) und Seilen (»Muskulatur«, rot) (nach A. Benninghoff).

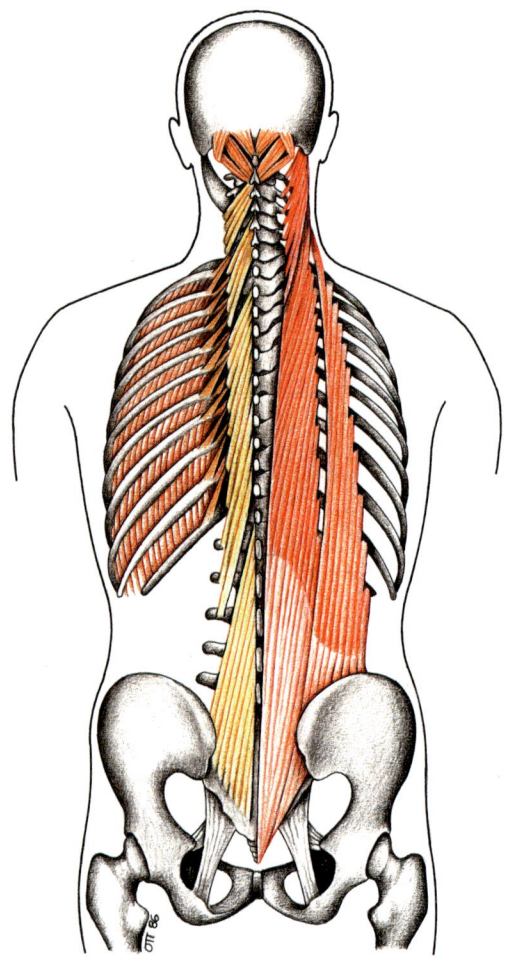

Verlauf und Gliederung der Rückenmuskeln (Schema). Rechts im Bild sind die oberflächlich liegenden, großen Rückenmuskeln (rot) dargestellt. Links im Bild sind die tiefer liegenden, kleinen Rückenmuskeln (gelb) sowie die Zwischenrippenmuskeln (rot) hervorgehoben.

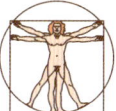

Bei einem Bandscheibenvorfall können sehr schmerzhafte Verspannungen der Rückenmuskulatur auftreten, aber auch starke ausstrahlende Schmerzen bis in die Gliedmaßen hinein. Besonders bei älteren Menschen beruhen Rückenschmerzen oft auf lokalen Verspannungen der Rückenmuskulatur, die häufig von kleinen Verschiebungen in den Wirbelgelenken ausgelöst werden.

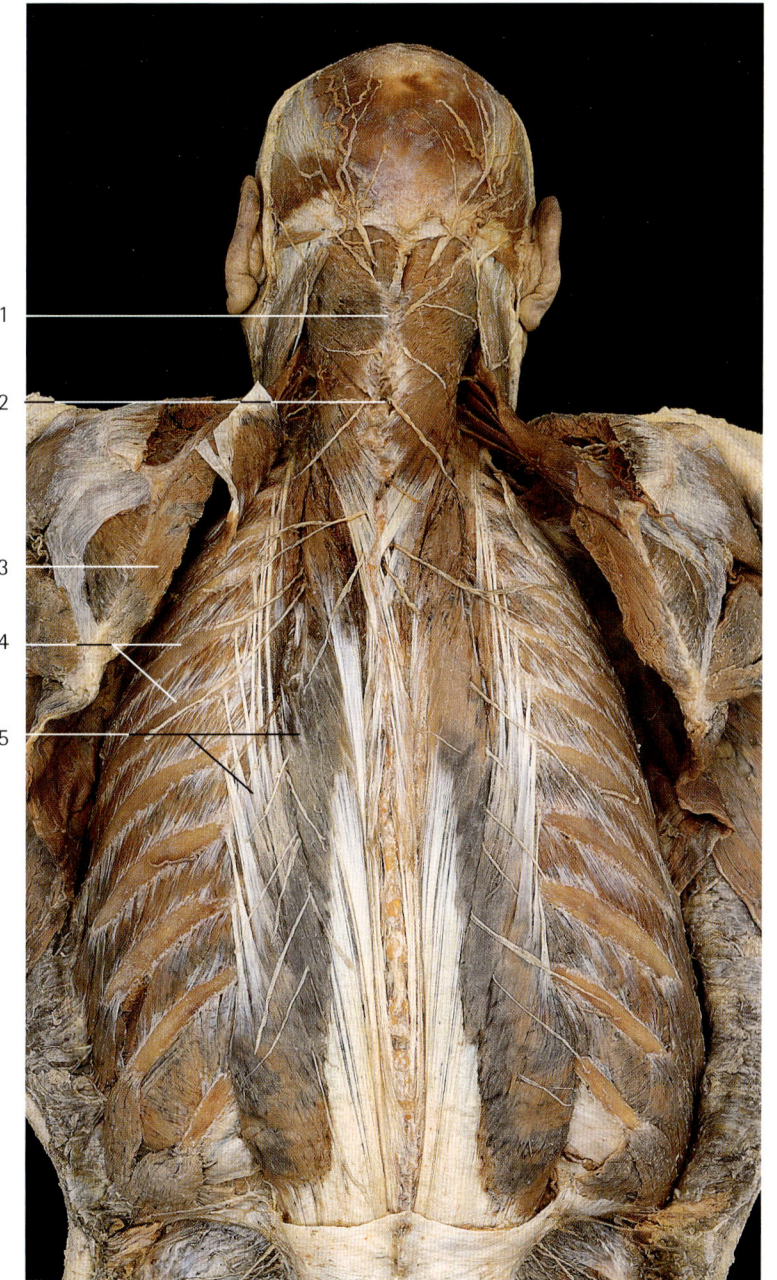

Anatomisches Präparat der langen Rückenmuskeln.
Der Schultergürtel wurde herauspräpariert, um die Rippen und Zwischenrippenmuskeln zu zeigen.

1 Dornfortsatz des 2. Halswirbels
2 Dornfortsatz des 7. Halswirbels
3 Schulterblatt
4 Rippen
5 Lange Rückenmuskeln

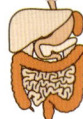

2 Verdauung und Stoffwechsel

Im Verdauungstrakt werden die mit der Nahrung aufgenommenen Stoffe, vor allem Kohlenhydrate, Eiweiße und Fette, abgebaut und so aufbereitet, dass sie durch die Darmwand in das Blut gelangen können. Dabei müssen die Abbauprodukte der Nahrungsstoffe ihre ursprünglichen Eigenschaften vollständig verloren haben, bevor sie die Darmwand passieren können. Sie stehen dann für den **Aufbau körpereigener Stoffe**, z.B. in der Leber, oder für die **Energiegewinnung**, z.B. bei Muskelbewegungen, zur Verfügung. Die unverdaulichen Nahrungsbestandteile werden ausgeschieden.

Diese komplizierten Verdauungsvorgänge finden nacheinander von der Mundhöhle bis zum Anus statt. Zunächst gelangt die in der Mundhöhle aufgenommene und mechanisch zerkleinerte Nahrung über den Rachen und die Speiseröhre in den Magen. Dieser sammelt und speichert alles, was man heruntergeschluckt hat, und gibt es dann portionsweise an den Dünndarm weiter. Erst hier findet die eigentliche Verdauung, d.h. die **chemische Aufspaltung** des größten Teils der Nahrungsstoffe mit Hilfe der Bauchspeicheldrüse

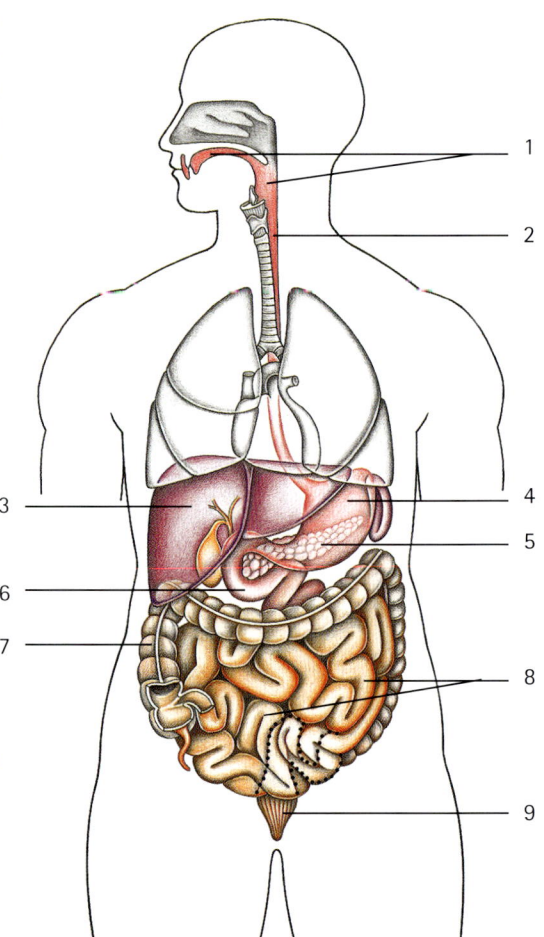

Übersicht über die Verdauungsorgane.

1	Mundhöhle und Rachen	5	Bauchspeicheldrüse
2	Speiseröhre	6	Zwölffingerdarm
3	Leber	7	Dickdarm
4	Magen	8	Dünndarm
		9	Analkanal mit Anus

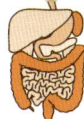

(Pankreas) und anschließend deren Aufnahme ins Blut (**Resorption**) statt. Die unverdaulichen Reste werden dann im Dickdarm eingedickt und anschließend im Enddarm zu Kotballen verdichtet, die durch den Anus ausgeschieden werden.

Der Nahrungsbrei wird vom Magen bis zum Dickdarm durch rhythmisch aufeinander folgende Zusammenziehungen der Darmmuskulatur (Peristaltik) weitertransportiert. Diese rhythmischen Verdauungsprozesse verlaufen unbewusst, werden aber vom autonomen Nervensystem des Darmes koordiniert und aufeinander abgestimmt.

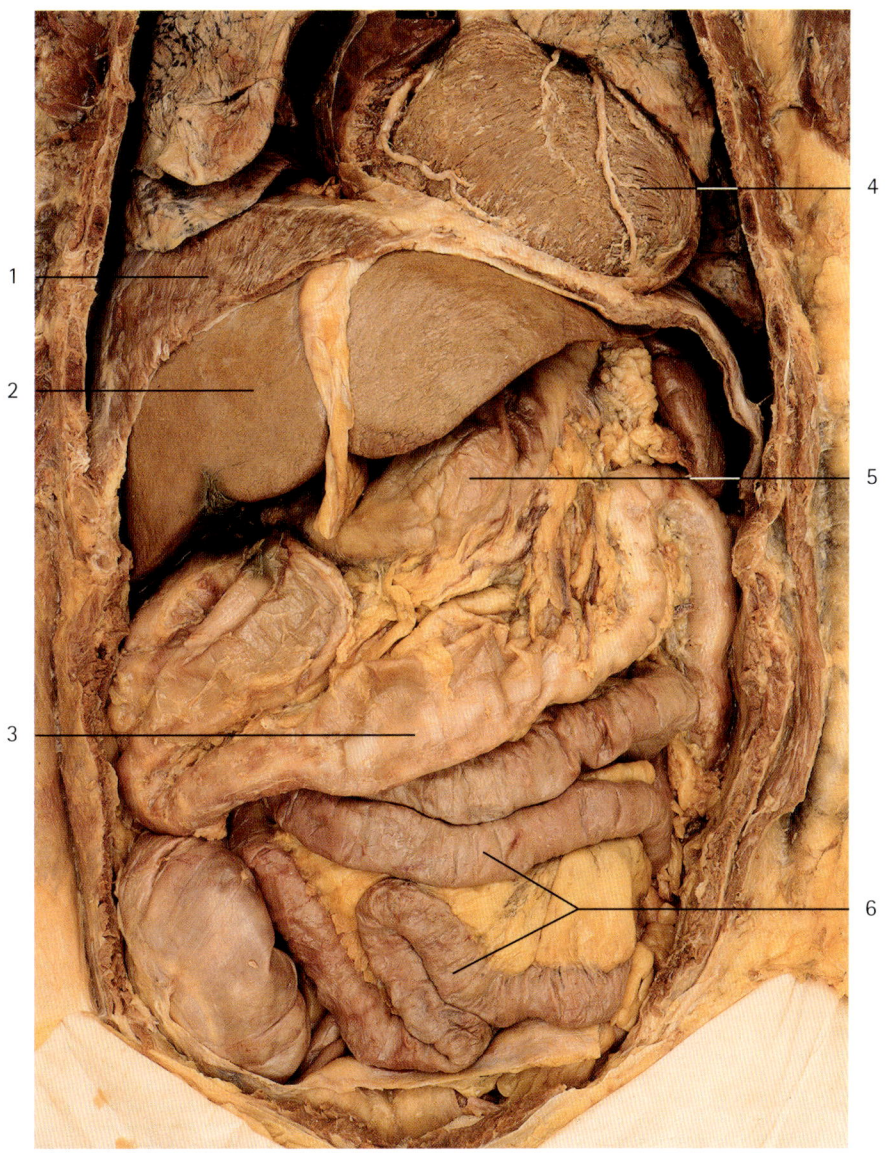

Anatomisches Präparat der Verdauungsorgane nach Entfernung der Bauchwand. Die Bauchhöhle ist vom Brustkorb durch das Zwerchfell getrennt, dem das Herz aufliegt.

1 Zwerchfell	4 Herz
2 Leber	5 Magen
3 Dickdarm	6 Dünndarm

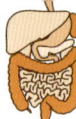

Mundhöhle und Kauapparat

Die Nahrungsaufnahme in der Mundhöhle können wir im Gegensatz zu den Vorgängen im Darm selbst kontrollieren und bewusst erleben. Über die Geruchswahrnehmungen und die zahlreichen, auf der Zunge liegenden **Geschmacksrezeptoren** können wir die Wertigkeit der Stoffe überprüfen und entscheiden, ob die Nahrung aufgenommen werden soll oder nicht.

In der Mundhöhle wird die Nahrung mit Hilfe der Zähne zerkleinert. Dafür werden die vier **Kaumuskeln**, von denen außen zwei tastbar sind (Musculus temporalis und Musculus masseter), benötigt. Diese Kaumuskeln sind erstaunlich kräftig. Ein Trapezkünstler kann z.B. seine Kaumuskeln so trainieren, dass er sein ganzes Körpergewicht zwischen den Zähnen aufhängen kann. Beim Kauen schieben wir die Nahrungsbrocken zwischen den Zahnreihen hin und her, wobei die

Zunge wirksame Hilfestellung leistet. Das **Kiefergelenk** zwischen Unterkiefer und Oberkiefer ermöglicht dabei das Öffnen und Schließen des Mundes, aber auch Seitwärts- und Schiebebewegungen (Mahlbewegungen) des Unterkiefers. Legt man seinen Zeigefinger in den äußeren Gehörgang, kann man leicht feststellen, wie beweglich der Gelenkkopf des Unterkiefers im Kiefergelenk ist.

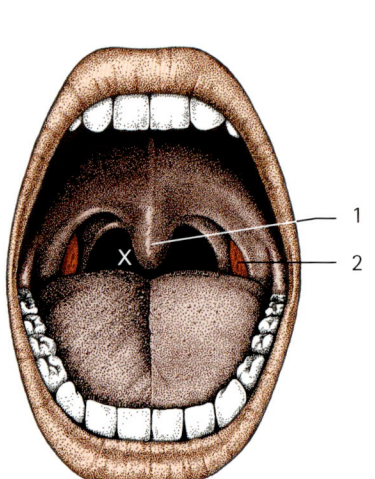

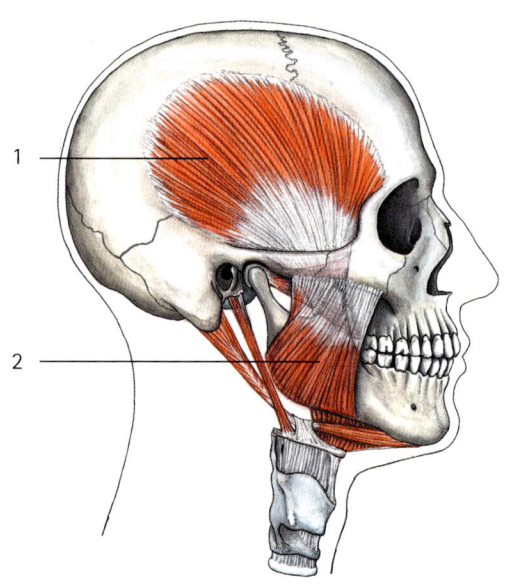

Mundhöhlen-Rachen-Übergang. Bei geöffnetem Mund sieht man hinten das Zäpfchen (1) und die Gaumenmandeln (2), die zwischen den beiden Gaumenbögen liegen. Der Eingang zum Rachen ist gekennzeichnet (x).

Lage der beiden äußeren großen Kaumuskeln und ihre Befestigung am Schädel.
Auch die muskulöse Aufhängung des Kehlkopfes ist hier gut zu erkennen.

1 Schläfenmuskel (Musculus temporalis)
2 Masseter-Muskel

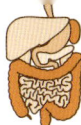

Diese vielseitigen Bewegungsmöglichkeiten des Kiefergelenkes, zusammen mit der Form von Mundhöhle und Gaumendach und der erstaunlichen Beweglichkeit der Zunge und der Lippen sind beim Menschen einzigartig. Sie ermöglichen damit nicht nur die **Nahrungsaufnahme**, sondern sind unabdingbare Voraussetzungen für die Entwicklung von **Sprache** und **Gesang**. Schon bei kleineren Veränderungen (Zahnlücken, Lippen- oder Wangenverletzungen) oder Lähmungen der Gesichtsnerven merken wir, wie stark unsere Sprachfähigkeit dadurch in Mitleidenschaft gezogen wird.

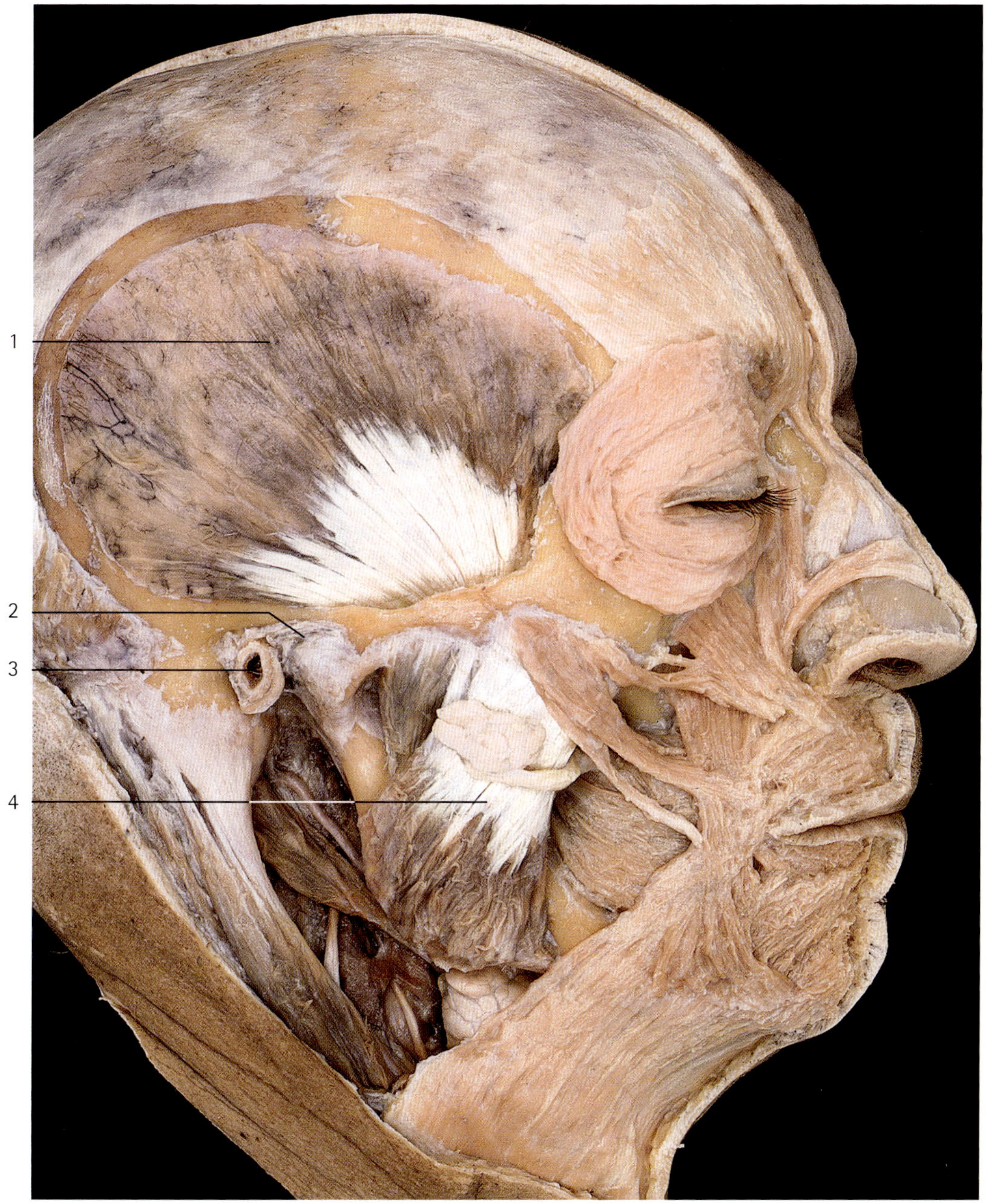

Anatomisches Präparat der beiden von außen tastbaren Kaumuskeln. Vorn im Gesichtsbereich ist die sog. mimische Muskulatur dargestellt, durch die der Gesichtsausdruck (Mimik) verändert werden kann.

1 Schläfenmuskel
2 Kiefergelenk
3 Äußerer Gehörgang
4 Masseter-Muskel

21

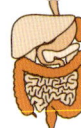

Speicheldrüsen und Schluckvorgang

Das Zerkauen fester Nahrungselemente führt zur Bildung kleiner Brocken (Boli), die durch das Sekret der **Speicheldrüsen** so gleitfähig gemacht werden, dass wir sie schlucken können. Allein der Kauvorgang regt schon den Speichelfluss an. Aber auch ohne Nahrungsaufnahme – schon beim Anblick einer leckeren Mahlzeit – kann uns das »Wasser im Mund zusammenlaufen«, d.h. rein über das zentrale Nervensystem kann Speichelfluss angeregt werden. Umgekehrt kann bei Aufregungen oder Angstzuständen durch Reaktionen des Nervensystems der Speichelfluss reduziert werden. Dann wird der Mund trocken, und uns bleibt buchstäblich »der Bissen im Hals stecken«.

Die Speicheldrüsen des Mundes (Ohrspeicheldrüsen, Unterzungen- und Unterkieferdrüsen sowie die zahlreichen, in der Zunge und den Schleimhäuten der Mundhöhle liegenden Drüsen) produzieren täglich ca. 1–1,5 Liter Speichel. Dieser ist für die »Biologie« der Mundhöhle von großer Bedeutung. Der Kalziumgehalt des Speichels sorgt dafür, dass die Zähne kein Kalzium abgeben. Er schützt auch vor Karies. Der Speichel enthält außerdem antibakteriell wirkende Stoffe und Wachstumsfaktoren, so dass Wunden, z.B. nach Zahnextraktionen oder Verletzungen, normalerweise schnell verheilen.

Die Speicheldrüsen sondern zudem Stoffe ab (Amylasen, Ptyalin), die die Stärkeverdauung ein-

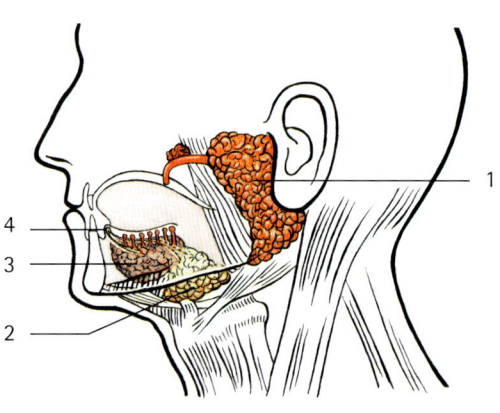

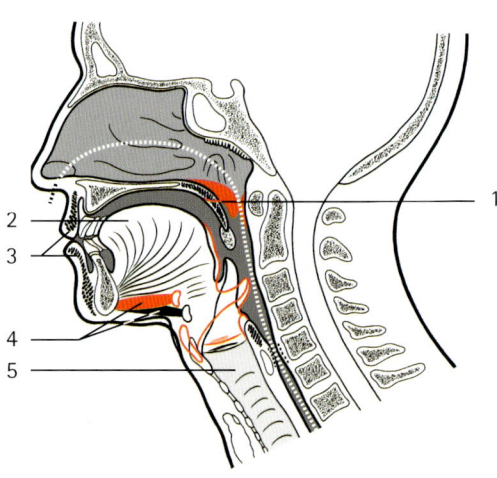

Lage der drei großen Speicheldrüsen. Die Ohrspeicheldrüse (1) liegt außen auf dem Masseter-Muskel, die Unterkieferdrüse (2) unter dem Mundboden, die Unterzungendrüse (3) in der Mundhöhle.
Der Ausführungsgang der Ohrspeicheldrüse endet gegenüber dem zweiten oberen Mahlzahn im Mundhöhlenvorhof.
Die großen Ausführungsgänge der Unterzungen- und Unterkieferdrüsen enden vorne, unterhalb der Zunge auf der Unterzungenpapille (4).

Schematischer Querschnitt durch Mundhöhle und Kehlkopf, in dem die am Schluckvorgang beteiligten Strukturen dargestellt sind.
Rot = Lageveränderungen von Gaumen, Mundboden und Kehlkopf beim Schluckakt,
punktierte Linie = Weg einer Magensonde durch Nasenhöhle, Rachen und Speiseröhre.

1	Beweglicher weicher Gaumen mit Zäpfchen	3	Lippen
2	Zunge	4	Mundbodenmuskeln
		5	Kehlkopf

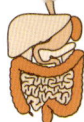

Auch Medikamente kann man unter der Zunge zergehen lassen und damit ihren Abbau im Magen-Darm-Kanal verhindern.

Bei einer künstlichen Ernährung kann man mit einer Sonde über die Nasenhöhle auch die Speiseröhre und den Magen-Darm-Kanal erreichen.

Bei einer Virusinfektion der Speicheldrüsen (Mumps) ist die Ohrspeicheldrüse schmerzhaft vergrößert und reicht dann häufig bis in den Halsbereich hinein.

leiten. Die Mundschleimhaut hat die bemerkenswerte Fähigkeit, die durch die Stärkeverdauung entstehenden Zucker, aber auch andere gelöste Stoffe ins Blut aufzunehmen, d.h. zu resorbieren. Beispielsweise führen Zuckerstückchen, die man im Mund zergehen lässt, rasch Energie zu.

Der Schluckvorgang ist ein mehrstufiger, komplizierter Vorgang, der über das zentrale Nervensystem geregelt wird. Jeder, der sich einmal ernsthaft verschluckt hat, weiß, wie unangenehm, ja lebensgefährlich es sein kann, wenn der Bissen nicht über den Rachen in die Speiseröhre, sondern in den Kehlkopf oder in die Luftröhre gerutscht ist. Beim normalen Schluckvorgang muss der Kehlkopf durch Anspannung des Mundbodens nach vorn oben gezogen und dadurch der Eingang zur Speiseröhre erweitert werden.

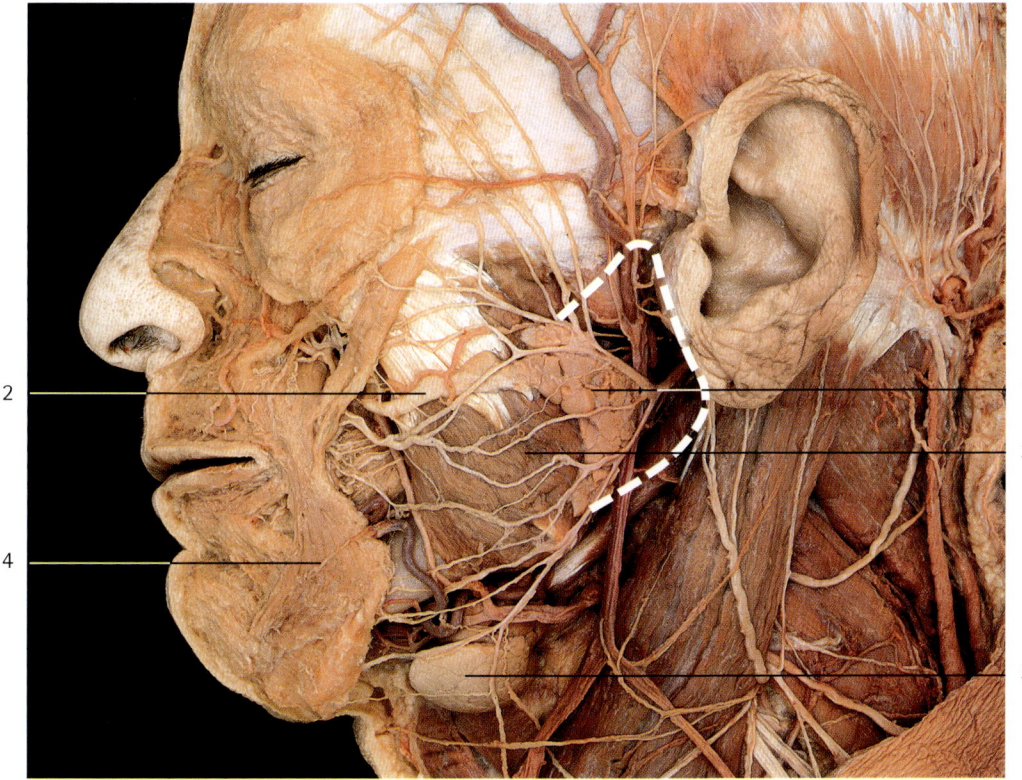

Anatomisches Präparat der Unterkiefer- und Ohrspeicheldrüse. Letztgenannte wurde teilweise entfernt, ihre Ausdehnung ist durch die gestrichelte Linie angedeutet. Der Ausführungsgang der Ohrspeicheldrüse verläuft unterhalb des Jochbogens auf dem Masseter-Muskel. Die Ohrspeicheldrüse liegt vor dem äußeren Gehörgang auf dem Kaumuskel.

1 Ohrspeicheldrüse
2 Ausführungsgang der Ohrspeicheldrüse
3 Kaumuskel
4 Mimische Muskulatur
5 Unterkieferdrüse

23

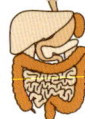

Lymphatischer Rachenring

Die Abwehrkräfte des Speichels reichen allein nicht aus, den Darmkanal vor schädlichen, mit der Nahrung aufgenommenen Stoffen zu schützen. Daher entwickelt sich am Übergang von der Mundhöhle zum Rachen (Pharynx) ein schützender Ring von großen lymphatischen Organen (Mandeln), die eventuell aufgenommene Fremdstoffe abwehren können. Diese enthalten zahlreiche Lymphozyten, eine Gruppe weißer Blutkörperchen, die körperfremde Eiweiße, wie z.B. Erreger, erkennen und unschädlich machen können. Dieser so genannte **lymphatische Rachenring** besteht aus

- den beiden **Gaumenmandeln**, die im hinteren Bereich der Mundhöhle, etwa in Höhe des Zäpfchens, gelegen sind (s. S. 20),
- der **Rachenmandel**, die an der Schädelbasis liegt und

- zahlreichen kleineren **lymphatischen Organen** (Zungenmandeln), die in der Zungenwurzel und im Mundraum angesiedelt sind.

Diese können z.B. Fremdstoffe (Antigene) durch Abwehrstoffe (Antikörper) unschädlich machen und dadurch den Darmkanal »rein erhalten«. Die Wirkung der Abwehrstoffe ist aber nicht auf den Rachenring beschränkt. Die weißen Blutkörperchen (Lymphozyten), die die Antikörper bilden, wandern aus dem lymphatischen Rachenring aus und können daher auch in anderen Bereichen des Körpers wirksam werden.

Vom Rachen aus wird der gut eingespeichelte und immunologisch »gereinigte« Nahrungsbrocken dann durch den Schluckakt in die Speiseröhre transportiert.

>> Bei Kindern, deren Immunsystem sich noch in der Entwicklung befindet, treten relativ häufig Mandelentzündungen auf. Chirurgisch lassen sich die Gaumenmandeln von der Mundhöhle aus – meist relativ komplikationslos – entfernen. Das ist möglich, weil auch andere Organe des Körpers, wie z.B. die Milz, an der Immunabwehr beteiligt sind. Operative Mandelentfernungen müssen aber heute, im Zeitalter der Antibiotika, nur noch selten durchgeführt werden. <<

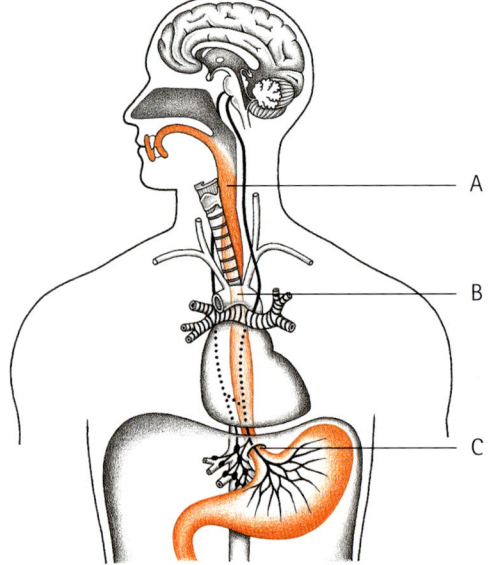

Verlauf der Speiseröhre im Anschluss an den Rachen. Zur besseren Übersicht ist der Weg der Nahrung rot hervorgehoben. Die Vagusnerven (sog. Lungen-Magen-Nerven, s. auch Kap. 8), die mit der Speiseröhre verlaufen, gehen in Nervengeflechte (schwarz) über – vorne in das vegetative Magengeflecht, hinten in das Sonnengeflecht.

Speiseröhrenengen:
A = Speiseröhrenmund hinter dem Kehlkopf.
B = Mittlere Speiseröhrenenge in Höhe des Aortenbogens.
C = Dritte Speiseröhrenenge beim Zwerchfelldurchtritt.

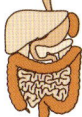

Speiseröhre

Die **Speiseröhre** (Ösophagus) ist ein langer muskulöser Schlauch, der sich vom Kehlkopf bis zum Zwerchfell durch die ganze Brusthöhle hindurch zieht. Er verläuft hinter dem Herzen abwärts und geht nach Durchtritt durch das Zwerchfell in den Magen über. Was in der Mundhöhle, auch im Schlund und im oberen Drittel der Speiseröhre passiert, wird uns bewusst. Alles Weitere verläuft unbewusst und automatisch. Jeder, der einmal einen hochprozentigen Schnaps getrunken hat, weiß, dass er das Brennen im Hals und in der Speiseröhre, aber von der Mitte der Brusthöhle an nicht mehr verspürt. Erst bei Magengeschwüren, Schleimhautentzündungen oder anderen krankhaften Prozessen spürt man »da unten« ein Brennen oder stechende Schmerzen.

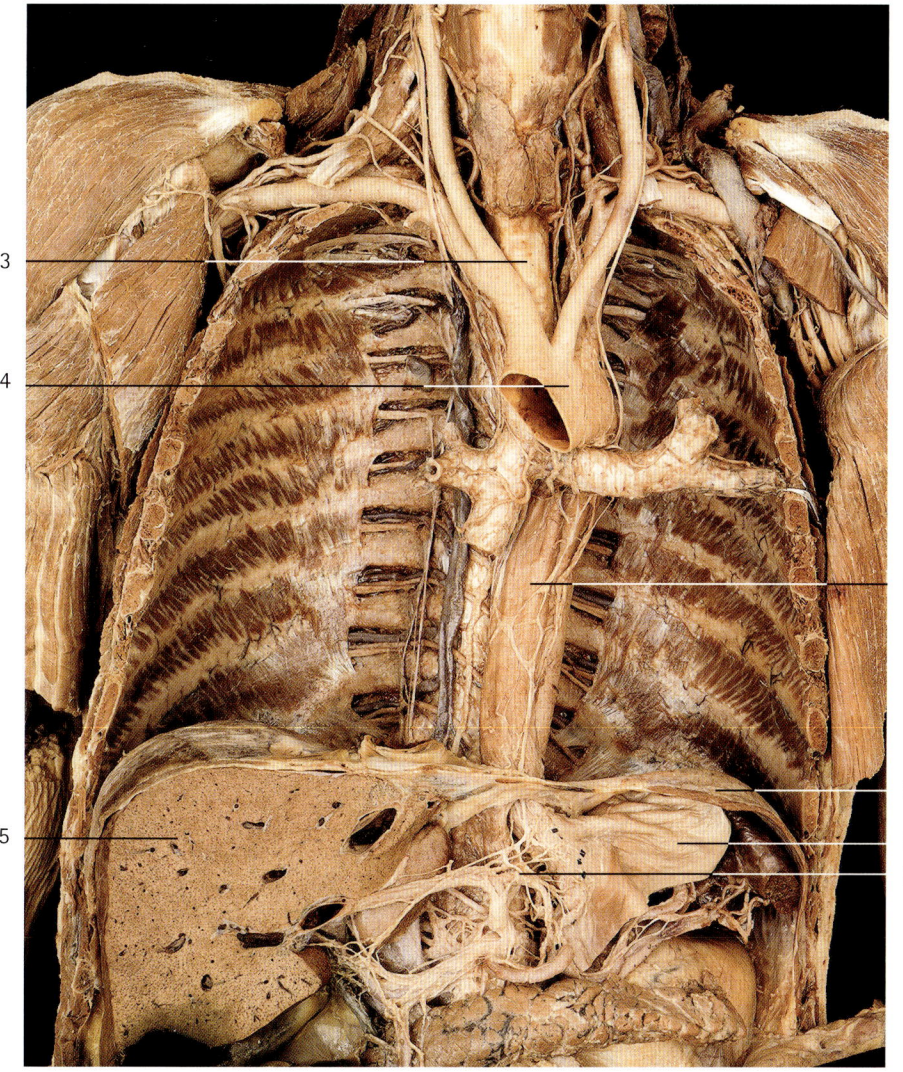

Anatomisches Präparat der Speiseröhre.
Die Lungen wurden aus dem Brustraum entfernt. Die Speiseröhre tritt durch das Zwerchfell, um dann in den Magen überzugehen. Davor liegt die Luftröhre mit der Aufzweigung in die Bronchien, dahinter die große Körperschlagader. Der Magen wurde größtenteils entfernt.

1 Speiseröhre
2 Zwerchfell
3 Luftröhre
4 Große Körperschlagader
5 Leber
6 Magen
7 Sonnengeflecht

25

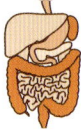

Magen

Der Magen mit seinem großen Fassungsvermögen (1 Liter und mehr) hat vor allem die Aufgabe, die Nahrung zu speichern. Daneben leitet er durch die Absonderung eines wirkstoffreichen Sekretes (etwa 2–3 Liter/Tag) die Verdauung von Eiweißen ein und tötet damit z.B. auch Erreger ab, d.h., er reinigt den Nahrungsbrei weiter. Für diese Eiweißverdauung und Abtötung von Erregern werden von der **Magenschleimhaut** Salzsäure in sehr hoher Konzentration (mit einem pH-Wert von 0,8–1) sowie der Eiweiß-verdauende chemische Wirkstoff (Pepsin) produziert. Würden wir unsere Hand in eine derartige Lösung stecken, würden wir erhebliche Verätzungen davontragen. Daher produziert die Magenschleimhaut außerdem eine relativ dicke alkalische Schleimschicht, die die gesamte oberflächliche Zellschicht abdichtet und schützt.

Der Nahrungsbrei bleibt in der Regel 1–6 Stunden im Magen liegen, Reis beispielsweise nur etwa 2 Stunden, Kartoffeln oder fettreiche Fleischnahrung etwas länger. Die endgültige Verdauung der Kohlenhydrate und Eiweiße sowie die Emulgierung und Verdauung der Fette setzen erst im Zwölffingerdarm ein. Dazu sind die Sekrete der großen Drüsen des Oberbauches, vor allem diejenigen der Bauchspeicheldrüse (Pankreas) und der Leber mit ihrem Gallensystem, notwendig.

Der relativ große Magenkörper kann sich unter dem Zwerchfell nach links stark ausdehnen, so dass damit die Speicherung von Nahrungsbrei möglich wird. Die bei der Nahrungsaufnahme mitgeschluckte Luft sammelt sich oben als **Magenblase** an. Starke Luftansammlungen können auf das angrenzende Herz drücken und so Ursache von Herzbeschwerden werden.

Wenn, z.B. durch vegetative Störungen wie Stress, ein Ungleichgewicht zwischen Bildung des alkalischen Schleims und der Salzsäure auftritt, kann es zu einer Verätzung der Magenschleimhaut kommen, wodurch Entzündungen (Gastritis) und Magengeschwüre entstehen können.

Ist der Verschluss gegenüber dem Ösophagus nicht vollständig (z.B. bei Hernien), so kann ein Reflux von Salzsäure auftreten (Sodbrennen).

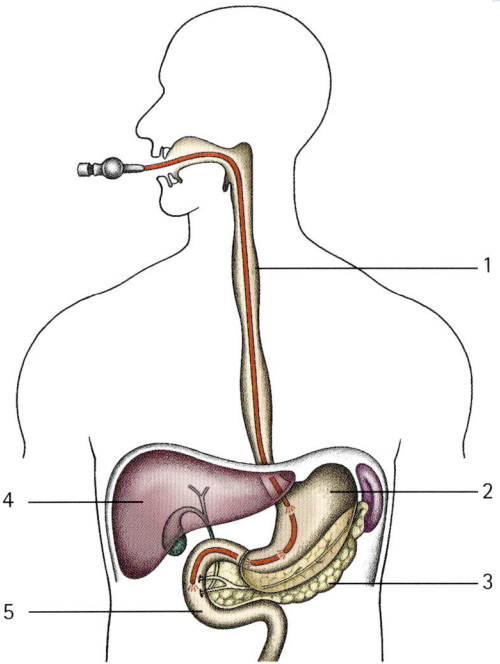

Endoskopie (»Spiegeln«) von Magen und Zwölffingerdarm (Gastroskopie bzw. Duodenoskopie). Die Sonde kann durch die Speiseröhre in den Magen und weiter bis in den Zwölffingerdarm zur Papille, wo der Hauptausführungsgang der Bauchspeicheldrüse und der große Gallengang münden, vorgeschoben werden.

1 Speiseröhre
2 Magen
3 Bauchspeicheldrüse
4 Leber
5 Zwölffingerdarm

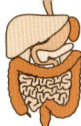

Regelmäßige Kontraktionswellen, wie sie in der Speiseröhre und vor allem im Dünndarm ablaufen (Peristaltik), treten im Magenkörper selbst nicht auf. Erst im unteren Abschnitt des Magens beginnen peristaltische Muskelkontraktionen, um den Mageninhalt in kleinen Portionen durch den Schließmuskel am Magenausgang, den so genannten **Magenpförtner** (Pylorus) in den anschließenden Zwölffingerdarm zu befördern. Im Magenpförtner wird der Säuregehalt des Magensaftes abgepuffert. Die Motorik (Peristaltik) wird so geregelt, dass keine sauren Mageninhalte durch den Pförtner in den Dünndarm gelangen, wie umgekehrt auch verhindert wird, dass alkalischer Darminhalt in den Magen zurückfließt. Der Magenpförtner ist also buchstäblich ein »Wächter«.

Der Magen nimmt auch eine wichtige Zwischenstellung zwischen den bewussten Vorgängen in der Mundhöhle und den völlig unbewussten, automatischen Verdauungsprozessen im Dünn- und Dickdarm ein. Er hat in dieser Brückenfunktion auch eine enge Beziehung zu unserer **Psyche**.

Jeder weiß, wie einem unangenehme Erlebnisse »auf den Magen« schlagen können, bis hin zur Entwicklung einer Magenschleimhautentzündung (Gastritis) oder eines Magengeschwürs (Ulkus). Umgekehrt kann aber auch ein überfüllter und funktionell überforderter Magen die Stimmung »vergrätzen« oder sogar Depressionen hervorrufen. In der heutigen Medizin sind diese Wechselwirkungen gut bekannt.

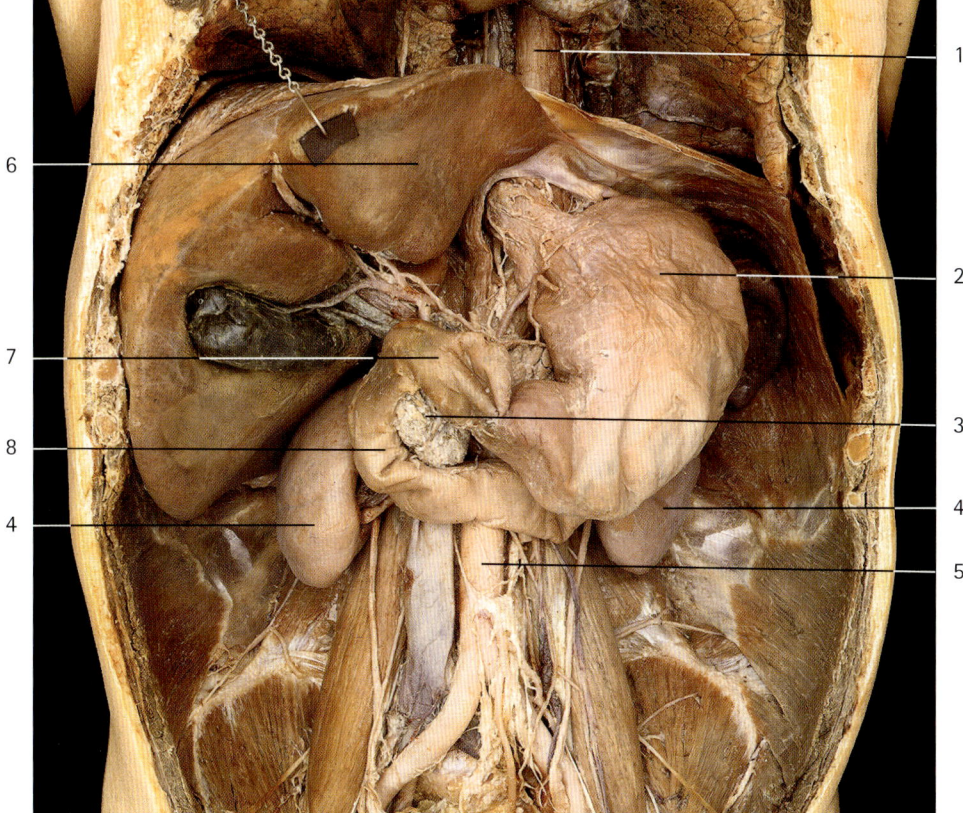

Anatomisches Präparat der Oberbauchorgane (von vorne). Der Magen liegt hauptsächlich links, die Leber rechts von der Mittellinie unterhalb des Zwerchfells. Der Zwölffingerdarm umgibt mit einer U-förmigen Schlinge die Bauchspeicheldrüse und überlagert rechts etwas die Niere. Die übrigen Abschnitte des Dünndarms sowie der gesamte Dickdarm wurden entfernt.

1 Speiseröhre
2 Magen mit Übergang in die Speiseröhre
3 Bauchspeicheldrüse
4 Niere
5 Große Körperschlagader
6 Leber
7 Magenpförtner
8 Zwölffingerdarm

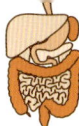

Dünndarm und Bauchspeicheldrüse

Der Dünndarm besteht aus drei Abschnitten: Im Zwölffingerdarm (Duodenum) werden dem Speisebrei die Verdauungssäfte der Leber und der Bauchspeicheldrüse beigemischt. Im Leerdarm (Jejunum) und Krummdarm (Ileum) werden, wie auch im Zwölffingerdarm, die Nahrungsstoffe weiter aufgespalten, durchmischt und ihre Abbauprodukte ins Blut aufgenommen (resorbiert).

Der **Zwölffingerdarm** (Duodenum) bildet im Oberbauch eine große U-förmige Schlinge um den Kopf der Bauchspeicheldrüse herum. Die **Bauchspeicheldrüse** (Pankreas) ist die größte und wichtigste Drüse des Verdauungstraktes. Sie bildet praktisch für alle Nahrungsstoffe die abbauenden Wirkstoffe (Enzyme).

Der **Saft der Bauchspeicheldrüse** (etwa 1200 ml pro Tag) zeichnet sich auch durch seinen hohen Gehalt an Bikarbonaten aus. Bikarbonate sind Stoffe, die zur endgültigen Neutralisierung des sauren Magensaftes dienen. Erst wenn die Salzsäure des Magens vollständig abgepuffert (neutralisiert) ist, können die Verdauungssäfte der Bauchspeicheldrüse zum Abbau der Nahrungsstoffe

wirksam werden. Die verflüssigten Bausteine der Nahrungsstoffe werden dann von der Schleimhaut des Zwölffingerdarmes ins Blut aufgenommen (resorbiert). Die Zusammensetzung des Bauchspeicheldrüsensaftes hängt von der aufgenommenen Nahrung ab, die vom Magenpförtner registriert und auf dem Blutweg der Bauchspeicheldrüse »mitgeteilt« wird. So werden z.B. bei kohlenhydratreicher Nahrung von der Bauchspeicheldrüse entsprechend kohlenhydratspaltende Enzyme abgesondert.

Der Saft der Bauchspeicheldrüse fließt durch einen großen Ausführungsgang, der zusammen mit dem **Gallengang der Leber** auf einer Schleimhautfalte des Zwölffingerdarmes mündet.

Die Schleimhaut des Zwölffingerdarmes hat durch Falten- und Zottenbildungen eine sehr große Oberfläche (etwa 30 m²!). Eine Resorption der Nahrungsstoffe findet aber auch in dem etwa 4 m langen übrigen Dünndarm – bestehend aus Leerdarm (Jejunum) und Krummdarm (Ileum) – statt, der den Großteil der Bauchhöhle ausfüllt und ebenfalls zahlreiche Falten und Zotten aufweist.

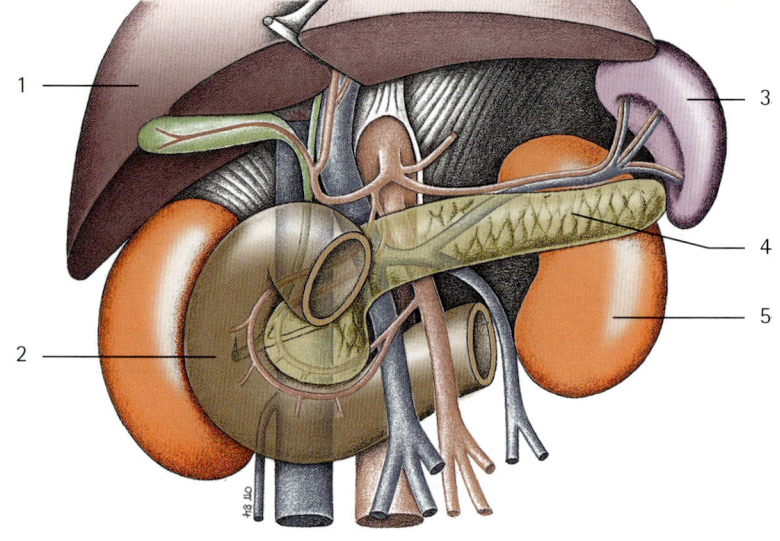

Lageverhältnisse von Zwölffingerdarm **und Bauchspeicheldrüse**. Der Magen wurde entfernt.

1 Leber
2 Zwölffingerdarm
3 Milz
4 Bauchspeicheldrüse
5 Niere

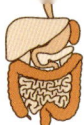

Damit beträgt die Oberfläche, die im gesamten Darm für die Resorption der Nahrungsstoffe zur Verfügung steht, etwa 200 m². Von der durch die Verdauungsdrüsen ausgeschiedenen (sezernierten) Flüssigkeit (etwa 7–8 l pro Tag) wird weitgehend alles wieder ins Blut zurückgenommen.

Was im Darm vor sich geht, erleben wir nicht bewusst. Nur wenn die Verdauung nicht mehr klappt, wenn sich abnorm viel Luft bildet, Muskelkrämpfe oder Verstopfungen auftreten, spüren wir etwas von dem, was sich in der Bauchhöhle abspielt.

Akute Entzündungen der Bauchspeicheldrüse, bei denen diese Enzyme in die freie Bauchhöhle übertreten, können lebensgefährlich sein, da dadurch eine Art »Selbstverdauung« einsetzen kann, denn unsere Körperorgane bestehen auch aus Kohlenhydraten, Fetten und Eiweißen. Wird der Magensaft nach dem Übertritt in den Zwölffingerdarm nicht genügend abgepuffert, können Verätzungen der Schleimhaut auftreten (Zwölffingerdarm- oder Duodenalgeschwüre).

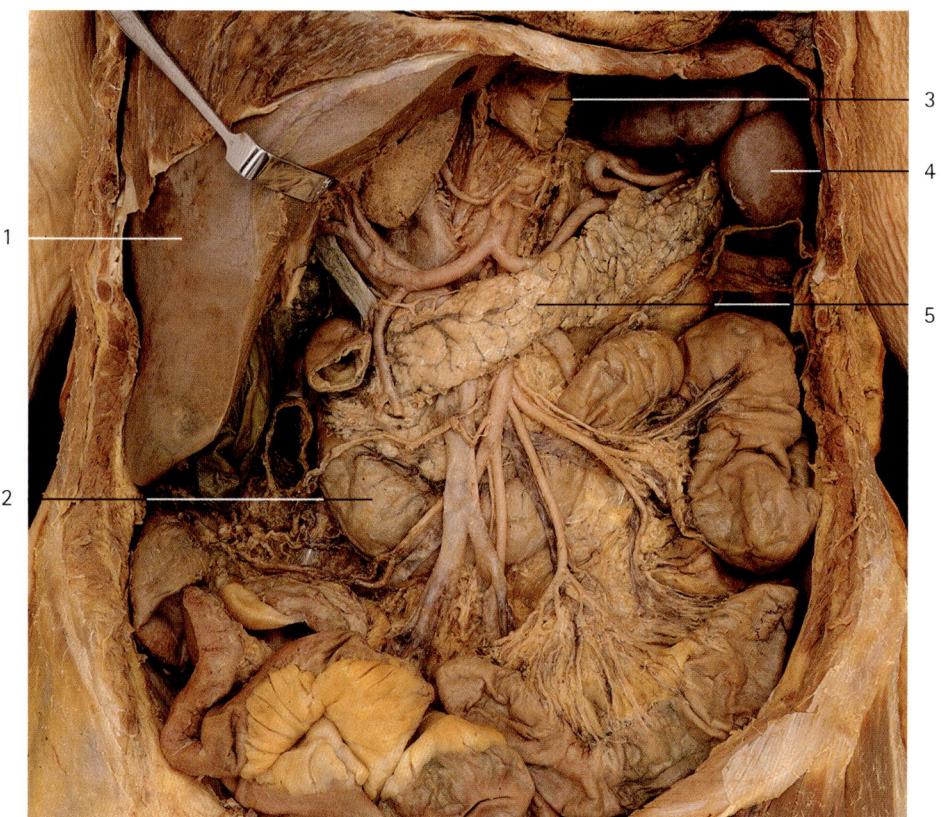

Anatomisches Präparat der Oberbauchregion mit Bauchspeicheldrüse, Zwölffingerdarm und Milz. Magen sowie Dünn- und Dickdarm wurden entfernt. Die Leber wurde etwas angehoben, um die Leberpforte mit ihren Gefäßen zu zeigen.

1 Leber
2 Zwölffingerdarm
3 Mageneingang
4 Milz
5 Bauchspeicheldrüse

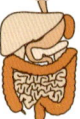

Leber und Gallensystem

Die im Darm resorbierten Nahrungsbestandteile werden in einem großen Blutgefäß (Pfortader) gesammelt und zur **Leber** transportiert. Die Leber besteht aus einem rechten und einem linken Hauptlappen und füllt die Oberbauchregion unterhalb des Zwerchfells weitgehend aus.

Die Leber kann die Abbauprodukte der Eiweiße so umbauen, dass daraus **neue körpereigene Eiweiße** entstehen. Nicht benötigte oder toxische Abbauprodukte werden umgewandelt, so dass sie über das Blut in die Nieren gelangen und dort ausgeschieden werden (z.B. Harnstoffe). Die vom Darm aufgenommenen **Zuckermoleküle** baut die Leber zu **Stärke** auf, die in den Leberzellen »gestapelt« wird. Dieser wichtige Stoff, der z.B. für die Energiegewinnung im Muskel und Gehirn benötigt wird, darf aber nicht unkontrolliert ins Blut abgegeben werden. Bei einer solchen ungeregelten Abgabe würden wir alle blutzuckerkrank werden! Die Kontrolle übernimmt das **Inselorgan der Bauchspeicheldrüse**. Dieses bildet zwei Hormone: **Insulin,** das den Blutzuckerspiegel senkt und den Stärkeaufbau in der Leber fördert, und **Glukagon**, das den gegenteiligen Effekt hat. Dadurch können Blutzuckerspiegel und Lebertätigkeit so präzise eingestellt werden, dass Funktionsstörungen des Energiestoffwechsels (wie z.B. Diabetes) vermieden werden.

Fette werden in der Leber nicht primär verarbeitet oder gespeichert. Fettlebern sind daher immer ein Krankheitszeichen. Die Leber hat die Fettverdauung gewissermaßen nach außen verlagert. Sie produziert aber die Gallensäuren, die für die Fettverdauung nötig sind. Diese werden durch den **großen Gallengang** in den Zwölffingerdarm abgesondert. Dort können sie die mit der Nahrung aufgenommenen Fette aufschwemmen (emulgieren) und resorptionsfähig machen. Jenseits der Darmwand gelangen die Fetttröpfchen dann, sorgfältig in einer Eiweißhülle verpackt, in die Lymphknoten des Darmes. Über diese und weiter über die Lymphgefäße gelangen die Fette dann in die großen Fettspeicher des Körpers (wie Bauchwand, Organkapseln und Nierenlager). Bei Bedarf können diese Fettpolster »eingeschmolzen« und zur Energiegewinnung eingesetzt werden.

Die beiden Grundfunktionen der Leber – Aufbau von Stoffen einerseits und Stoffabbau und Ausscheidung der Galle andererseits – finden in jeder einzelnen Leberzelle statt. Das bedeutet, dass sie

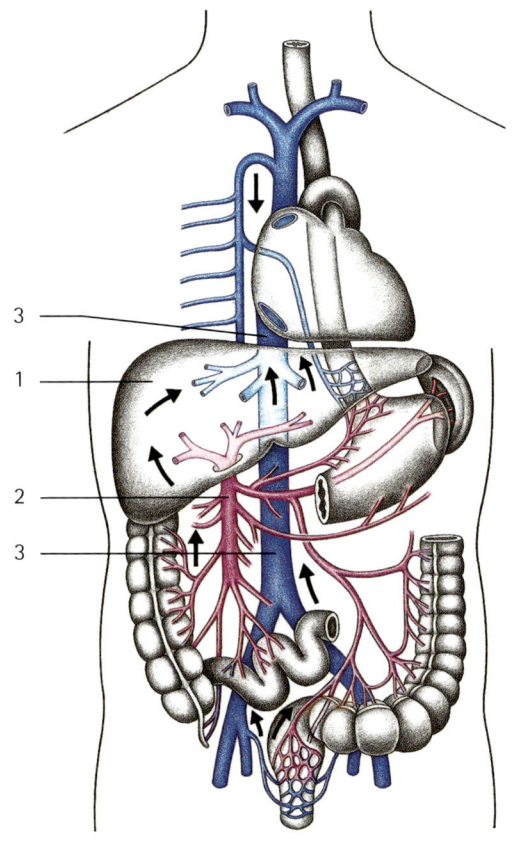

Pfortadersystem (violett). Das Blut des Darmes gelangt über die Pfortader (2) in die Leber (1) und fließt dann über die untere Hohlvene (3) zum Herzen weiter. Pfeile = Stromrichtungen des Blutes.

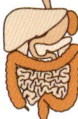

nicht gleichzeitig ablaufen können. Sie wechseln daher in einem 24-stündigen Rhythmus (Zirkadianrhythmus) ab. Dieser ist von dem (meistens eher willkürlichen) Rhythmus der Nahrungsaufnahme unabhängig. In der Regel geht um 2 oder 3 Uhr morgens die Aufbauphase in die (Gallen-) Sekretionsphase über, um nachmittags gegen 15 Uhr wieder umzuschlagen. Dieser Rhythmus richtet sich nach der Ortszeit und wird letztlich durch das Zusammenspiel von Sehsystem und Zirbeldrüse (s. S. 76) geregelt. Jeder, der längere Flugreisen gemacht hat, weiß, wie das Befinden dadurch beeinträchtigt wird, dass man sich auf eine andere Ortszeit (also auf einen anderen Tag-/Nachtrhythmus) umstellen muss. Aber wer weiß schon, dass das vor allem am Leberrhythmus liegt?

>> Tritt Gallenflüssigkeit ins Blut über, kann eine Gelbsucht entstehen. Dies kann z.B. bei einer Leberentzündung (Hepatitis) oder einer Stauung der Gallenwege (durch Gallensteine oder Tumoren z.B. der Bauchspeicheldrüse) der Fall sein.

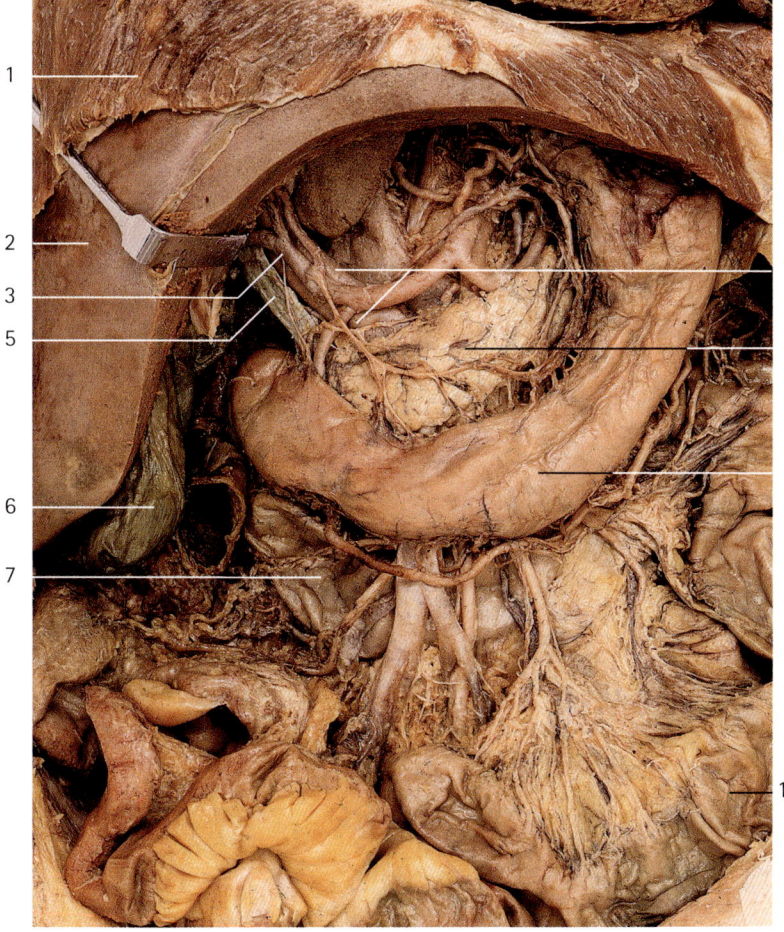

Anatomisches Präparat von Leber und Gallenblase (grünlich). Der vordere Teil der Leber wurde entfernt, um die von unten eintretenden Gefäße (Leberarterie und die darunter liegende Pfortader) sowie den austretenden Gallengang darzustellen. Die Pfortader sammelt das Blut aus dem Magen–Darm-Kanal und führt es der Leber zu.

1 Zwerchfell
2 Leber
3 Leberarterie
4 Pfortader
5 Gallengang
6 Gallenblase
7 Zwölffingerdarm
8 Bauchspeicheldrüse
9 Magen
10 Dünndarm

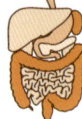

Dickdarm

Der Dickdarm (Kolon) umgibt das »Dünndarm-knäuel« (Konvolut) wie eine große Girlande. Hier wird der Nahrungsbrei durch Rückresorption von Flüssigkeit und körpereigenen Stoffen so stark eingedickt, dass eine Ausscheidung der »Rückstände« durch den Enddarm erfolgen kann. Während der Nahrungsbrei im Dünndarm normalerweise 7–8 Stunden verweilt, kann er im Dickdarm oft 28–30 Stunden liegen bleiben.

Um diese längere Verweildauer des Darminhaltes zu erreichen, hat der Dickdarm eine andere Form der Motorik entwickelt. Es gibt hier keine geschlossene Längsmuskelschicht mehr wie im Dünndarm, sondern drei Längsmuskelstreifen (Taenien), die den Darm gewissermaßen zusammenraffen und Ausbuchtungen (Haustren oder »Poschen«) hervorrufen. So können auch »rückwärts verlaufende« (antiperistaltische) Kontrak-

> Ein entzündeter Wurmfortsatz (Appendizitis) kann zu ernsten Komplikationen wie Durchbruch in die Bauchhöhle mit Bauchfellentzündung (Peritonitis) bis zum Tod führen und muss daher operativ entfernt werden.

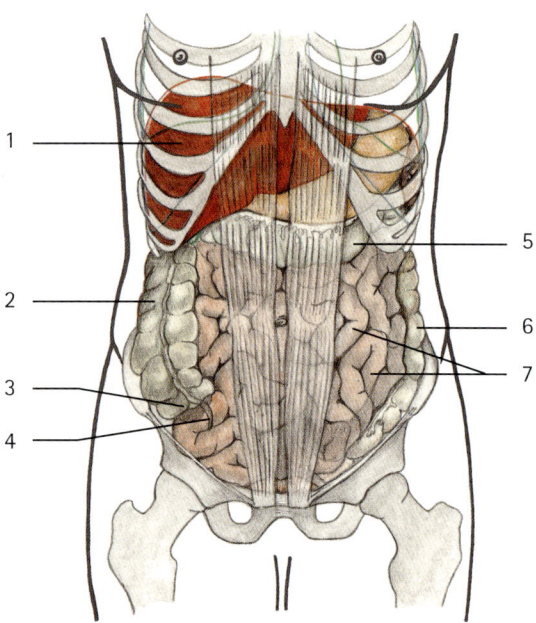

Lageverhältnisse von Dünn- und Dickdarm. Der Dickdarm umgibt das Dünndarmknäuel girlandenförmig. Der gerade Bauchmuskel ist durchsichtig gezeichnet.

1	Leber	5	Dickdarm (quer verlaufender Teil)
2	Dickdarm (aufsteigender Teil)	6	Dickdarm (absteigender Teil)
3	Blinddarm	7	Dünndarm
4	Wurmfortsatz		

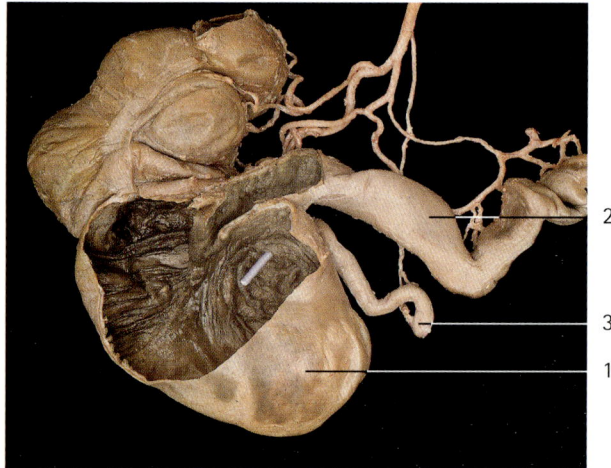

Blinddarm (1) mit Wurmfortsatz (3). Einmündung des unteren Dünndarmabschnitts (2) in den geöffneten Blinddarm. Die Sonde markiert den Eingang in den Wurmfortsatz.

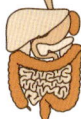

tionswellen auftreten. Im Gegensatz zum Dünndarm ist der Dickdarm mit **Bakterien** (z.B. Coli-Bakterien) besiedelt, die einen gesunden Organismus nicht schwächen, sondern wichtige Funktionen im Stoffwechselsystem erfüllen. So setzen sie z.B. aus Ballaststoffen Fettsäuren frei, die im Energiehaushalt des Körpers verwendet werden können. Außerdem bilden sie Vitamin K, das für die Blutgerinnung sehr wichtig ist. Zudem wirken sie an der Rückresorption von Substanzen mit, die für die Bildung des roten Blutfarbstoffes (Hämoglobin) wiederverwendet werden. Die große Bedeutung der Dickdarmbakterien für den menschlichen Stoffwechsel erkennt man schon daran, dass der Kot letztlich zu 30–40% aus Bakterien besteht.

Um den weitgehend keimfreien Dünndarm zu schützen, entwickelt der Dickdarm am Anfang der »Girlande« ein lymphatisches Organ, den **Wurmfortsatz** (Appendix vermiformis). Dieser wird umgangssprachlich fälschlicherweise oft als »Blinddarm« bezeichnet. Der Wurmfortsatz ist etwa 5–8 cm lang und relativ beweglich. Er enthält massenhaft Lymphknötchen, die ähnlich wie die Mandeln der Mundhöhle immunologische Abwehrvorgänge einleiten können. Normalerweise wird ein Übertritt von Bakterien aus dem Dickdarm in den Dünndarm durch eine Klappe zwischen den beiden Darmabschnitten verhindert. Kommt es dennoch zum Eindringen von Bakterien in den Dünndarm, werden sie durch lymphatische Organe im unteren Abschnitt des Dünndarms bekämpft. Auf diese Weise bleibt der übrige Dünndarm, in dem die Hauptresorption der Nahrungsbestandteile in das Blut erfolgt, weitgehend keimfrei.

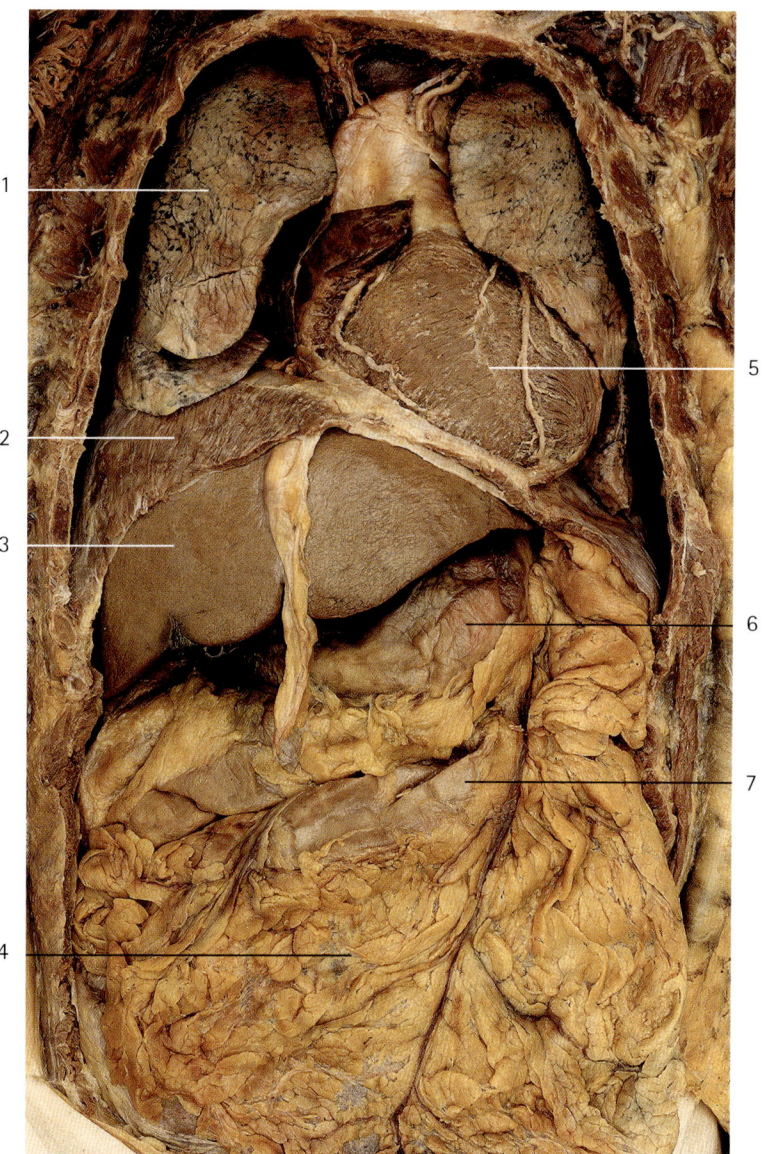

Anatomisches Präparat der Brust- und Bauchorgane nach Entfernung der Brust- und Bauchwand. Der Dickdarm beginnt im Bild links unten mit dem Blinddarm und umgibt die Dünndarmschlingen (im Präparat nicht zu sehen). Über den Dünndarmschlingen liegt das große Netz.

1	Lunge (mit schwarzen Teerpartikeln)	4	Großes Netz
2	Zwerchfell	5	Herz
3	Leber	6	Magen
		7	Dickdarm (quer verlaufender Teil)

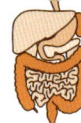

Stoffwechsel und Gesamtorganismus

Der Stoffwechsel innerhalb des Organismus hat, wie oben dargestellt, zwei elementare funktionelle Ausrichtungen: Zum einen den **Substanzaufbau** in den Organen und Zellen, zum anderen die **Energiegewinnung**, die wir z.B. für Muskel- und »Kopfarbeit«, Zellregeneration und Wachstum benötigen. Erstaunlicherweise kann jedoch keine der Grundsubstanzen der Nahrung direkt für den Energieumsatz des Körpers verwendet werden. Durch komplizierte Abbauvorgänge in den Zellen entsteht immer derselbe unspezifische Elementarbaustein des Stoffwechsels: **Acetyl-Coenzym A** (kurz Acetyl-CoA). Dieser erschafft dann über die biologische Oxydation mit Hilfe von Sauerstoff in den Zellen die Energiespeicher (z.B. in Form des Adenosintriphosphats, ATP).

Für die Energiegewinnung in den Zellen spielt also die Art der Nahrung letztlich keine Rolle. So wie wir unseren Ofen mit Holz, Öl oder Kohle heizen, »verbrennt« auch der Körper die verschiedensten Stoffe immer mit dem gleichen Effekt, nämlich der Wärmeregulierung.

Man könnte jetzt folgern: Also brauchen wir im Grunde keine so differenzierte Nahrung. Für den Organismus ist aber die **Qualität der Nahrungsstoffe** nicht gleichgültig. Durch den stufenweisen Abbau der Nahrungsstoffe im Magen-Darmkanal „lernt" der Körper gewissermaßen etwas über die funktionelle Wertigkeit dieser Stoffe, die er jenseits der Darmwand dann in ähnlicher Form wieder aufbauen muss. Eine Fleischnahrung erfordert zudem einen ganz anderen »Arbeitsaufwand« des Stoffwechselsystems als eine rein vegetarische Nahrung. So kann eine fettreiche Fleischmahlzeit

»schwer im Magen« liegen, vielleicht sogar unverdaulich sein. Nach einer Zufuhr von reichlich Fett muss die Leber bis zu 12-mal am Tag ihren Vorrat an Gallensäuren in den Darm schicken, um diese Fette überhaupt emulgieren und verdauen zu können. Oft wird dann noch Fett mit dem Kot ausgeschieden, weil der Körper es nicht geschafft hat, alles zu verdauen. Eine sorgfältig ausgewählte, überwiegend pflanzliche und vitaminreiche Ernährung kann daher den Arbeitsaufwand des Körpers erheblich verringern.

Da der Darm, wie oben erläutert, über eine sehr große innere Oberfläche durch die vielen Darmzotten verfügt, der Körper aber nur ein Blutvolumen von 4–5 Litern besitzt, sollte die jeweils aufgenommene Nahrungsmenge nicht überdimensioniert sein. Nach einer zu reichlichen Mahlzeit kann das Blut gewissermaßen im Darm »versacken«, so dass es für den Kopf nicht mehr in ausreichendem Maß zur Verfügung steht. Eine unerwünschte Wirkung, die wir nach einem üppigen Essen wohl alle nur zu gut kennen.

Die Verdauungstätigkeit des Darmes und seine Durchblutung werden durch das autonome oder vegetative **Nervensystem des Darmes** geregelt. Mit der Speiseröhre verläuft der zehnte Hirnnerv (Vagus-Nerv) in die Bauchhöhle und endet in einem ausgedehnten Nervengeflecht, das man als Sonnengeflecht (Plexus solaris) bezeichnet. In der Darmwand selbst befindet sich ein umfangreiches, vegetatives Nervengeflecht, das die Darmtätigkeit präzise regelt. Die vom Vagus-Nerv (sog. Parasympathikus) ausgehenden Impulse bewirken eine Verstärkung der Darmmotorik und eine

> Ein Faustschlag in den Bauch, der dieses hoch empfindliche Nervengeflecht trifft, kann eine sofortige Ohnmacht auslösen. Ein solcher Schlag ist daher beim Boxkampf verboten.

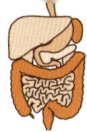

Intensivierung der Stoffaufnahmeprozesse. In den Plexus solaris mündet auch der Gegenspieler des Parasympathikus, der Sympathikus. Er hemmt die Verdauungstätigkeit und bewirkt eine Ruhigstellung des Darmes. Er regelt aber gleichzeitig wirkungsvoll die Durchblutung und kann dazu beitragen, dass das Blut aus anderen Organen für die Verdauungsprozesse im Magen-Darm-Trakt zur Verfügung gestellt wird. Das Sonnengeflecht einschließlich der Nerven des Darmes stellt damit gewissermaßen das **»Gehirn des Darmes«** dar. Von ihm geht die Steuerung der Verdauungsprozesse im gesamten Darmsystem aus.

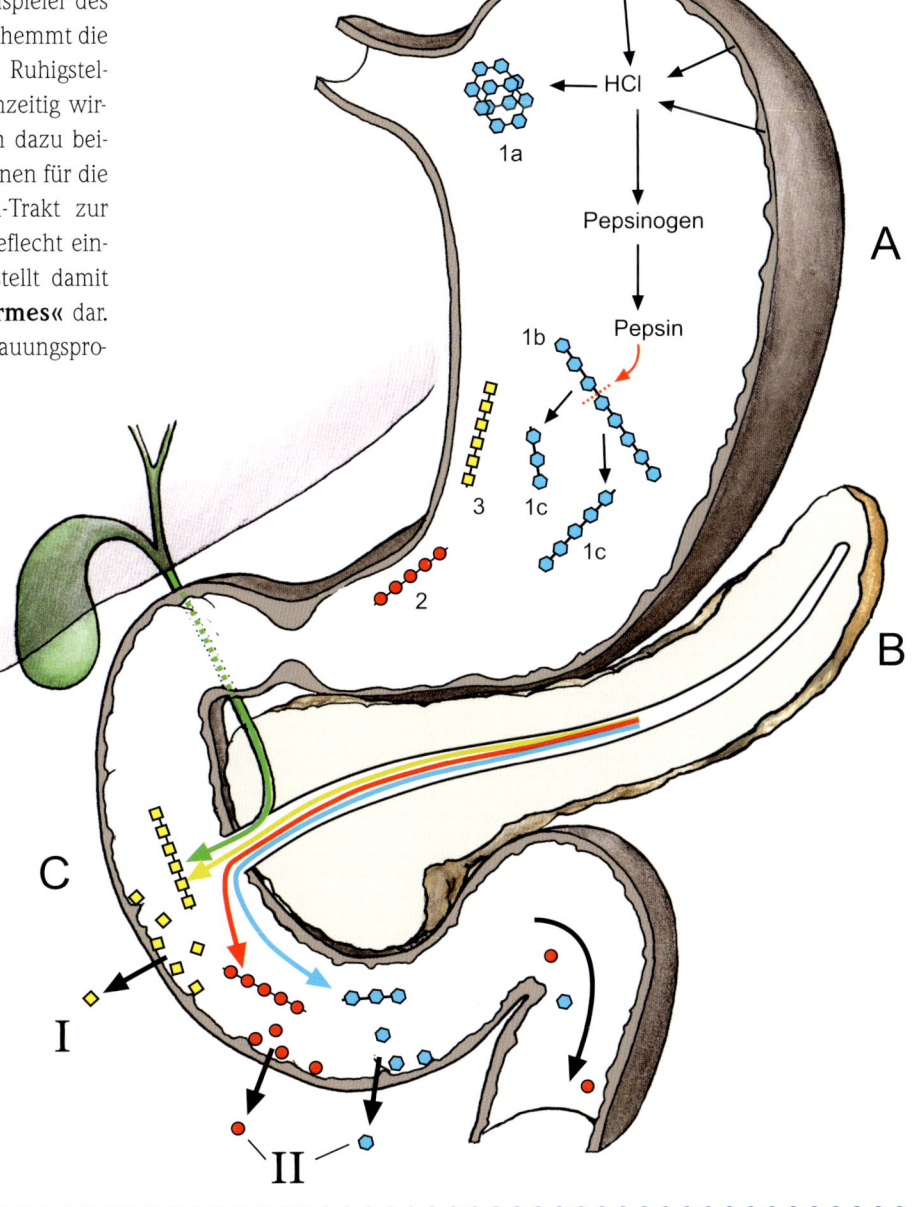

Schematische Darstellung der chemischen Verdauung von Eiweißen (1, blau), Kohlenhydraten (2, rot) und Fetten (3, gelb).

Im Magen (A) beginnt die **Eiweißverdauung**.
Die Salzsäure (HCl) der Magenschleimhaut zerstört die dreidimensionale Struktur der Eiweiße (1a) und damit ihre Funktion. Durch den aus Pepsinogen entstandenen aktivierten Wirkstoff Pepsin entstehen aus diesen sog. denaturierten Eiweißen (1b) Eiweißbruchstücke (1c), die dann in den Dünndarm (C) gelangen. Hier werden sie durch eiweißverdauende Wirkstoffe der Bauchspeicheldrüse (B, blauer Pfeil) weiter zu ihren Grundbausteinen abgebaut und gelangen durch die Dünndarmwandung in das Blut der Pfortader (II).

Die **Kohlenhydratverdauung** beginnt zu einem geringen Teil bereits in der Mundhöhle, die Hauptverdauung erfolgt aber gleichfalls durch Wirkstoffe der Bauchspeicheldrüse (roter Pfeil) im Dünndarm. Die Bausteine werden ebenfalls in die Pfortader (II) aufgenommen.

Die **Fettverdauung** findet ausschließlich im Dünndarm statt. Durch die Gallenflüssigkeit (grüner Pfeil) werden die Fette so aufgeschwemmt, dass die spezifischen Wirkstoffe aus der Bauchspeicheldrüse (gelber Pfeil) die Zerkleinerung zu den Grundbausteinen vornehmen können. Im Gegensatz zu den Kohlenhydraten und Eiweißen werden die Fettbausteine in die Lymphe (I) aufgenommen und zur Ablagerung in Fettdepots transportiert.

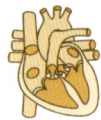

3 Herz und Kreislauf

Blutkreislauf

Der Blutkreislauf mit dem Herzen im Zentrum kann in vielfacher Hinsicht als das eigentliche Lebenszentrum des Körpers angesehen werden. Jeder noch so kleine Teil unseres Körpers ist von der ständigen Zirkulation des Blutes abhängig. Schon geringe Störungen können lebensgefährlich werden. Ähnlich wie in einer Stadt Straßen und Transportfahrzeuge nötig sind, um die Einwohner zu versorgen, braucht der Organismus ein »Transport- und Verteilungssystem«, das die Organe mit Sauerstoff und Nährstoffen versorgt, aber auch die Kohlensäure und Stoffwechselendprodukte abtransportiert. Diese Aufgabe übernimmt das **Herz-Kreislauf-System**. Das Herz ist in diesem System nicht nur der motorische Antrieb für die Blutzirkulation, sondern auch das Organ, das die Blutströme vom Zentrum aus neu ordnet und ihre Strömungsrichtungen bestimmt.

Der Mensch verfügt über 4–5 Liter Blut, das mit hoher Geschwindigkeit im Körper zirkuliert. So braucht ein rotes Blutkörperchen nur 1 Minute, um den ganzen Kreislauf zu passieren!

Alle Gefäße, die vom Herzen ausgehen und das Blut in die Peripherie transportieren, werden als Arterien bezeichnet. Alle Gefäße, die das Blut zum Herzen zurückführen, nennt man Venen. Die **Arterien** verzweigen sich zu Arteriolen, werden immer feiner und bilden schließlich in den Organen ein Netzwerk dünnwandiger Gefäße (Kapillaren). Aus den Kapillaren treten Sauerstoff (O_2) und Nährstoffe aus, um von den angrenzenden Zellen der Organe aufgenommen zu werden. Durch den Stoffwechsel entstehen in den Organen Kohlendioxid (CO_2) und Abbauprodukte. Diese werden von den Kapillaren aufgenommen und dann in den **Venen** zum Herzen zurücktransportiert. Das CO_2-reiche (venöse) Blut der oberen Körperhälfte wird in der **oberen Hohlvene** (Vena cava superior), das der unteren Körperhälfte in der **unteren Hohlvene** (Vena cava inferior) gesammelt. Die untere Hohlvene nimmt auch das venöse, nährstoffreiche Blut aus der Leber auf. Dieses ist zuvor aus dem Darm durch die Pfort-

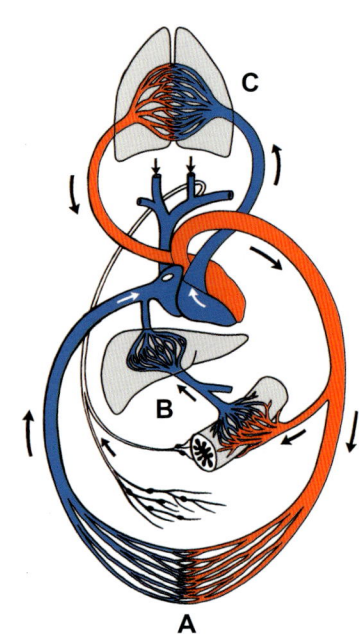

Schema des Kreislaufsystems. Körperkreislauf (A), Pfortaderkreislauf (B) und Lungenkreislauf (C) sind dargestellt. Die Pfeile zeigen die Richtung der jeweiligen Blutströmung an.
Blau = venöses (CO_2-reiches) Blut,
rot = arterielles (O_2-reiches) Blut.

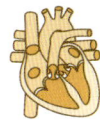
ader zur Leber geflossen. Beide Hohlvenen münden in den rechten Vorhof des Herzens.

Vom rechten Vorhof des Herzens aus strömt das Blut in die rechte Herzkammer, die es dann durch die Lungenarterie in die Lunge pumpt. In der Lunge wird das Blut mit Sauerstoff angereichert. Von dort fließt das jetzt wieder sauerstoffreiche Blut durch die Lungenvenen zum Herzen zurück, wo es zunächst im linken Vorhof gesammelt wird. Dies ist der so genannte **kleine Blutkreislauf oder Lungenkreislauf.**

Vom linken Vorhof gelangt das Blut in die linke Herzkammer. Diese pumpt es durch die große Körperschlagader (Aorta) in den Körper zurück. Die von der Aorta abgehenden Arterien bringen das sauerstoffreiche Blut zu den Organen. Durch die Körpervenen fließt dann das »verbrauchte« (sauerstoffarme) Blut wieder zum Herzen zurück. Dies ist der **große Blutkreislauf oder Körperkreislauf.**

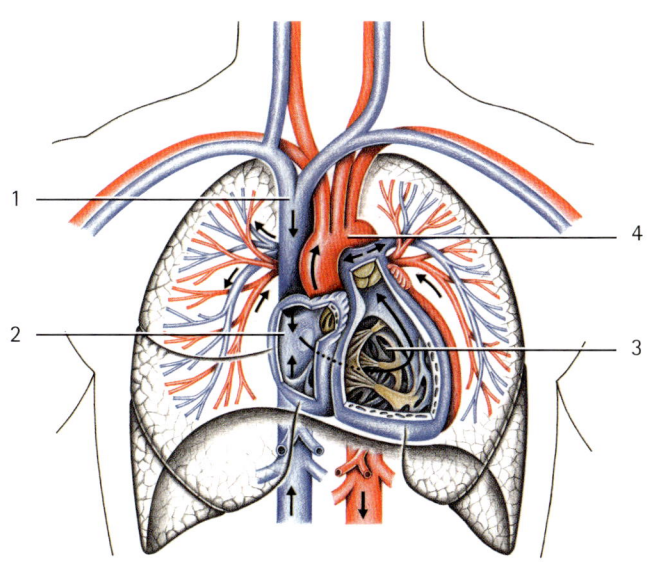

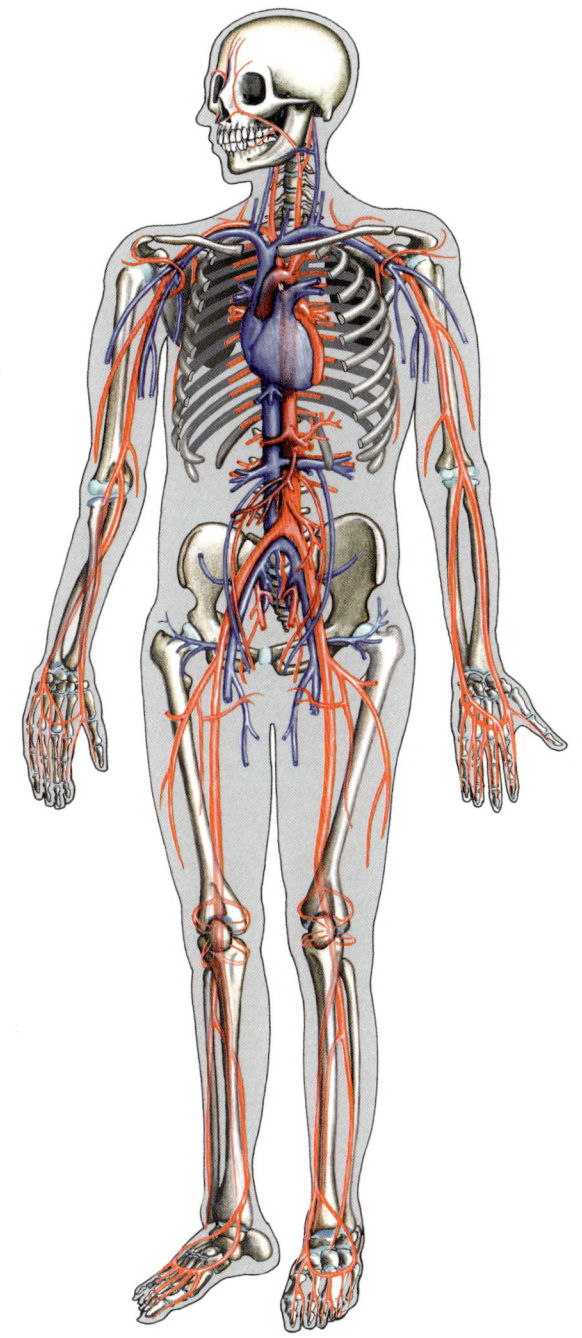

Schema des Blutflusses durch Herz und Lungen. Das rechte Herz wurde gefenstert, um den Blutfluss zu verdeutlichen. Das venöse Blut (blau) strömt durch die großen Hohlvenen (1) zum rechten Vorhof (2) und von dort durch die rechte Segelklappe (gelb) in die rechte Herzkammer (3).

Diese pumpt das Blut durch die Taschenklappe (gelb) in die Lungen. Das arterialisierte Blut (rot) fließt von den Lungen zum linken Vorhof, zur linken Herzkammer und dann durch die große Körperschlagader (4) in den Körper. Pfeile = Richtung der Blutströmung.

Schema des Herz-Kreislauf-Systems.
Der Verlauf der Gefäße im Bezug zum Skelettsystem ist zu erkennen.
Blau = Venen, rot = Arterien.

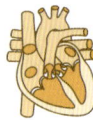

Der Stoffaustausch erfolgt ausschließlich im **Kapillargebiet**, das im Darm z.B. eine Oberfläche von etwa 200 m² bildet und insgesamt eine Länge von weit über 100 000 km aufweist. Der Körper besitzt aber nur 5 Liter Blut! Bei diesem Missverhältnis kann immer nur ein Teil des Kapillarsystems durchblutet werden. Das vegetative Nervensystem hat die Aufgabe, die Durchblutung zu regeln und sie in den verschiedenen Organen aufeinander abzustimmen.

Fällt diese Regulation aus, z.B. im Schockzustand, kann das Blut im Darm »versacken« und das Gehirn oder die Nieren nicht mehr genügend versorgen. Da gerade Gehirn- und Nierenzellen für ihre Funktionen viel Sauerstoff benötigen, muss ein Schockzustand sofort behoben werden (z.B. durch Volumenauffüllung). Sonst drohen dauerhafte Schäden in Gehirn und Nieren.

Herz

Das Herz liegt schräg im Brustkorb zwischen den beiden Lungenflügeln auf dem Zwerchfell. Bei der Kontraktion stößt die Herzspitze etwas an die Brustwand an, so dass man den »Herzspitzenstoß« unterhalb der 5. Rippe fühlen kann. Normalerweise kontrahiert sich das Herz in regelmäßiger Folge etwa 60- bis 70-mal pro Minute. Zwischendurch können auch unregelmäßige Schlagfolgen in der Herzmuskulatur (Extrasystolen) auftreten, die aber nicht unbedingt als Krankheitszeichen gewertet werden müssen.

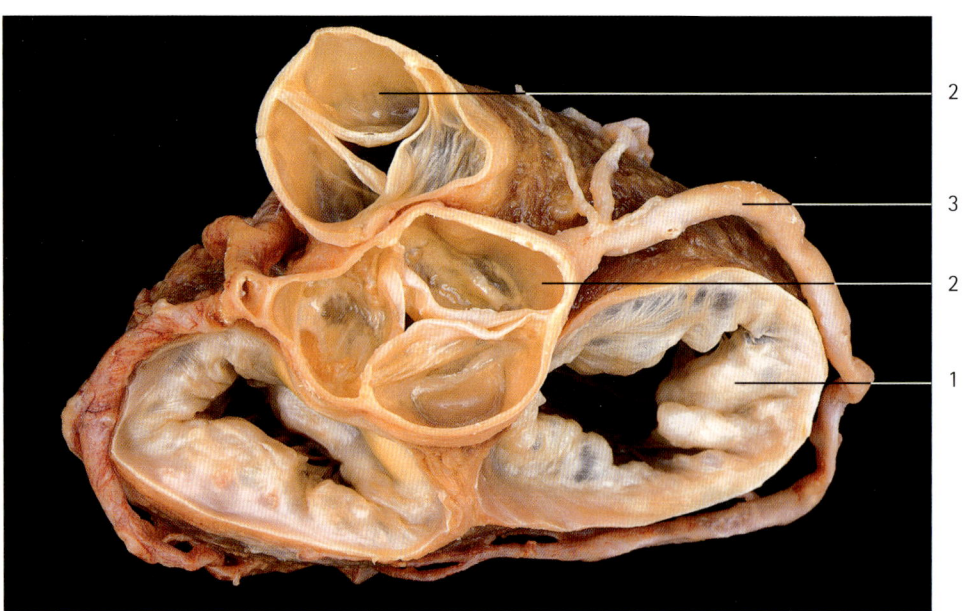

Aufsicht auf die Ventilebene des Herzens mit Herzklappen und Kranzarterien.
Die Herzvorderwand zeigt zum oberen Bildrand.

1 Segelklappe   2 Taschenklappen   3 Rechte Kranzarterie

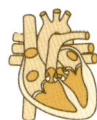
Herzklappen

Um das Blut in den großen und kleinen Kreislauf pumpen zu können, braucht das Herz eine gut ausgebildete Muskelwand und ein gut funktionierendes Klappensystem. Zwischen den Vorhöfen und Herzkammern liegen die **Segelklappen** (Atrioventrikularklappen); zwischen den Kammern und den abführenden Gefäßen (Lungenarterie und Aorta) liegen die **Taschenklappen** (Semilunarklappen). Und so arbeitet das Klappensystem: Fließt das Blut aus den Vorhöfen in die Kammern, werden die Segel mit dem Blutstrom nach unten gedrückt und damit geöffnet. Zieht sich die Muskulatur der Herzkammern zusammen (Kontraktion), drückt das Blut von unten gegen die Segel-

Durch entzündliche oder degenerative Prozesse können die Klappen in ihrer Funktion behindert werden. Je nach Störung bildet sich eine Schlussunfähigkeit der Klappe (Insuffizienz) oder eine Verengung (Stenose) aus. Die Folgen können gravierend sein und betreffen das gesamte Herz-Kreislauf-System.

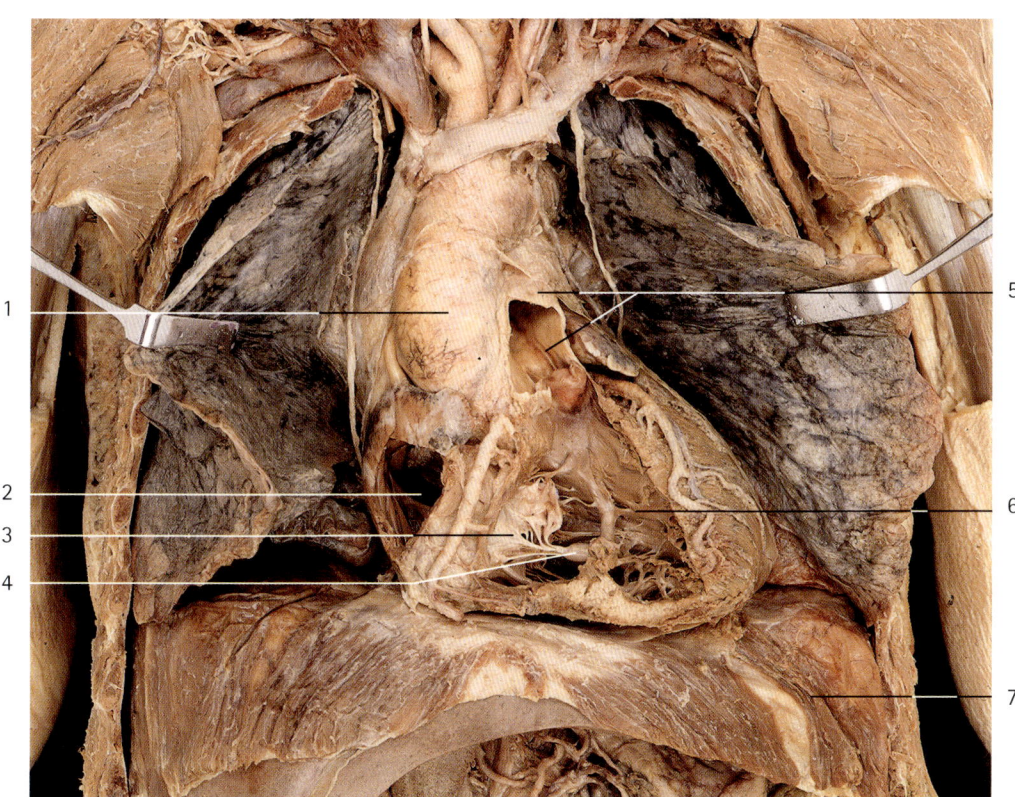

Das Herz im Brustraum (von vorne). Das rechte Herz und der Lungenarterienstamm wurden gefenstert.
Die Lage der Herzklappen ist gut zu erkennen. Die Lungen wurden etwas zur Seite gezogen.

1 Aortenbogen
2 Rechter Vorhof (eröffnet)
3 Rechte Segelklappe
4 Muskulöse Befestigung der Segelklappen am Herzmuskel
5 Lungenarterie mit Taschenklappe
6 Rechte Herzkammer (eröffnet)
7 Zwerchfell

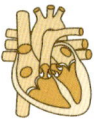

klappen, die dadurch den Zugang zum Vorhof verschließen und einen Rückstrom des Blutes in die Vorhöfe verhindern. Das Blut wird in die Lungengefäße und die Aorta gepumpt. Nach Erschlaffen des Herzmuskels entsteht in den Herzkammern ein Unterdruck, der das Blut wieder ansaugt. Dabei werden die an der Innenwand der Lungenarterie und der Aorta befestigten Taschenklappen mit Blut gefüllt. Dies verhindert einen Rückstrom des Blutes in die Kammern.

Systole und Diastole

Die Kontraktion der Herzkammern wird als **Systole**, ihre Erschlaffung als **Diastole** bezeichnet. In der Systole wird das Blut mit hohem Druck in die Gefäße gepumpt, so dass im Gefäßsystem ein Druck entsteht, der als systolischer Blutdruck bezeichnet wird. Normalerweise beträgt dieser systolische Blutdruck etwa 120 mmHg. Während der Diastole des Herzens müsste der Blutdruck eigentlich stark abfallen. Dies ist aber nicht der Fall: Der normale diastolische Blutdruck hat eine Höhe von etwa 80 mmHg. Dieser geringe Unterschied wird dadurch ermöglicht, dass sich in der Systole die herznahen großen Blutgefäße ausdehnen **(Windkesselfunktion)**. Sinkt der Blutdruck in der Diastole, können sich die großen Gefäße wieder zusammenziehen. Dadurch wird eine zweite Blutdruckwelle in den Gefäßen ausgelöst, die den diastolischen Blutdruck hervorruft.

> Durch Arteriosklerose nimmt die Elastizität der Gefäßwände und damit auch die Windkesselfunktion ab. Der diastolische Blutdruck sinkt ab.

> Eine Sklerose der peripheren Gefäße erhöht den Strömungswiderstand und führt damit zu einer Erhöhung des systolischen Blutdruckes.

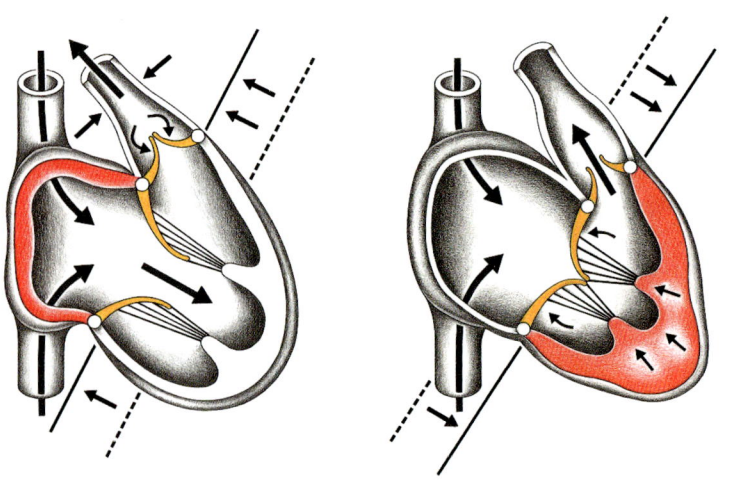

Verformung der Herzräume beim Erschlaffen (Diastole, links) und Zusammenziehen (Systole, rechts) der Kammermuskulatur des Herzens. Deutlich zu sehen ist die hierbei auftretende Verschiebung der Ventilebene (Querstrich). Pfeile = Richtung der Blutströme.

Bei ruhiger Schreibtischarbeit werden 4–5 l Blut pro Minute vom Herzen in das Gefäßsystem befördert. Diese Menge kann bei körperlicher Arbeit oder beim Leistungssport bis auf 35 l pro Minute gesteigert werden. Damit steigt auch der Blutdruck entsprechend an.

In den dünnwandigen Körpervenen, in denen bis zu 80% des Blutvolumens herzwärts strömt, sinkt der Blutdruck stark ab (auf etwa 15–20 mmHg). Besonders in den Beinvenen übt die Schwerkraft einen Sog nach unten aus, so dass der Rückfluss des Blutes gestört sein kann. Hier entstehen besonders leicht Krampfadern, vor allem, wenn wir uns nicht bewegen, also sitzen oder stehen. Durch Muskelbewegungen dagegen wird der venöse Rückfluss gefördert.

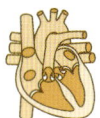
Regelmäßiges Muskeltraining unterstützt, besonders bei älteren Menschen, die Blutzirkulation in den Beinvenen und beugt damit einer Thrombose vor. Zusätzlich kann so auch der häufig auftretenden Arterienverkalkung (Arteriosklerose) wirksam begegnet werden.

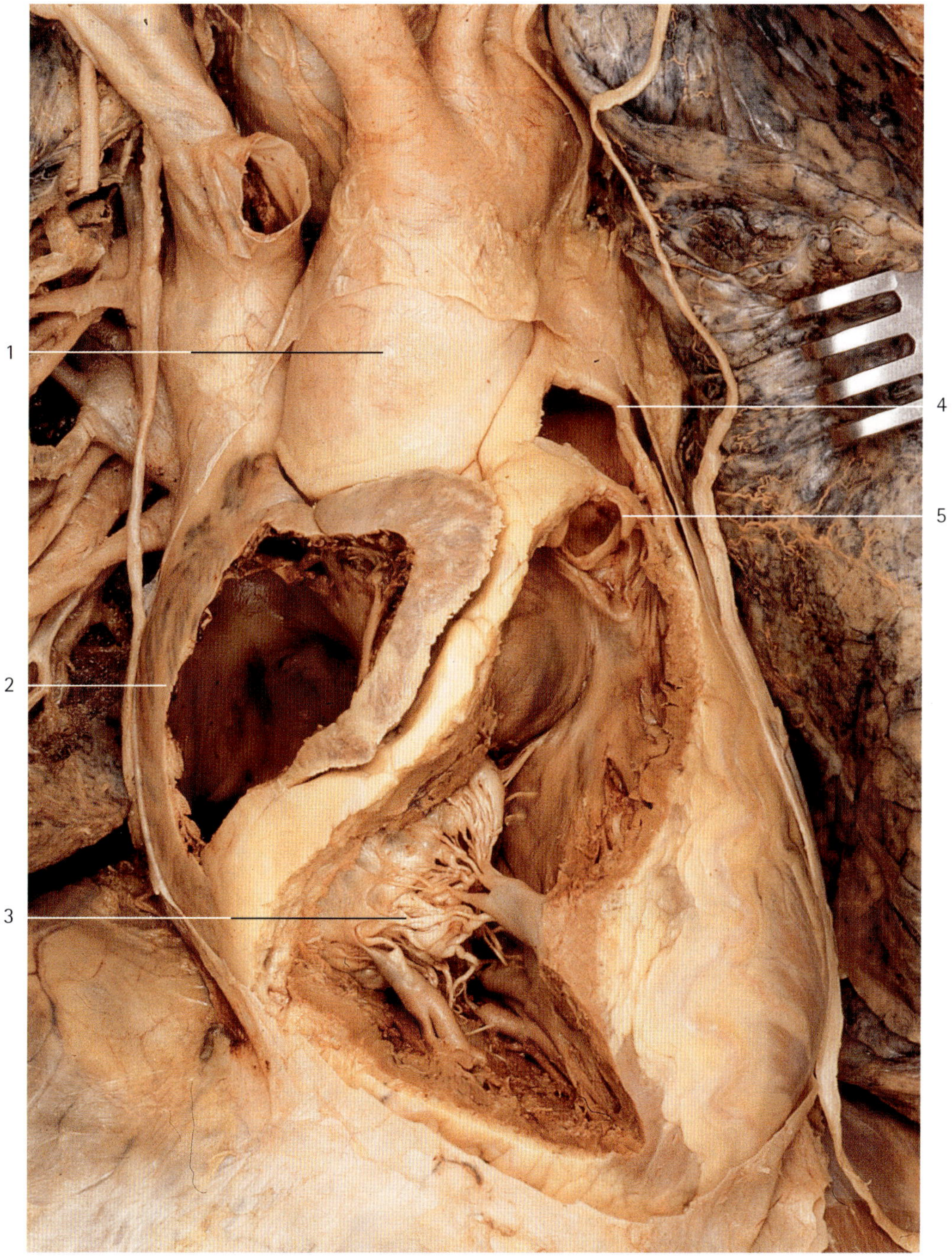

Anatomisches Präparat des Herzens nach Entfernen der Vorderwand der rechten Herzkammer des rechten Vorhofs und eines Teiles der Lungenarterie. Man erkennt die Segelklappe der rechten Herzkammer und die Taschenklappe am Abgang der Lungenarterie.

1 Große Körperschlagader
2 Rechter Vorhof
3 Rechte Herzkammer mit Segelklappe
4 Lungenarterie
5 Taschenklappe am Übergang zur Lungenarterie

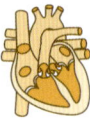

Herzkranzgefäße

Für die kräftige Herzmuskelwand reicht die Blutversorgung von innen nicht aus. Das Herz besitzt sein eigenes Gefäßsystem, das von außen in die Muskelwand eindringt. Diese **Herzkranzgefäße** sind die ersten Gefäße, die die große Körperschlagader (Aorta) an der Herzbasis verlassen. Die rechte Herzkranzarterie verläuft zwischen dem rechten Vorhof und der rechten Herzkammer. Die linke Herzkranzarterie verläuft in der Rinne zwischen rechter und linker Herzkammer. Die Venen sammeln sich hinten und münden in den rechten Vorhof ein. Die Kranzarterien sind so genannte »Endarterien«: Ihre Äste haben keine Verbindungen untereinander. Wird daher eine dieser Arterien z.B. durch ein Blutgerinnsel oder Verkalkungen verstopft, kommt es zum **Herzinfarkt**: Der von dieser Arterie versorgte Herzmuskelbereich stirbt ab.

Reizleitungssystem

Um die zentralen Kreislauffunktionen wahrnehmen und den Herzrhythmus steuern zu können, hat der Herzmuskel – einzigartig in der Natur – ein spezielles Muskelsystem ausgebildet, das **Reizleitungssystem**. Dabei handelt es sich nicht um Nerven, sondern um speziell für die Erregungsleitung differenzierte Muskelfasern. Am Eingang des rechten Vorhofs liegt der **Sinusknoten**, der die normale Herzfrequenz (70–80 Schläge pro Minute) bestimmt. Am Übergang vom rechten Vorhof in die Herzkammer liegt der **AV-Knoten** (Atrioventrikular-Knoten), der den Kammerrhythmus (40–50 Schläge pro Minute) regelt. Von ihm ziehen Faserstränge bis zur Herzmuskulatur und zu den Papillarmuskeln, die die Segelklappen verspannen. Dieses System hat die erstaunliche Kapazität, den Herzrhythmus zu regulieren. Die Anpassung des Herzschlages an die jeweiligen Bedürfnisse der Kreislaufperipherie wird durch das vegetative Nervensystem ermöglicht. Der Parasympathikus zieht direkt zu den Schrittmachern und kann deren Schlagfrequenz herabsetzen. In Stresssituationen oder bei körperlichen Anstrengungen kann der Sympathikus durch verstärkte Kontraktion des Herzmuskels die Schlagfrequenz steigern.

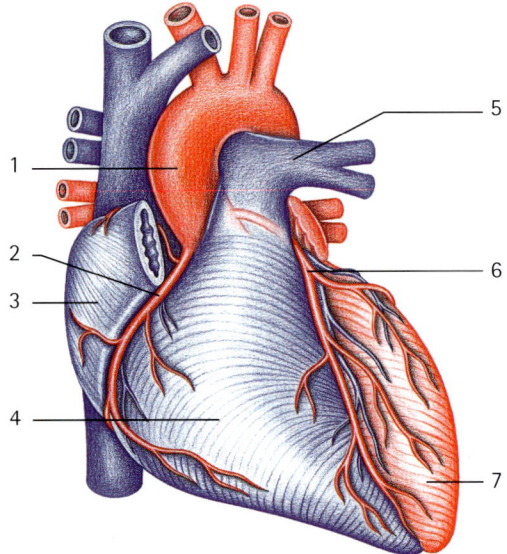

Herzkranzgefäße (von vorne). Das rechte Herzohr wurde abgetrennt (Schema).

1 Aortenbogen
2 Rechte Kranzarterie
3 Rechter Vorhof
4 Rechte Herzkammer
5 Lungenarterie
6 Ast der linken Kranzarterie
7 Herzspitze (linke Herzkammer)

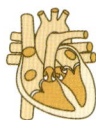

Durch übermäßige Anstrengungen (Stress, seelische Belastungen) kann ein Herzinfarkt gefördert werden. Dieser kann lebensbedrohlich sein: In unserer Wohlstandsgesellschaft gehört der Herzinfarkt zu einer der häufigsten Todesursachen. Die moderne Herzchirurgie ist heute jedoch in der Lage, eine Verengung (Stenose) oder Verkalkung (Sklerosierung) der Kranzgefäße zu beheben. So kann das Gefäß durch Einbringen einer erweiternden Gefäßstütze (Stent) offen gehalten werden. Es können auch funktionsfähige Gefäße aus anderen Körperregionen benutzt werden, um Engstellen zu überbrücken (Bypass-Operation). Auf diese Weise bleibt der Herzmuskel arbeitsfähig und das operierte Herz ist wieder funktionsfähig.

Bei einer Verkalkung der Gefäße, die das Reizleitungssystem ernähren, können Rhythmusstörungen auftreten. Ein operativ eingesetzter Herzschrittmacher kann dann die Funktion des Reizleitungssystems übernehmen.

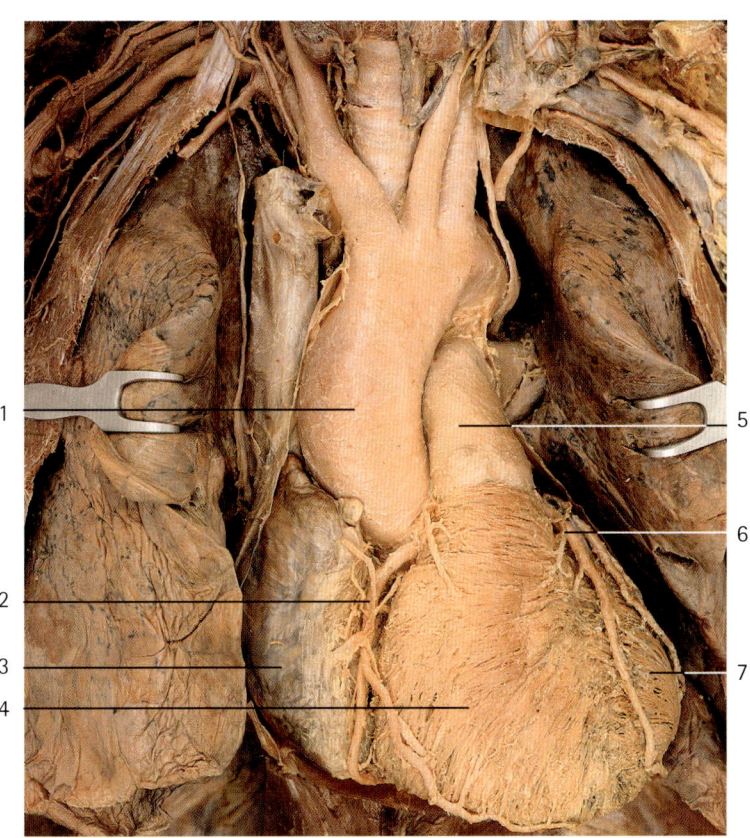

Anatomisches Präparat des Herzens mit den Herzkranzgefäßen (von vorne). Die rechte Kranzarterie verläuft zwischen rechtem Vorhof und rechter Herzkammer. Die Lungenflügel wurden etwas zur Seite gezogen, so dass man die Lungenarterie erkennen kann. Hinweise siehe Abb. S. 42.

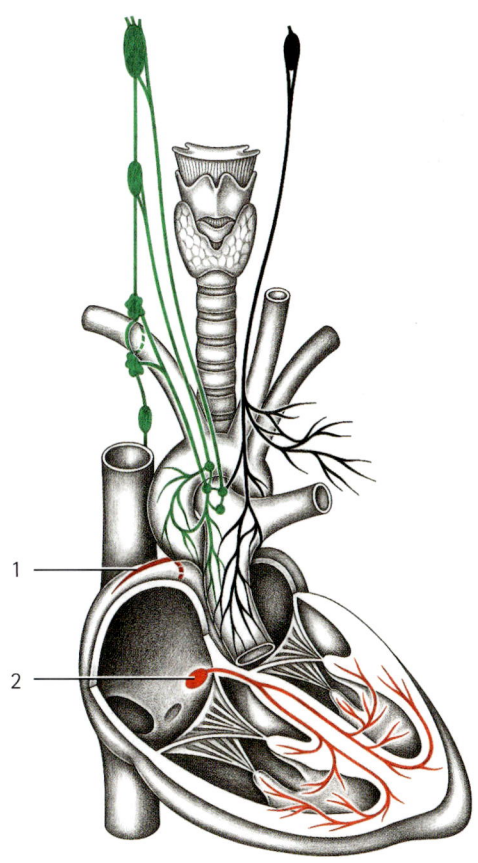

Innervation des Herzens durch das vegetative Nervensystem (Sympathikus und Parasympathikus). Der Sympathikus wurde nur in der linken, der Parasympathikus nur in der rechten Bildhälfte dargestellt. Rot = Reizleitungssystem, grün = Sympathikus, schwarz = Parasympathikus.

1 Sinusknoten   2 AV-Knoten

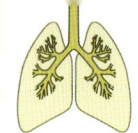

4 Lunge und Atmung

Die Atmungsorgane erfüllen im menschlichen Organismus drei Grundfunktionen:

- Sie ermöglichen den Gasaustausch mit der umgebenden Luft (Sauerstoffaufnahme und Kohlendioxidausscheidung), wodurch der Stoffwechsel im Körper unterhalten wird.
- Durch sie können wir Laute oder Töne erzeugen, wodurch wir mit unseren Mitmenschen und allgemein der Umwelt in Kontakt treten können.
- Das Riechsystem am Eingang der Atemwege lässt uns die eingeatmete Luft und die Nahrung, die wir aufnehmen wollen, kontrollieren.

Aus diesen drei Grundfunktionen lässt sich die **anatomische Dreigliederung** des Atmungssystems verstehen. Die Nasenhöhle beherbergt die Riechorgane und dient dem Gasaustausch mit der Außenwelt. Der Kehlkopf (Larynx) ermöglicht die Weichenstellung zwischen Mund- und Nasenhöhle und damit die Sprachbildung. Die Luftröhre (Trachea) und ihre Aufzweigungen (Bronchien) dienen schließlich der Luftleitung und damit dem Gasaustausch, der in den beiden Lungenflügeln stattfindet.

Da die Atemwege für Ein- und Ausatmung benutzt werden, ergibt sich zwangsläufig eine rhythmische Arbeitsweise des Atmungssystems. Im Gegensatz zum Herz-Kreislauf-System, das auch rhythmisch arbeitet, können wir den **Atem-**

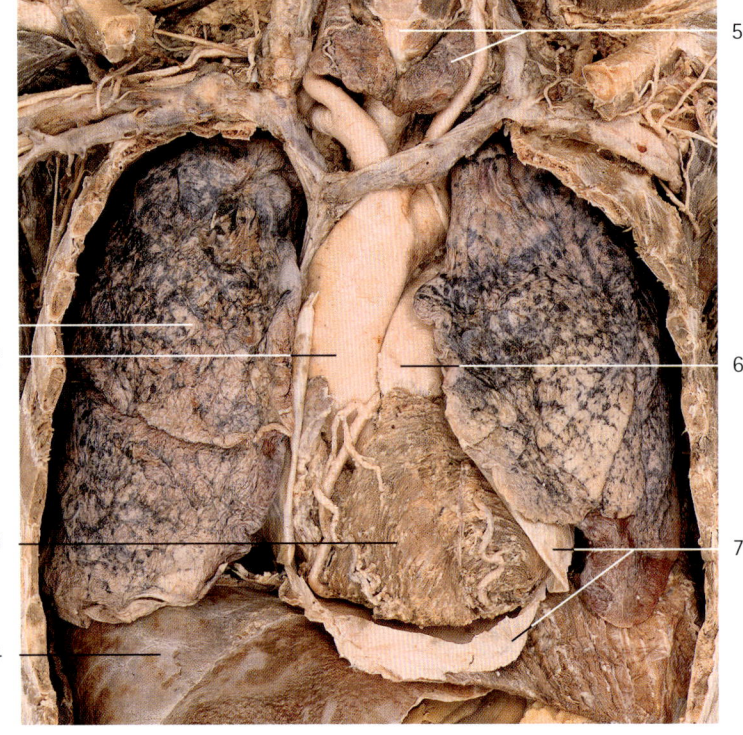

Lageverhältnisse von Lunge und Herz im Brustraum (von vorne). Brustwand, Brustfell und Herzbeutel wurden zum Teil entfernt. Die Lungenflügel sind durch die während des Lebens eingeatmeten Kohlenstaubpartikel schwarz verfärbt (»Teerlunge«).

1 Rechter Lungenflügel
2 Große Körperschlagader
3 Herz (rechte Herzkammer)
4 Zwerchfell
5 Kehlkopf und Schilddrüse
6 Lungenarterie
7 Herzbeutel

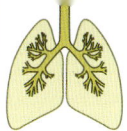
rhythmus (normalerweise etwa 18 Atemzüge pro Minute) willkürlich beeinflussen. Aber den Atem anhalten (z.B. beim Schwimmen/Tauchen) oder vertieft einatmen (bei Anstrengung oder seelischer Erregung) können wir nur für kurze Zeit. Dann setzt sich wieder der natürliche Grundrhythmus durch, der in der Regel mit dem Herzrhythmus in einem Verhältnis von 1:4 verläuft.

Nasenhöhle mit Riechorgan

In der **Nasenhöhle** wird die eingeatmete Luft nicht nur angewärmt, sondern auch angefeuchtet. Die Nasenschleimhaut ist hier besonders reich durchblutet.

Im Dach der Nasenhöhle und am oberen Teil der Nasenscheidewand befindet sich die **Riech-** **schleimhaut**. Die Sinneszellen stehen durch die Schädelbasis hindurch mit dem Riechhirn in Verbindung.

Das Riechsystem ermöglicht eine hochempfindliche Kontrolle der Atemluft zum Schutz der Atemwege und Lunge.

Bei einer Erkältung können die Gefäßpolster an den Nasenmuscheln so stark anschwellen, dass die Atemwege verlegt werden und die Atmung nur noch durch die Mundhöhle möglich ist.

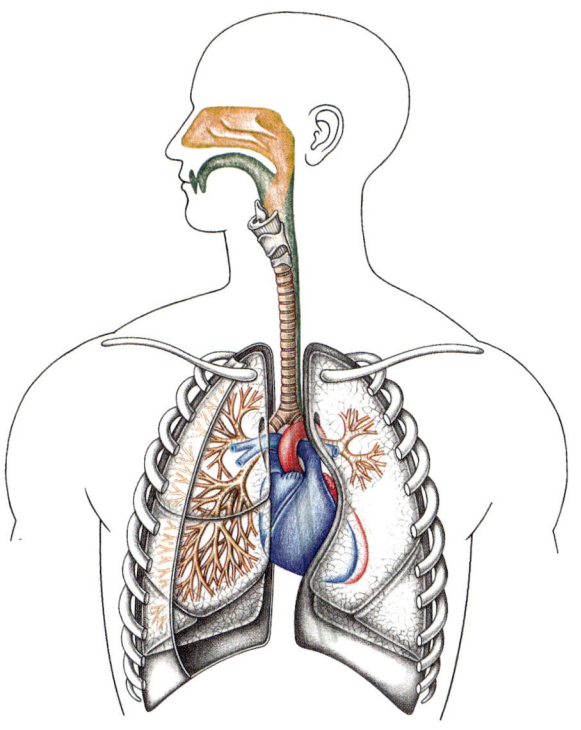

Aufbau des Atmungssystems. Im linken Bildteil wurden Brustfell und Lunge teilweise entfernt, um den Bronchialbaum darzustellen. Im oberen Schlundbereich kreuzen sich Luft– (gelbbraun) und Speisewege (grün).

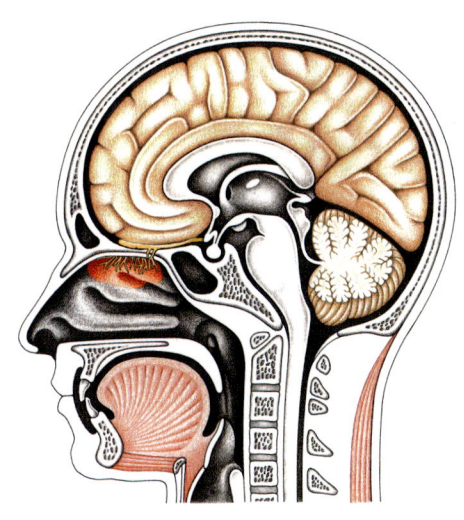

Mund–, Nasen– und Schädelhöhle (von der Seite) liegen etagenförmig übereinander. Im Dach der Nasenhöhle liegt im Bereich der oberen Nasenmuschel die Riechschleimhaut (dunkelrot).

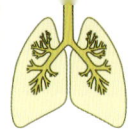

Kehlkopf und Sprachbildung

Im Rachenbereich kreuzen sich **Luft- und Speisewege**. Die Luftröhre liegt vorn, die Speiseröhre hinten. Diese Kreuzung kann dazu führen, dass man sich verschluckt und dadurch die Atemwege verlegt werden. Der biologische Sinn dieser (eigentlich recht unpraktisch erscheinenden) Kreuzung von Luft- und Speiseweg im Halsbereich liegt in der Entwicklung des Sprachvermögens. Der obere Bereich der Luftröhre hat sich zum Kehlkopf entwickelt. Im Inneren seines auch von außen tastbaren Knorpelskeletts (Adamsapfel) sind die Stimmbänder ausgespannt. Zwischen den Stimmbändern liegt die Stimmritze, die durch

Muskelsysteme äußerst fein verstellbar ist. Wie bei einem Blasinstrument können die gespannten Stimmbänder durch die ausgeatmete Luft in Schwingung versetzt und dadurch Laute und Töne hervorgebracht werden. Wenn sich der Körper im ersten Lebensjahr aufrichtet, verschiebt sich der Kehlkopf etwas nach unten, so dass zwischen Gaumen und Kehlkopf ein größerer Zwischenraum entsteht. Erst jetzt ist die Voraussetzung dafür geschaffen, dass Luft in kleinen Portionen in die Mundhöhle gestoßen und damit Sprachlaute erzeugt werden können.

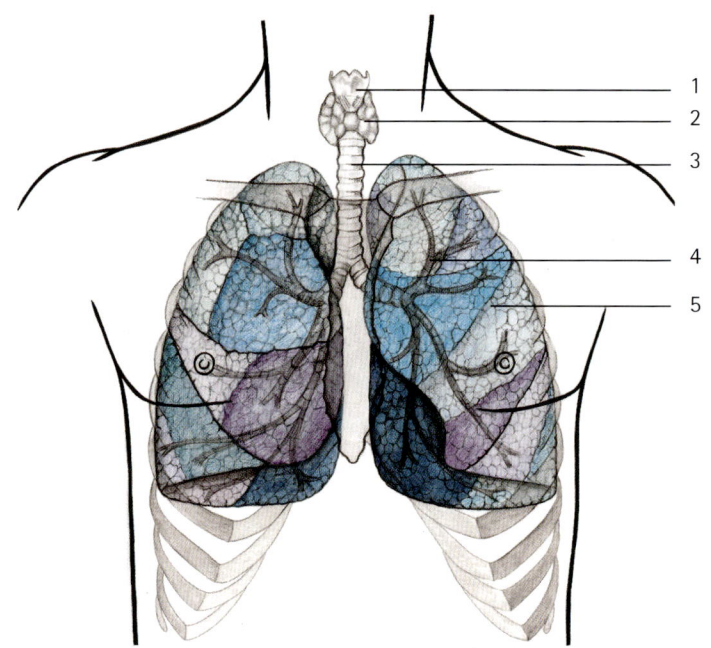

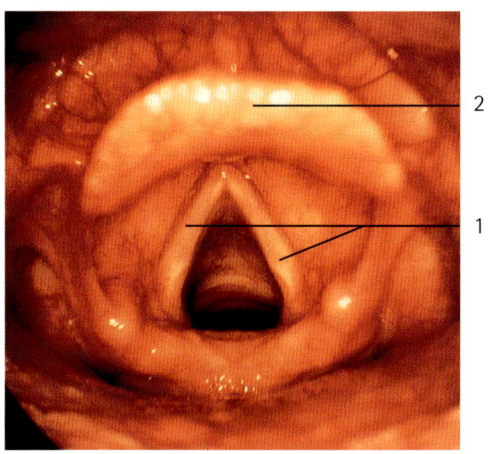

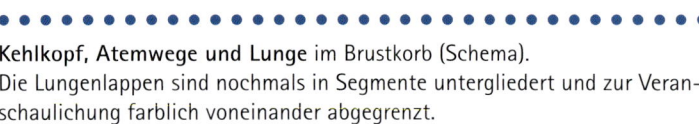

Kehlkopf, Atemwege und Lunge im Brustkorb (Schema).
Die Lungenlappen sind nochmals in Segmente untergliedert und zur Veranschaulichung farblich voneinander abgegrenzt.

1 Kehlkopf   4 Bronchien
2 Schilddrüse   5 Linker Lungenflügel
3 Luftröhre

Kehlkopfspiegelbild mit erweiterter Stimmritze (von oben). Man erkennt die Stimmbänder (1) und den Kehldeckel (2).

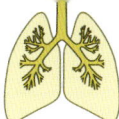
Atemwege

Der Gasaustausch in der Lunge kann nur dann reibungslos ablaufen, wenn die Atemwege offen sind. Die **Luftröhre** (Trachea) wird durch hufeisenförmige Knorpelspangen versteift und dadurch offen gehalten. Etwa auf Höhe des 4. Brustwirbels teilt sich die Luftröhre in einen rechten und linken **Hauptbronchus**, die in den rechten und linken Lungenflügel eintreten. Innerhalb der Lunge zweigen sich die Bronchien wie ein Baum weiter

auf, deshalb spricht man auch vom Bronchialbaum. Die Endverzweigungen (etwa 1 Million), an denen die Lungenbläschen (rund 300 Millionen) hängen, können ihren Durchmesser aktiv verändern. Dies ist sehr sinnvoll, denn bei jedem Atemzug dehnt sich die Lunge aus, so dass sich auch die zuführenden Luftwege weiten müssen, um die Atmung nicht zu behindern.

Bei einer chronischen Entzündung der Atemwege (z.B. einer Bronchitis) und der damit verbundenen Einengung der Bronchien kann es zu erheblichen Einschränkungen der Atmung kommen. Auch Verkrampfungen der Muskulatur in den kleinen Bronchien, wie bei einem Asthmaanfall, können zu lebensbedrohlichen Atembeschwerden führen.

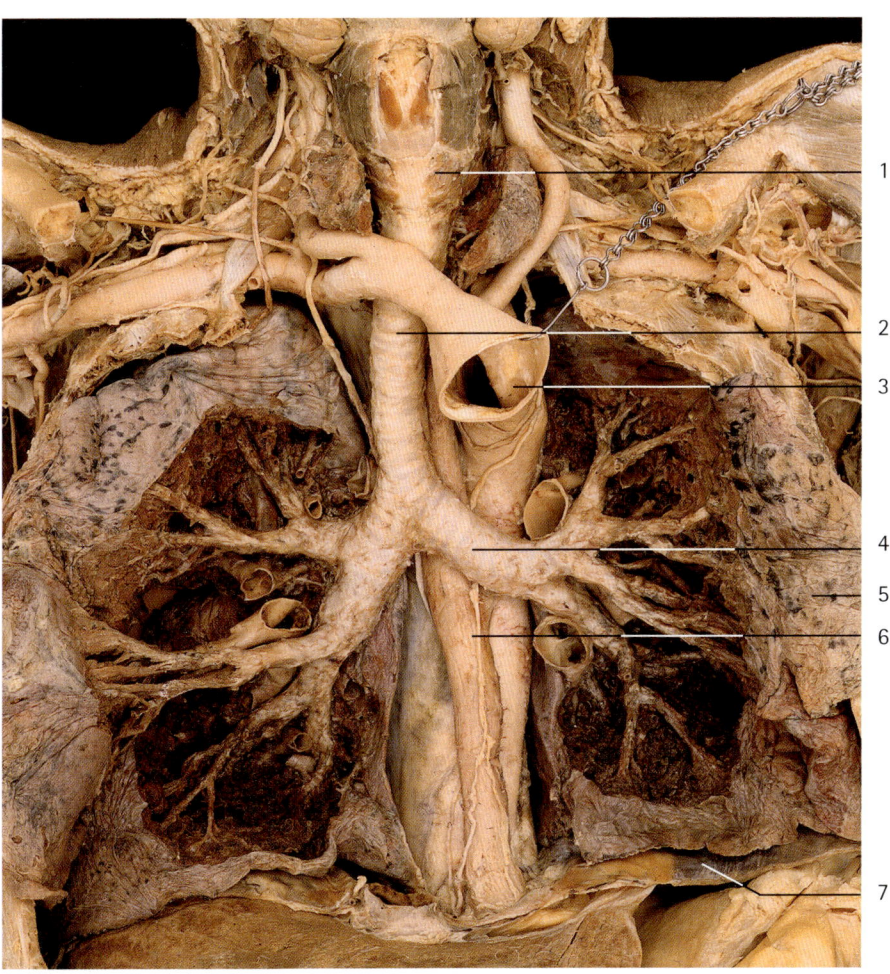

Luftröhre und Bronchialbaum in natürlicher Lage. Die Lungen wurden zur Seite verlagert, das Herz wurde entfernt und die Körperschlagader etwas nach oben gezogen.

1 Kehlkopf
2 Luftröhre
3 Große Körperschlagader
4 Bronchialbaum
5 Linker Lungenflügel
6 Speiseröhre
7 Zwerchfell

47

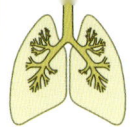

Lunge und Gasaustausch

Am Ende der vielfach verzweigten Bronchien bilden sich in der Lunge zahlreiche **dünnwandige Lungenbläschen (Alveolen)**, die von dichten Gefäßnetzen umgeben sind. Hier können die Atemgase rasch in die Blutgefäße übertreten. Der Gasaustausch findet folgendermaßen statt:

Das im Körper »verbrauchte« (venöse) Blut, das durch das gelöste Kohlendioxid dunkler erscheint (»blaues« Blut), wird über die Lungenarterie in die Lunge gepumpt. Das im Blutfarbstoff (Hämoglobin) der roten Blutkörperchen lokalisierte Eisen kann den eingeatmeten Sauerstoff durch die dünne Wand der Lungenbläschen schnell aufnehmen. Auf diese Weise wird das Blut in der Lunge mit Sauerstoff angereichert (arterialisiert). Gleichzeitig wird das im Stoffwechsel der Organe gebildete Kohlendioxid vom Blut ausgeschieden und dann ausgeatmet. Die die Lunge verlassenden Venen führen daher dem Herzen »rotes« (arterialisiertes) Blut zu.

Die hoch differenzierten Organe unseres Körpers haben, um leistungsfähig zu bleiben, einen sehr hohen Sauerstoffbedarf (250 ml pro Minute). Dieser wird durch die Atemkapazität der Lunge gedeckt. Besonders hoch ist der Sauerstoffbedarf des Gehirns: Schon 4–6 Minuten nach Unterbrechung der Sauerstoffzufuhr tritt eine Bewusstlosigkeit ein.

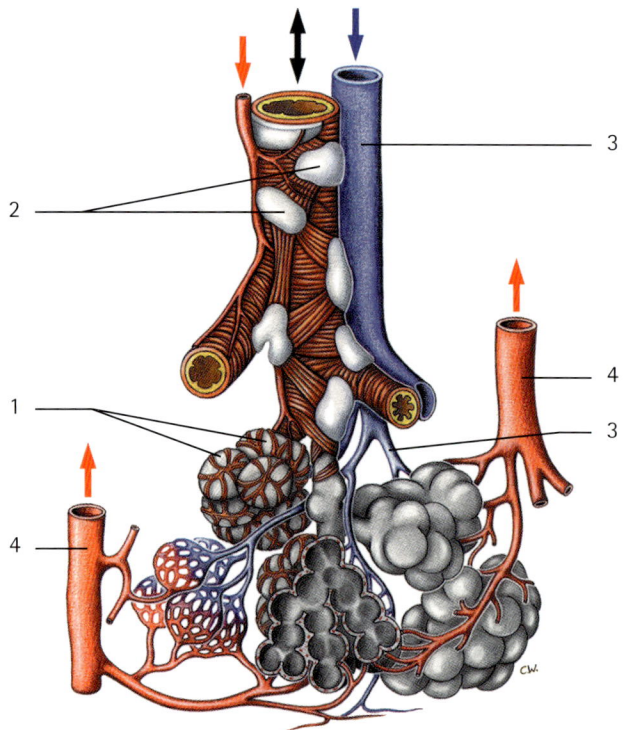

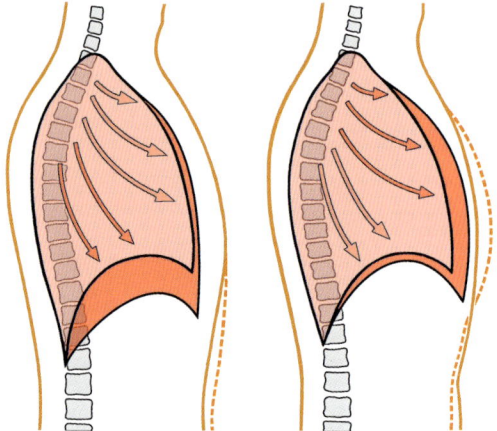

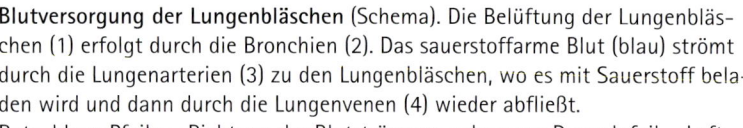

Blutversorgung der Lungenbläschen (Schema). Die Belüftung der Lungenbläschen (1) erfolgt durch die Bronchien (2). Das sauerstoffarme Blut (blau) strömt durch die Lungenarterien (3) zu den Lungenbläschen, wo es mit Sauerstoff beladen wird und dann durch die Lungenvenen (4) wieder abfließt.
Rote, blaue Pfeile = Richtung der Blutströmung, schwarzer Doppelpfeil = Lufteinstrom bzw. Luftausstrom.

Atembewegungen von Brustkorb und Zwerchfell.
Links = Bauchatmung (Zwerchfellatmung),
rechts = Brustatmung.

48

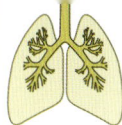

Atemmechanik

Die Atmung erfolgt in den beiden Lungenflügeln, die im Brustraum untergebracht sind. Beide Lungenflügel sind in eine Art Kapselsack eingeschlossen, der zwei Blätter besitzt. Das äußere Blatt (**Rippenfell** oder Pleura costalis) ist mit dem Brustkorb, das innere Blatt (**Lungenfell** oder Pleura pulmonalis) mit der Lunge verwachsen. Da zwischen beiden Blättern eine dünne Flüssigkeits- schicht vorhanden ist, können sich Rippen- und Lungenfell zwar bei den Atembewegungen ge- geneinander verschieben, aber nicht voneinander lösen. Auf diese Weise können die Erweiterung von Brustkorb (Brustatmung) und die Verlänge- rung des Zwerchfells nach unten (Bauchatmung) die Lungenflügel ausdehnen und damit die Einat- mung bewirken.

Entzündungen des Rippenfells, die zu Flüssigkeitsansammlungen im Rippenfellspalt führen, können zu einer Kompression der angrenzenden Lungenabschnitte führen und so ernste Atemstörungen verursa- chen. Wegen der reichlichen Nervenversorgung des Rippenfells sind sie meistens auch sehr schmerz- haft. Rippenfellergüsse können von außen relativ leicht punktiert und abgesaugt werden. Dringt Luft in den Rippenfellspalt ein (etwa bei einer Verletzung des Brustkorbs), kann ein lebensbedrohlicher Kollaps des angrenzenden Lungenlappens entstehen (Pneumothorax). Wird die Luft rechtzeitig abge- saugt, kann die Lunge sich wieder ausdehnen und ihre Atemfunktion aufnehmen.

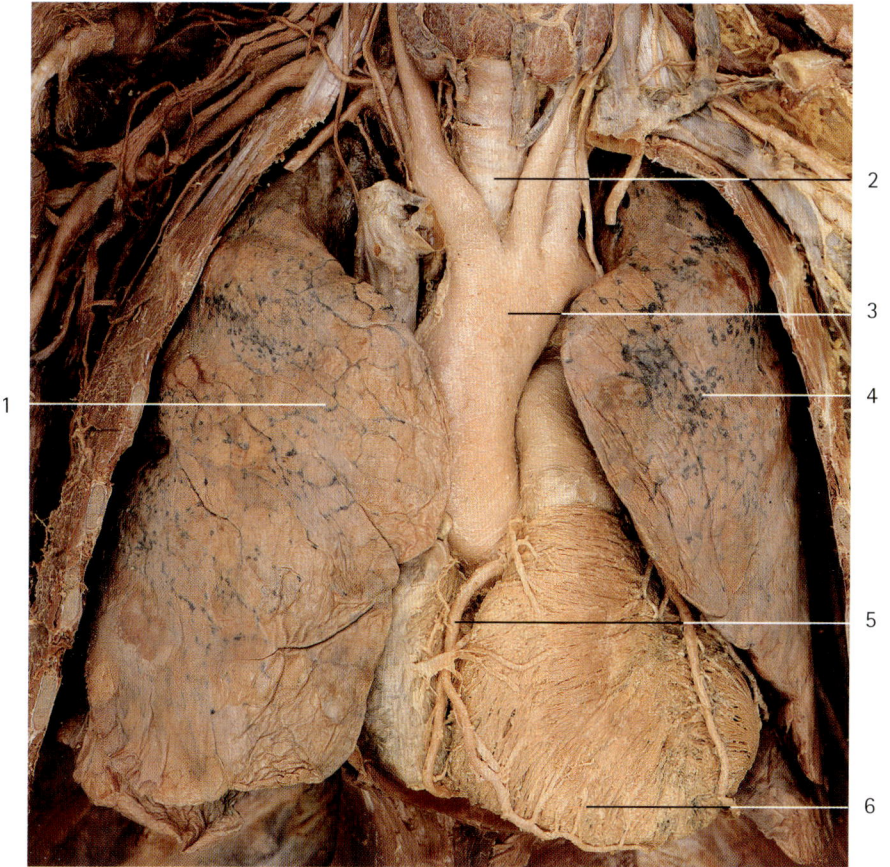

Lunge und Herz im Brustraum (von vorne). Die Vorderwand des Brustkorbs, Lungenfell und Herzbeutel wurden entfernt, die Rippen- bögen sind links im Bild noch zu erkennen. Die Lungenflügel über- decken teilweise das Herz und die großen Gefäße.

1 Rechter Lungenflügel (Oberlappen)
2 Luftröhre
3 Große Körperschlag- ader
4 Linker Lungenflügel
5 Rechte Kranzarterie
6 Herz (rechte Kammer)

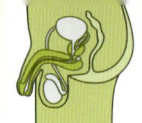

5 Harn- und Geschlechtsorgane

Nieren und Ausscheidungsorgane

Lage der Nieren

Die Nieren liegen an der hinteren Bauchwand in einem relativ dicken Fettlager, das von einer Kapsel eingeschlossen ist.

Die rechte Niere liegt wegen der angrenzenden, sehr großen Leber etwas tiefer als die linke Niere (etwa auf Höhe des ersten Lendenwirbels). Der obere Pol beider Nieren wird hinten von der elften (links) bzw. zwölften Rippe (rechts) überdeckt.

Hinter dem Nierenlager ziehen Nervenstränge des Lendengeflechtes **(Plexus lumbalis)** zur Bauchwand und Genitalregion.

Nierenentzündungen und Nierensteine können starke, ausstrahlende Schmerzen bis in die Leistenregion und die äußeren Geschlechtsorgane verursachen.

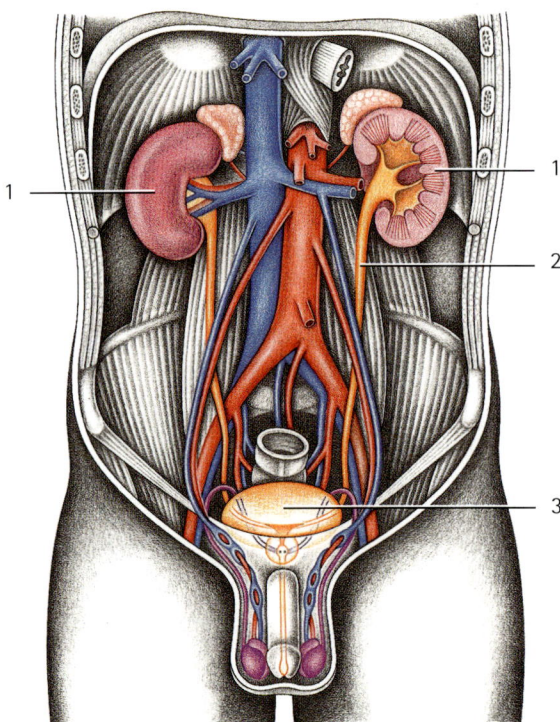

Lage der Nieren und der ableitenden Harnwege an der hinteren Bauchwand (Schema). Die im rechten Bildteil liegende Niere wurde im Längsanschnitt dargestellt, um die Nierenbinnenstruktur zu zeigen; vgl. hierzu auch die Abbildung auf S. 54.

1 Niere
2 Harnleiter
3 Harnblase

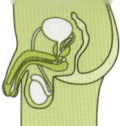

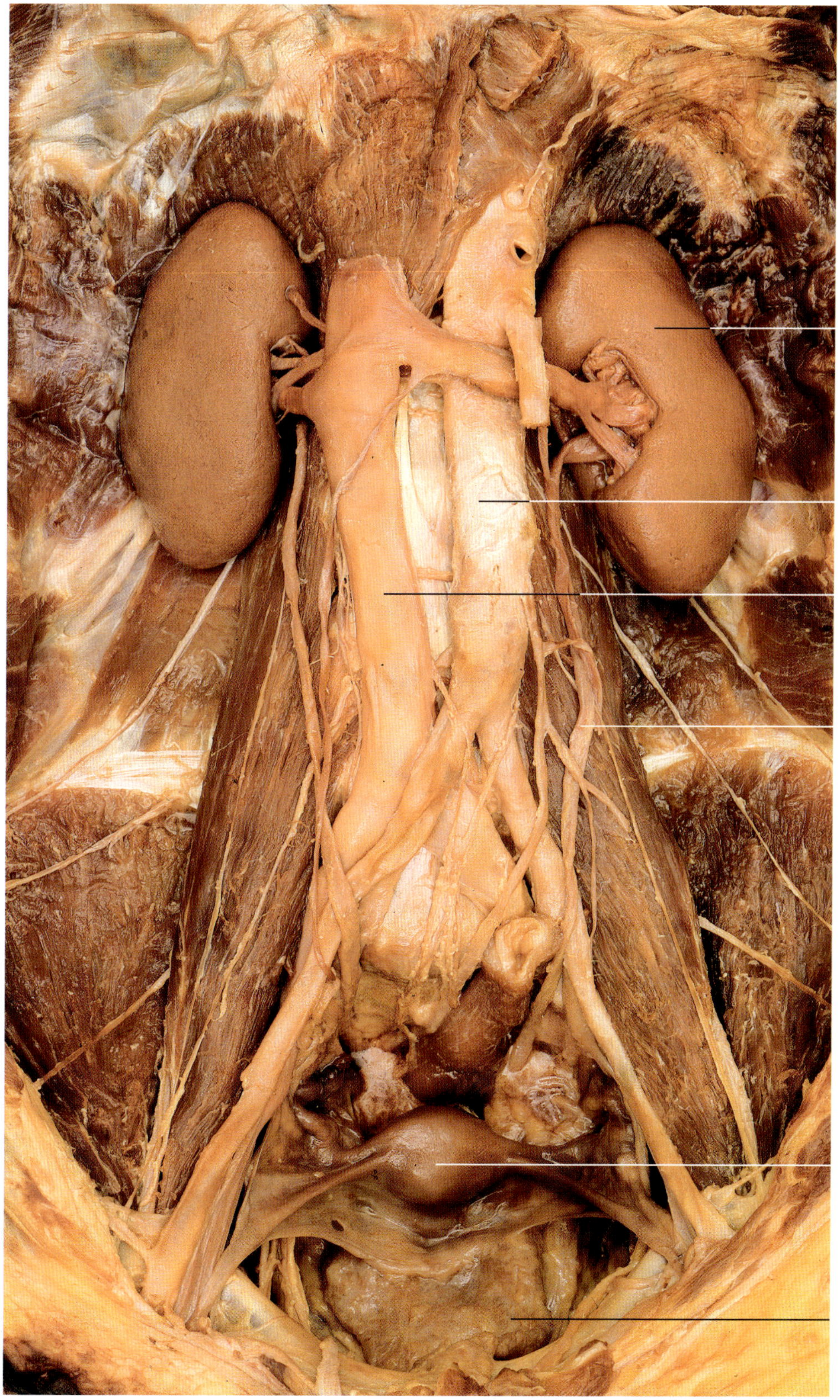

1

2

3

4

5

6

Anatomisches Präparat
der Bauch- und Becken-
höhle bei der Frau.
Man erkennt die Lage
der Nieren unterhalb
des Zwerchfells und der
großen Bauchgefäße
(vor der Wirbelsäule)
sowie den Verlauf der
beiden Harnleiter. Im
kleinen Becken sieht
man die Gebärmutter
und die Harnblase.

1 Niere
2 Bauchaorta
3 Untere Hohlvene
4 Harnleiter
5 Gebärmutter
6 Harnblase

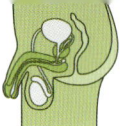

Nierenfunktion

Täglich fließen etwa 1 500–1 800 Liter Blut (25% des gesamten Herzzeitvolumens) durch die Nieren. Diese unglaubliche Menge an Flüssigkeit wird von den Nieren präzise überprüft. Die Nieren sind sozusagen Wächter, die die stoffliche Zusammensetzung des Blutes ständig kritisch prüfen.

Diese Aufgabe erfüllt die Niere im Wesentlichen in drei Schritten:

(1) Filtration,
(2) aktive Rückresorption (Resorption = Aufsaugen; Stoffaufnahme) und
(3) hormonelle Feinregulation.

In der Nierenrinde befinden sich kleine Gefäßknäuel (Glomeruli), die in einem becherartigen Körper, dem sog. **Nierenkörperchen** (Malpighi-Körperchen), eingeschlossen sind. In jeder Nierenrinde befinden sich etwa 1,2 Millionen dieser Körperchen. Hier wird die Blutflüssigkeit (ohne Blutzellen und Bluteiweißkörper) abfiltriert (Ultrafiltration). Beide Nieren scheiden täglich etwa 150–180 Liter »Ultrafiltrat« aus. Davon werden aber in den anschließenden **Nierenkanälchen** 99% wieder in die Blutgefäße aufgenommen (Rückresorption), so dass letztlich nur 1,5–1,8 Liter Harn (Endharn) tatsächlich ausgeschieden werden. Die Harnbildung ist also kein einfacher Absonderungsprozess. Vielmehr wird die gesamte Blutflüssigkeit täglich immer wieder und wieder in den Nierenkörperchen ausgeschieden und dann fast vollständig wieder aufgesaugt. Nur die unbrauchbaren, nicht wieder verwendbaren und giftigen Stoffe werden nicht wieder ins Blut zurückgenommen und damit ausgeschieden. Die

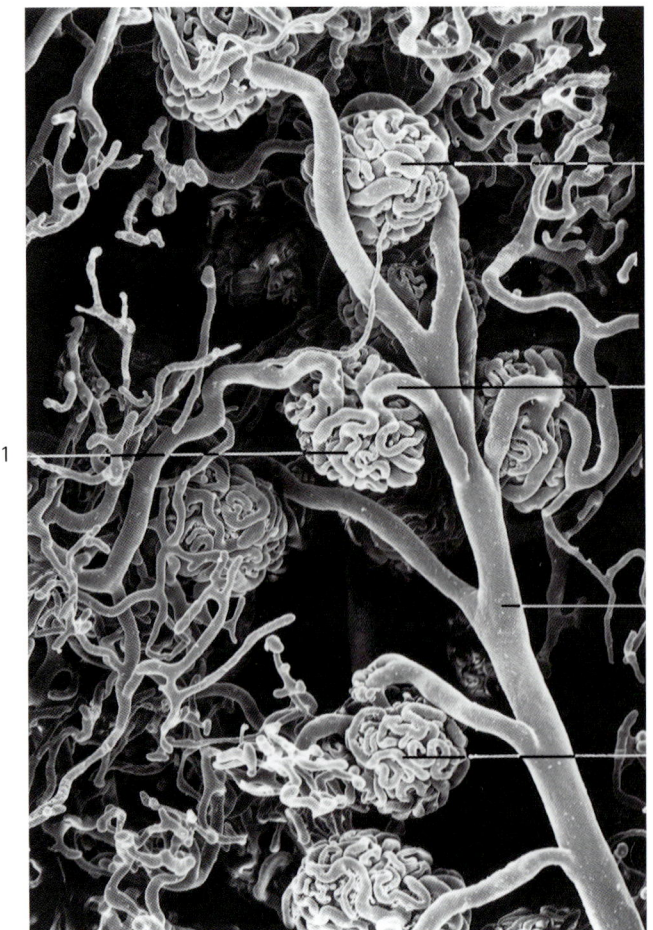

Kunststoffausguss der Nierenkörperchen (1) und Nierengefäße (2) in der Nierenrinde.

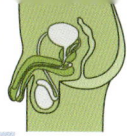

Bei krankhaften Veränderungen des Nierenfilters kann es zu lebensbedrohlichen Veränderungen der Blutzusammensetzung kommen, die den Einsatz eines Dialysegerätes erfordern. Nierenerkrankungen sind häufig auch Ursache eines erhöhten Blutdrucks.

Steine im Harnleiter können sehr schmerzhaft sein (Harnleiterkolik) und müssen eventuell sogar operativ entfernt werden.

Harnbildung ist daher vielmehr ein Prozess des **Nichtzurücknehmens** als ein direkter Ausscheidungsvorgang.

An den Nierenkanälchen können **Hormone** der Nebenschilddrüsen und der Nebennieren wirksam werden, die die genaue Rückresorption lebenswichtiger Ionen wie Natrium, Kalium, Kalzium und Phosphat in das Blut regulieren.

Diese Feinregulation der Blutzusammensetzung in den Nierenkanälchen ist nur möglich, wenn in den Nierenkörperchen ausreichend Flüssigkeit filtriert wird. Dabei ist die Filtrationsmenge vom Blutdruck abhängig, durch den das Blut durch den Filter gepresst wird. Die Nieren bilden selbst spezielle Hormone, die an der **Blutdruckregulation** beteiligt sind (Renin-Angiotensin-System).

Harnausscheidung

Der hochkonzentrierte Endharn wird dann im Nierenbecken aufgefangen und über die **Harnleiter** (Ureteren) in die Harnblase weitergeleitet. Die

Harnleiter besitzen eine kräftige Muskulatur. Vom Nierenbecken ausgehend laufen regelmäßige Kontraktionswellen über die Harnleiter, die kleine Harnvolumina von jeweils 3–5 ml in Richtung Harnblase befördern. Die **Harnröhre** (Urethra),

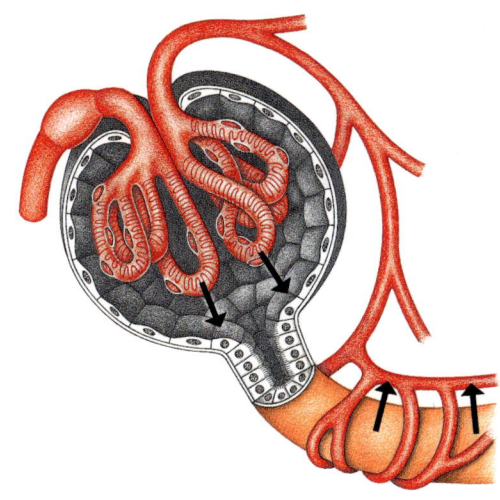

Struktur eines Nierenkörperchens (Schema).
Die Gefäße (rot) des Nierenkörperchens (grau) sondern ein sog. Ultrafiltrat in den Kapselraum ab (Pfeile), das in den Nierenkanälchen (orange) größtenteils wieder ins Blut rückresorbiert wird (Pfeile).

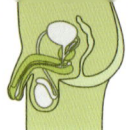

die den Harn dann nach außen bringt, durchsetzt den muskulösen Beckenboden und verläuft in den Geschlechtsorganen. Die Harnentleerung kann willkürlich beeinflusst werden, die Ausscheidungsvorgänge in den Nieren und Harnleitern verlaufen jedoch unbewusst.

Treten bei Männern Störungen der Harnentleerung auf, so sollte die Prostata (s. S. 55) untersucht werden.

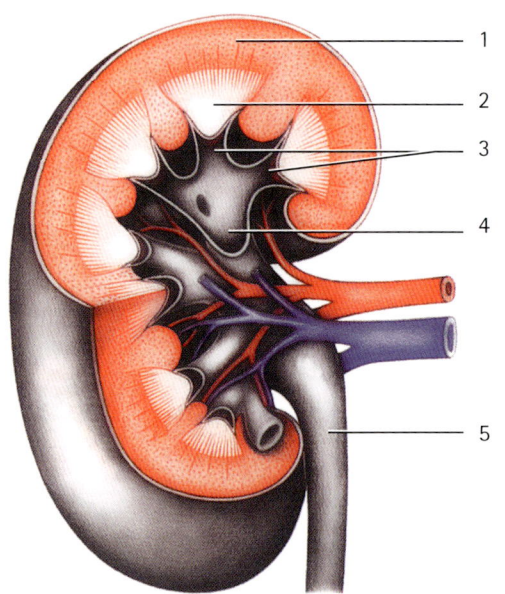

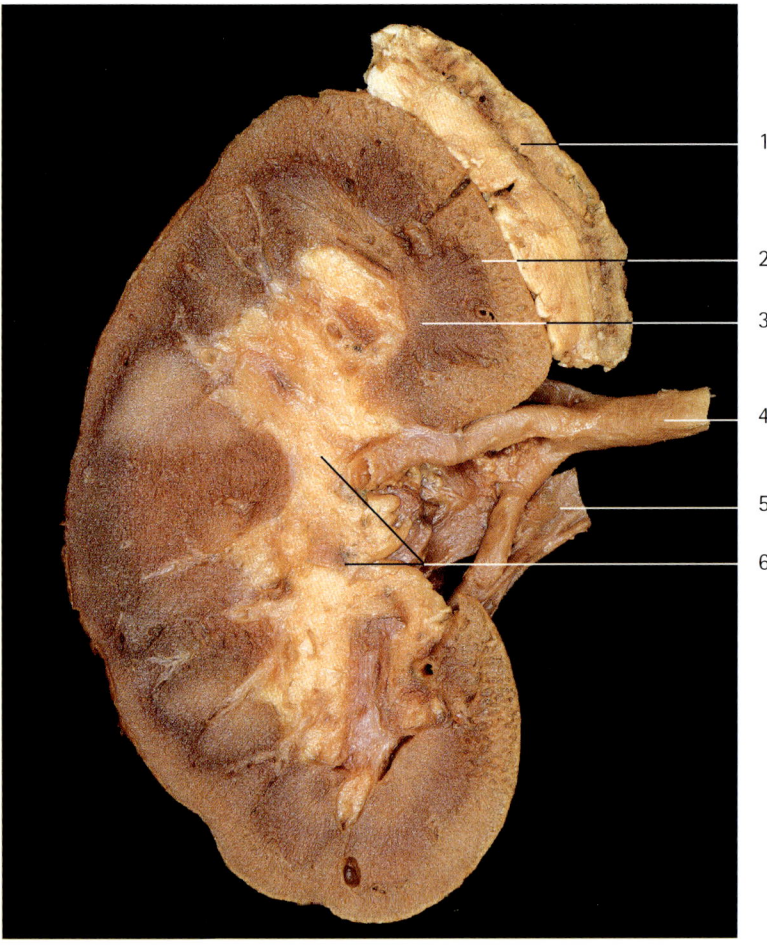

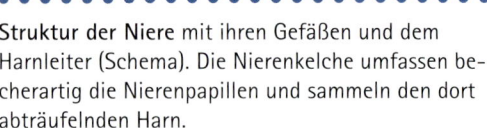

Struktur der Niere mit ihren Gefäßen und dem Harnleiter (Schema). Die Nierenkelche umfassen becherartig die Nierenpapillen und sammeln den dort abträufelnden Harn.

1	Nierenrinde	4	Nierenbecken
2	Nierenpapille	5	Harnleiter
3	Nierenkelche		

Längsschnitt durch die Niere. Am oberen Pol liegt die Nebenniere. Die Nierenrinde ist stärker durchblutet und enthält die Nierenkörperchen.
Das Nierenbecken geht in den Harnleiter über.

1 Nebenniere
2 Nierenrinde
3 Nierenmark
4 Nierengefäße
5 Harnleiter
6 Nierenbecken

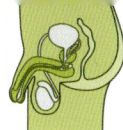

Geschlechtsorgane

Die Geschlechtsorgane des Menschen dienen der Fortpflanzung und damit der Erhaltung der Art. Für den Einzelnen, also für seine Lebensprozesse, haben sie keine oder nur geringe Bedeutung. Im Gegenteil, der Organismus opfert für die Fortpflanzung sogar einen Teil seiner Kräfte. Besonders deutlich wird dies bei der Frau, die in ihrem Körper die Entwicklung eines neuen menschlichen Lebens ermöglicht.

Grundsätzlich werden **innere und äußere Geschlechtsorgane** unterschieden.

Beim Mann sind die inneren Geschlechtsorgane die Hoden mit Nebenhoden, Samenleiter und Vorsteherdrüse. Die äußeren Geschlechtsorgane bestehen aus Penis und Hodensack.

Bei der Frau bestehen die inneren Geschlechtsorgane aus Eierstöcken, Eileitern, Gebärmutter und Scheide. Äußeres Geschlechtsorgan ist die Scham mit den Schamlippen und dem Kitzler (Klitoris).

Die Entwicklung der inneren und äußeren Geschlechtsorgane geht bei beiden Geschlechtern vom **gleichen Ausgangszustand** aus: Embryonal lassen sich anfangs männliche und weibliche Organe noch nicht voneinander unterscheiden. Erst im weiteren Verlauf der Embryonalentwicklung differenzieren sich unter dem Einfluss der männlichen Geschlechtshormone die Anlagen der Keimdrüsen zu den Hoden, während sich bei weiblichen Embryonen Eierstöcke (Ovarien) entwickeln. Äußerlich bilden sich um die Geschlechtsöffnung herum Hautfalten, die sich bei der Frau zu den Schamlippen, beim Mann zu Penis und Hodensack (Skrotum) differenzieren. Treten in der Entwicklung hormonelle Störungen auf, können Zwitterformen entstehen, die sowohl die inneren als auch die äußeren Geschlechtsorgane betreffen (Intersexualität).

Männliche Geschlechtsorgane

Innere Geschlechtsorgane

Die männlichen **Keimdrüsen (Hoden oder Testis)** liegen bis vor der Geburt noch im Becken. Erst kurz vor der Geburt wandern sie durch den Leistenkanal nach außen in den Hodensack. Hier, außerhalb des Körpers, kann die für die Spermienproduktion notwendige niedrigere Temperatur aufrechterhalten werden.

Während der Pubertät beginnt unter dem Einfluss der männlichen Geschlechtshormone die Differenzierung der Keimzellen zu den **Samenzellen** (Spermien), die ab jetzt kontinuierlich im Hoden gebildet werden. Nach der Bildung werden die Spermien in die **Nebenhoden** (Epididymis) weitergeleitet, wo sie bis zum Samenerguss aufbewahrt werden und endgültig ausreifen.

Beim **Samenerguss** (Ejakulation) werden die Spermien in die Samenleiter abgegeben. Diese besitzen eine kräftige Muskulatur, so dass sie die

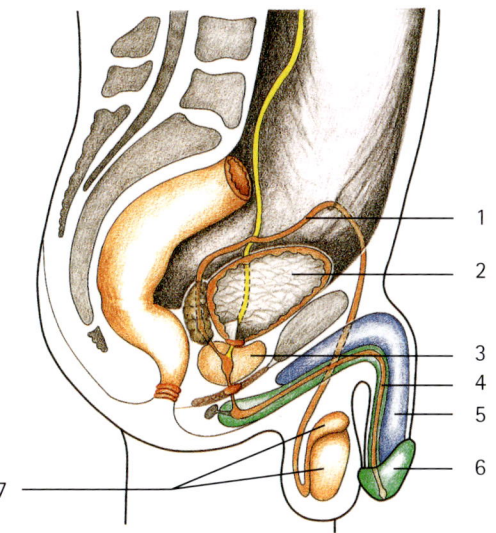

Übersicht über die Lage der männlichen Geschlechtsorgane (Schema).

1	Samenleiter	5	Schwellkörper
2	Harnblase	6	Eichel
3	Prostata	7	Hoden und Neben-
4	Harnröhre innerhalb		hoden
	des Penis		

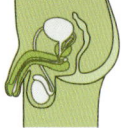

Samenflüssigkeit aus den Nebenhoden in die Harn-Samen-Röhre und damit nach außen befördern können. Die Samenleiter ziehen durch den Leistenkanal zum Harnblasengrund. Hier nehmen sie zunächst das Sekret der Samenbläschen auf, um sich dann in der **Vorsteherdrüse** (Prostata) mit der Harnröhre (Urethra) zur Harn-Samen-Röhre zu vereinigen.

Die Samenflüssigkeit (Sperma) besteht neben den Spermien hauptsächlich aus den Sekreten der Prostata und der Samenbläschen. Das Ejakulat (ca. 2–5 ml) enthält ca. 300 Millionen Spermien.

Äußere Geschlechtsorgane

Das **männliche Glied (Penis)** besteht aus zwei Schwellkörpern, die sich durch den Einstrom von Blut vergrößern und versteifen können (Erektion). Zusätzlich enthält der Penis noch einen einzelnen Schwellkörper, der die Harnröhre (Urethra) einschließt. Dieser bildet die Eichel, die vorn von einer Hautfalte, der Vorhaut, schützend bedeckt wird. Die Eichel besitzt ein reiches Netz hochsensibler Nerven, die beim Geschlechtsverkehr Samenerguss und Orgasmus auslösen.

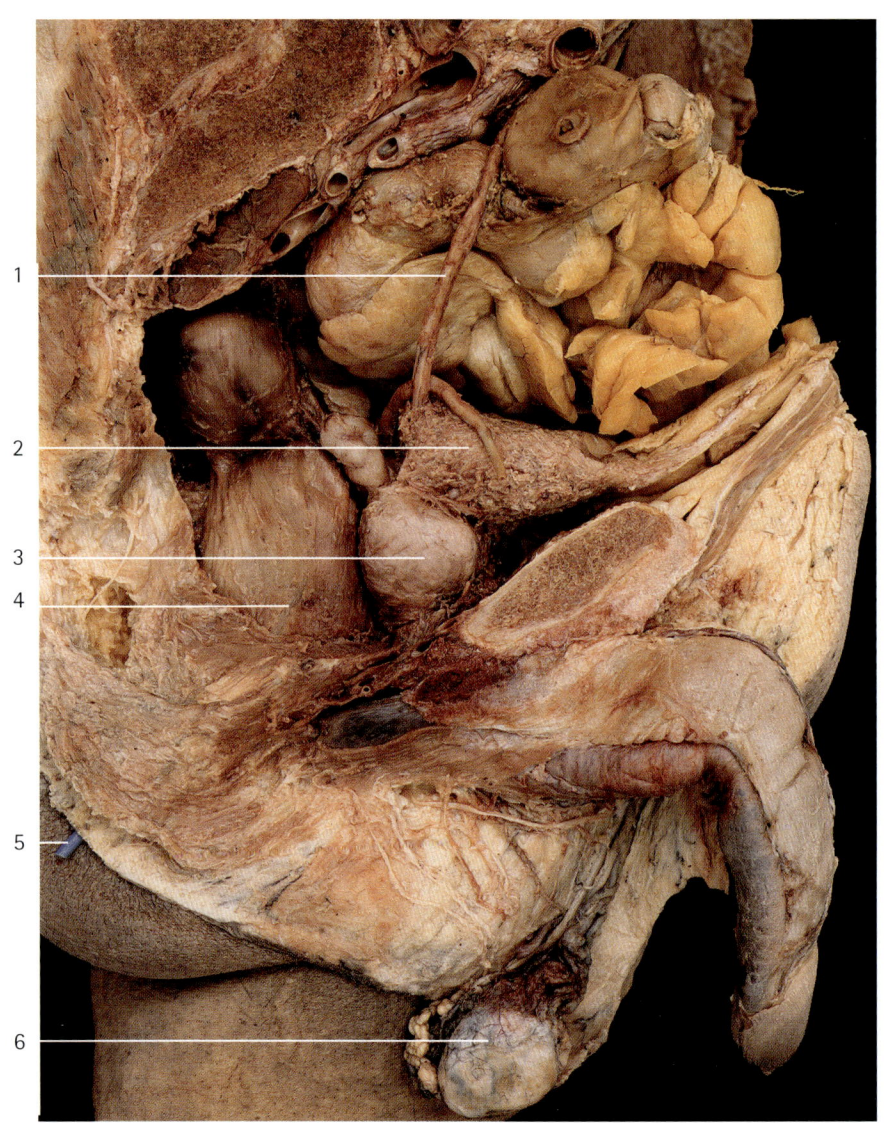

Anatomisches Präparat der Organe des kleinen Beckens und der äußeren Geschlechtsorgane beim Mann.

1 Harnleiter
2 Harnblase
3 Prostata
4 Dickdarm
5 Anus (durch eine Sonde markiert)
6 Hoden und Nebenhoden

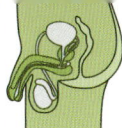

Weibliche Geschlechtsorgane

Innere Geschlechtsorgane

Die weiblichen **Keimdrüsen (Eierstöcke** oder **Ovarien)** sind während der Embryonalentwicklung nicht wie die Hoden nach außen gewandert, sondern im kleinen Becken liegen geblieben. Sie besitzen auch keinen Ausführungsgang (wie die Hoden die Samenleiter), sondern müssen die Eizellen gewissermaßen »ausspucken«. Dies passiert beim **Eisprung** (Ovulation). Bei der geschlechtsreifen Frau werden die ausgestoßenen Eizellen von den **Eileitern** (Tuba uterina), die den Eierstöcken eng anliegen, aufgefangen und an die Gebärmutter weitergeleitet. Dieser Eisprung erfolgt im Normalfall alle 28 Tage zwischen zwei Menstruationsblutungen. Falls die Eizelle befruch-

tet wird, findet die weitere Entwicklung des Embryos in der Gebärmutter statt.

Die **Gebärmutter** (Uterus) ist ein etwa birnengroßes muskulöses Hohlorgan, das normalerweise durch das Schambein vollständig verdeckt wird. Auf der Innenseite wird sie von einer Schleimhaut bedeckt, die durch Hormone während des Menstruationszyklus aufgebaut und für eine eventuelle Schwangerschaft vorbereitet wird. Tritt diese nicht ein, so wird die Schleimhaut abgestoßen (Menstruationsblutung) und ein neuer Zyklus beginnt. Die Gebärmutter stülpt sich in das hintere Ende der Scheide etwas vor (Portio). Auf diese Weise können die hier nach dem Geschlechtsverkehr angesammelten Spermien mit Hilfe ihrer Eigenbewegungen durch die Gebärmutter hindurch bis zum Eileiter hoch wandern.

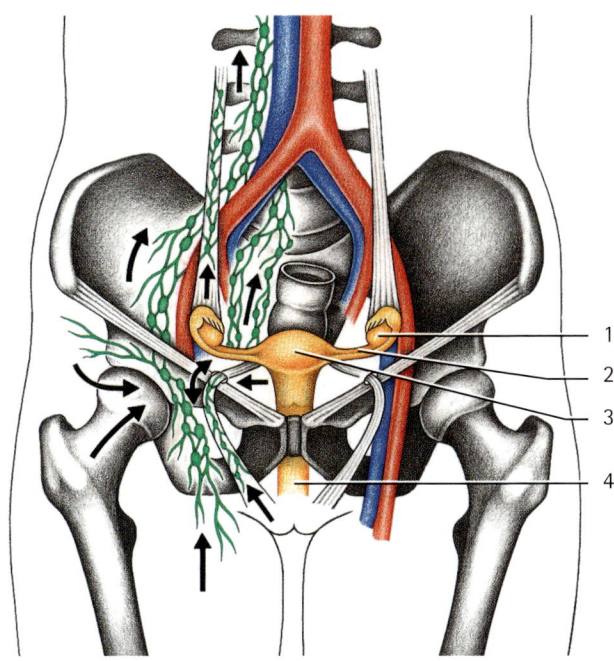

Lage der inneren Geschlechtsorgane (orange) bei der Frau und deren wichtigste Lymphabflüsse.

Rot, blau = Gefäße, grün = Lymphsystem, Pfeile = Strömungsrichtung der Lymphe.

1 Eierstock
2 Eileiter
3 Gebärmutter
4 Scheide

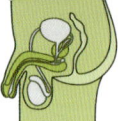

>> Der in die Scheide vorgestülpte Teil der Gebärmutter (die Portio) kann von der Scheide aus untersucht werden, was regelmäßig erfolgen sollte, da gerade an dieser gefährdeten Stelle leicht Entzündungen oder Tumoren entstehen können. Lymphknotenschwellungen in der Leistenregion können durch entzündliche oder tumoröse Prozesse in den Geschlechtsorganen entstehen und sollten deshalb grundsätzlich ärztlich abgeklärt werden. <<

Die **Scheide** (Vagina) ist ein etwas schräg gestellter »Schlauch«, der eine kräftige Muskulatur und eine gut durchblutete Schleimhaut besitzt. Die Scheidenschleimhaut macht die zyklischen Veränderungen der Frau bis zu einem gewissen Grad mit, so dass der Arzt durch Scheidenabstriche Informationen über die jeweilige Hormonsituation gewinnen kann.

Die weibliche **Harnröhre** (Urethra) tritt, bevor sie den Scheidenvorhof erreicht, durch den Beckenboden. Hier befindet sich ein Ringmuskel, der die willkürliche Harnentleerung ermöglicht. Harn-

röhren- und Scheidenöffnung werden von den Schamlippen umgeben.

Äußere Geschlechtsorgane

Die **kleinen Schamlippen** besitzen an ihrer Innenseite noch eine Scheidenschleimhaut, die außerordentlich reich mit empfindlichen Nervenfasern durchsetzt ist. Oben liegt der **Kitzler** (Klitoris), der von einer kleinen Vorhaut überzogen ist. Er ist besonders sensibel und stellt das gemeinsame Endstück der beiden Schwellkörper dar, die am

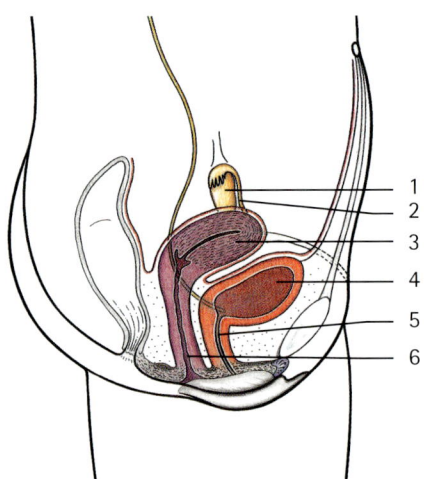

Lage der weiblichen Geschlechtsorgane im kleinen Becken (Schema).

1 Eierstock
2 Eileiter
3 Gebärmutter
4 Harnblase
5 Harnröhre
6 Scheide

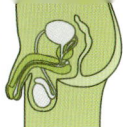

unteren Beckenrand befestigt sind und durch Muskeln »ausgequetscht« werden können. In der Erregungsphase versteift sich die Klitoris, ähnlich wie der Penis, und ragt dann etwas in den Scheidenvorhof hinein vor.

Die **großen Schamlippen** sind plumpe, fettreiche Hautwülste, die von einer Hautschicht mit Haaren, Talg-, Duft- und Schweißdrüsen überzogen sind. Der Geruch, der durch die Absonderungen dieser Duftdrüsen entsteht, ist individuell unterschiedlich.

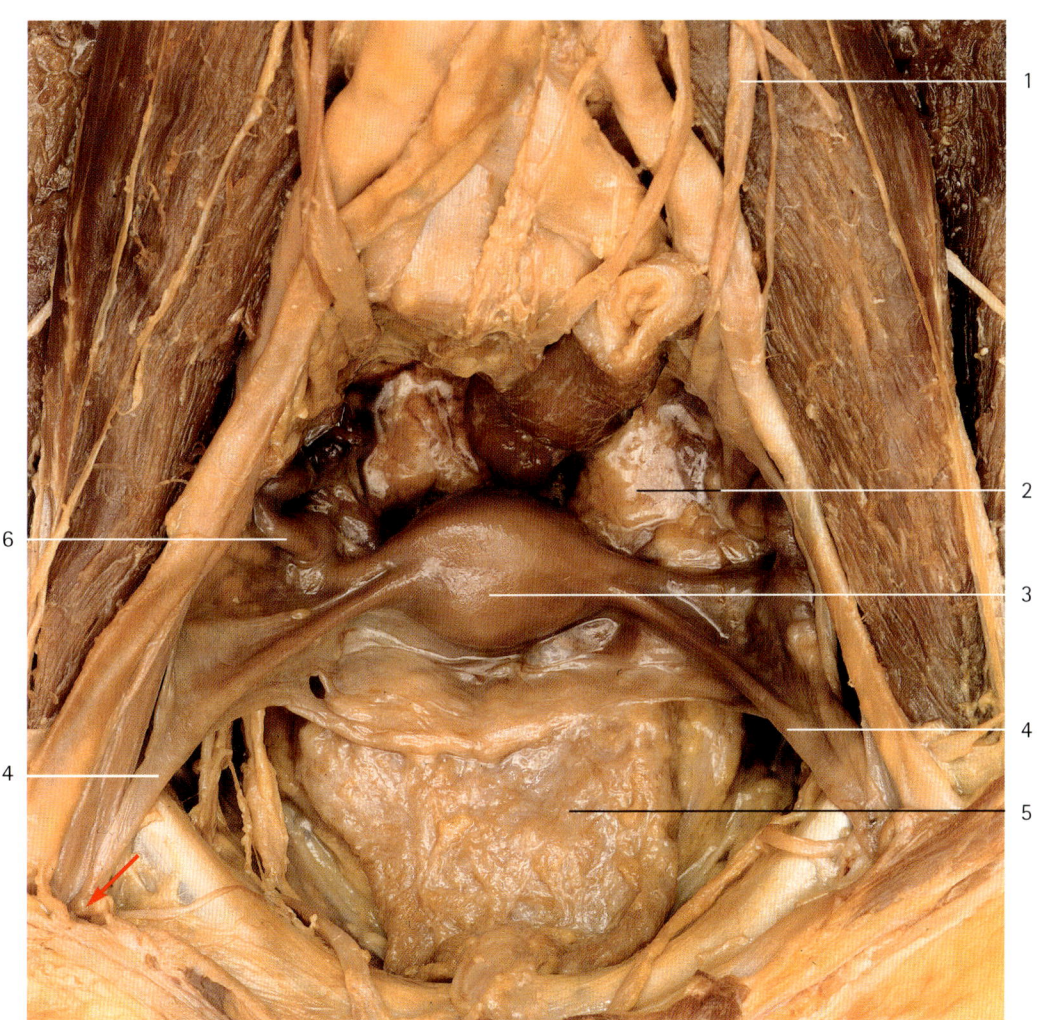

Anatomisches Präparat der inneren Geschlechtsorgane bei der Frau
(Einblick von oben in die Beckenhöhle).

1 Harnleiter
2 Eierstock
3 Gebärmutter

4 Rundes Mutterband (verankert die Gebärmutter in den Schamlippen und zieht durch den Leistenkanal [Pfeil])
5 Harnblase
6 Eileiter

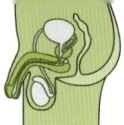

Leistenkanal

Der **Leistenkanal** des Mannes ist etwa 4–6 cm lang und enthält neben dem Samenstrang auch Gefäße und Nerven sowie einen Muskel (Musculus cremaster), der den Hoden bei der Erektion und Ejakulation anheben kann. Er durchsetzt oberhalb des Leistenbandes die Bauchwand in schräger Richtung. Dadurch entsteht hier eine Schwachstelle in der Bauchwand. Bei der Frau ist der Leistenkanal wesentlich kleiner als beim Mann, er wird nur von dem runden Mutterband (Ligamentum teres) durchzogen, das in die großen Schamlippen ausläuft und die Gebärmutter befestigt.

An dieser Schwachstelle der Bauchwand können sich, besonders beim Mann, Leistenbrüche (Hernien) entwickeln. Eine Operation verläuft in der Regel unkompliziert. Schwierig wird es erst, wenn der Bruchsack nicht rechtzeitig operiert wird und sich weiter ausweitet. Jetzt können eventuell sogar Darmschlingen in den Bruchsack rutschen und dort eingeklemmt werden. Dieser Zustand kann lebensbedrohlich werden.

Leistenbrüche sind bei der Frau mit ihrem kleineren Leistenkanal sehr viel seltener als beim Mann – nur etwa 20% aller Leistenbrüche betreffen Frauen.

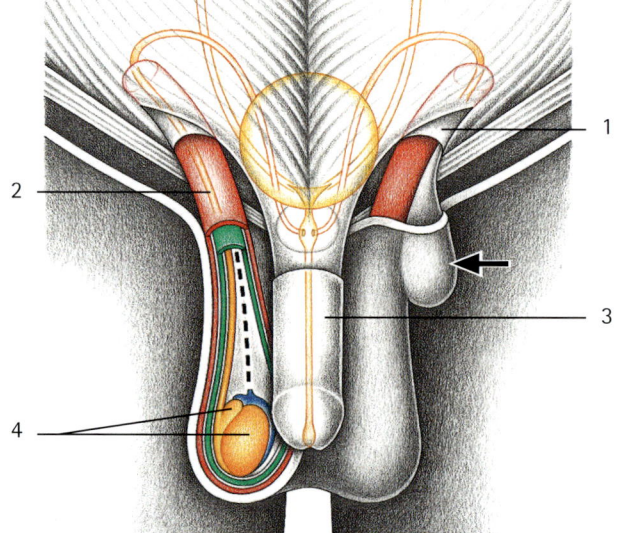

Lage und Verlauf des Leistenkanals (Schema).
In der rechten Bildseite ist ein erworbener Leistenbruch (Pfeil) zu sehen. In der linken Bildseite sind die Hodenhüllen und der Samenstrang dargestellt.

1 Leistenkanal
2 Samenstrang
3 Penis
4 Hoden und Nebenhoden

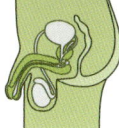

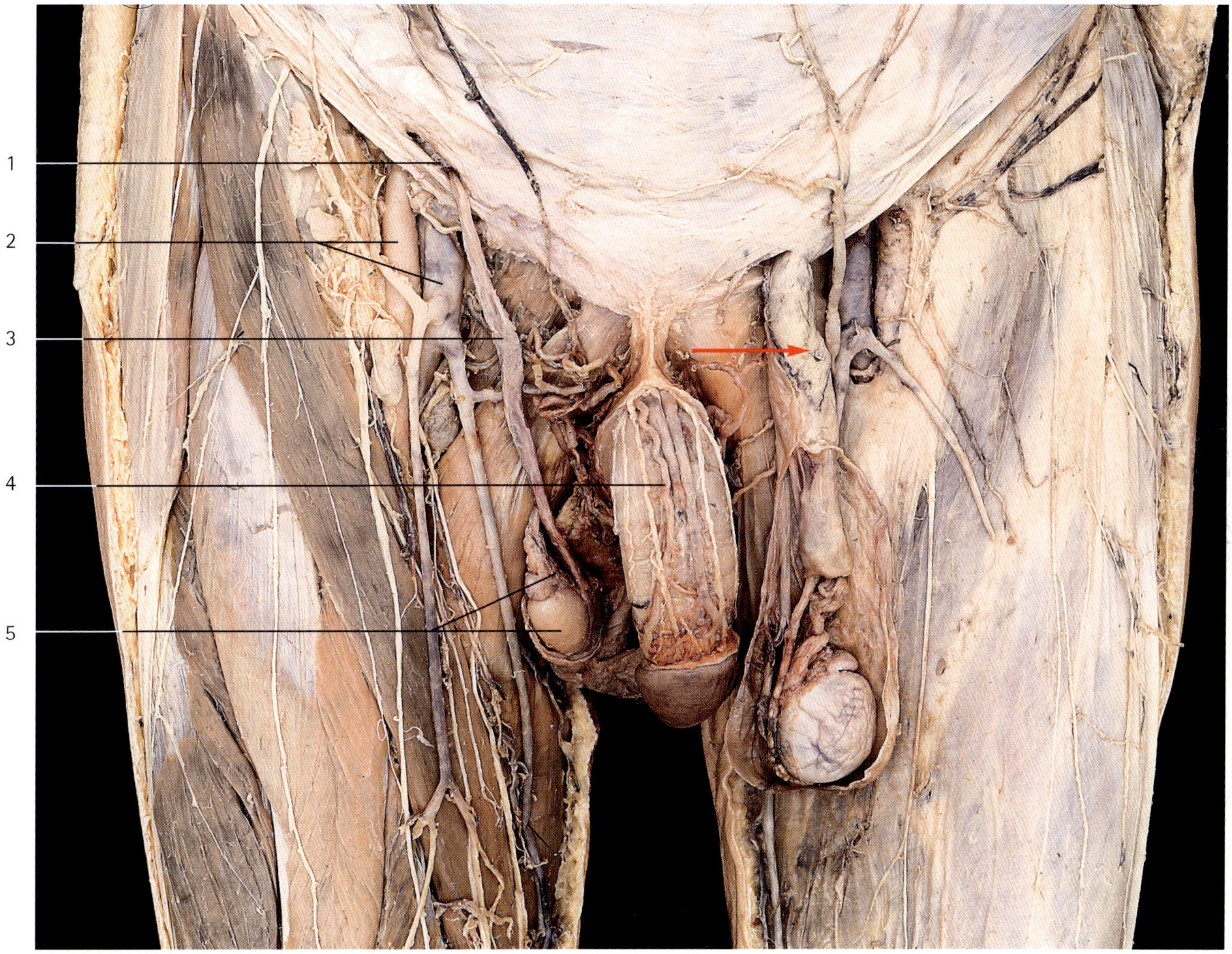

1

2

3

4

5

Leistenregion und äußere Geschlechtsorgane beim Mann. Die Hodenhüllen wurden eröffnet, so dass Hoden, Nebenhoden, Samenleiter und die Gefäße des Samenstranges sichtbar sind. Es hat sich ein kleiner Leistenbruch entwickelt (Pfeil).

1 Leistenkanal
2 Schenkelgefäße
3 Samenstrang
4 Penis
5 Hoden und Nebenhoden

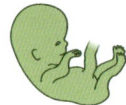

6 Fortpflanzung und Embryonalentwicklung

Entwicklung der Keimzellen

Die Entstehung eines neuen menschlichen Organismus wird von der Natur langfristig vorbereitet. Zunächst reifen sowohl in den weiblichen als auch in den männlichen Keimdrüsen die Keimzellen (Ei- und Samenzellen) heran. Zwei Besonderheiten dieser Keimzellreifung, die sie von anderen Zellteilungen unterscheiden, möchten wir besonders hervorheben:

- In einem bestimmten Stadium der Differenzierung lagern sich die Chromosomen so zusammen, dass ein Faktorenaustausch und damit eine vollständige Neuordnung des genetischen Materials entsteht. Dies ist die Ursache für die Variabilität der Eigenschaften innerhalb der Art.
- Voll ausgereifte Keimzellen enthalten jeweils nur die Hälfte des Erbmaterials, d.h. eines Chromosomensatzes. Damit wird erst durch die Vereinigung von Ei- und Samenzelle bei der Befruchtung wieder ein vollständiger Chromosomensatz und so eine vollständige Zelle erzeugt.

Die Reifung der weiblichen Keimzellen beginnt schon vor der Geburt, bleibt aber nach der Geburt bis zur Geschlechtsreife in dem Entwicklungsstadium stehen, in dem der Faktorenaustausch der Chromosomen erfolgt. Die Zahl der embryonalen **Eizellen**, die anfangs etwa 7 Millionen beträgt, reduziert sich bis zur Geburt auf 1–2 Millionen. Bis zur Geschlechtsreife geht diese Zahl weiter zurück, so dass bei Beginn der Menstruation in jedem Eierstock nur noch etwa 200 000 entwicklungsfähige Keimzellen vorhanden sind. Zur Zeit der Pubertät wächst unter hormonellem Einfluss der Hirnanhangsdrüse (Hypophyse) eine der in der Rinde des Eierstocks lagernden Eizellen rasch zu einer befruchtungsfähigen Zelle heran. Dabei werden im Eierstock weibliche Geschlechtshormone (Östrogene) gebildet, die in der Gebärmutterschleimhaut eine Verdickung hervorrufen. Wiederum unter hormonellem Einfluss der Hirnanhangsdrüse wird die inzwischen stark vergrößerte Eizelle (Durchmesser etwa 120–200 µm), von Hilfs- oder Follikelzellen umgeben, in den Eileiter ausgestoßen **(Eisprung)**. Hier findet eventuell die Befruchtung, d.h. die Vereinigung von Ei- und Samenzelle, statt. Die Befruchtung geschieht im Mittel zwischen dem 14. und 16. Tag nach der Menstruationsblutung. Die nach dem Eisprung im Eierstock verbliebenen Follikelzellen beginnen dann weitere weibliche Geschlechtshormone zu bilden (Gestagene, Progesteron), die den Aufbau der Gebärmutterschleimhaut weiter fördern. Falls keine Befruchtung stattfindet, wird die Schleimhaut abgestoßen (Menstruationsblutung). Dieser Menstruationszyklus sowie der Zyklus der Eizellreifung wiederholt sich von nun an im Durchschnitt alle 28 Tage.

Im Gegensatz zu den Eizellen sind die **Samenzellen** sehr klein und werden im Hoden ab der Pubertät zeitlebens neu gebildet. Beim Samenerguss können bis zu 300 Millionen Samenzellen durch den Samenleiter und die Harn-Samen-Röhre des Penis nach außen befördert werden.

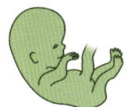

Dabei werden den Samenzellen Nährmedien und Schleimstoffe aus den verschiedenen Drüsen der männlichen Geschlechtsorgane (Prostata, Samenbläschen) zugefügt.

Die Prostata liefert den Hauptanteil der Samenflüssigkeit und aktiviert die Samenzellen, so dass diese den langen Weg durch Gebärmutter und Eileiter zurücklegen können.

Veränderungen der Zusammensetzungen und der Konzentrationen der Hormone stören die Eizellreifung, so dass kein Eisprung stattfindet und damit auch eine Befruchtung nicht möglich ist. Die Wirkung der meisten so genannten **Antibabypillen** beruht auf solchen Veränderungen der Hormonzusammensetzung.

Im Alter verändert sich die hormonelle Zusammensetzung physiologischerweise. Dadurch findet keine Eizellreifung mehr statt, so dass auch keine oder weniger Östrogene und Gestagene gebildet werden und die Gebärmutterschleimhaut nicht mehr entsprechend aufgebaut wird. Dadurch bleibt auch die Menstruationsblutung aus. Es tritt die so genannte **Menopause** ein.

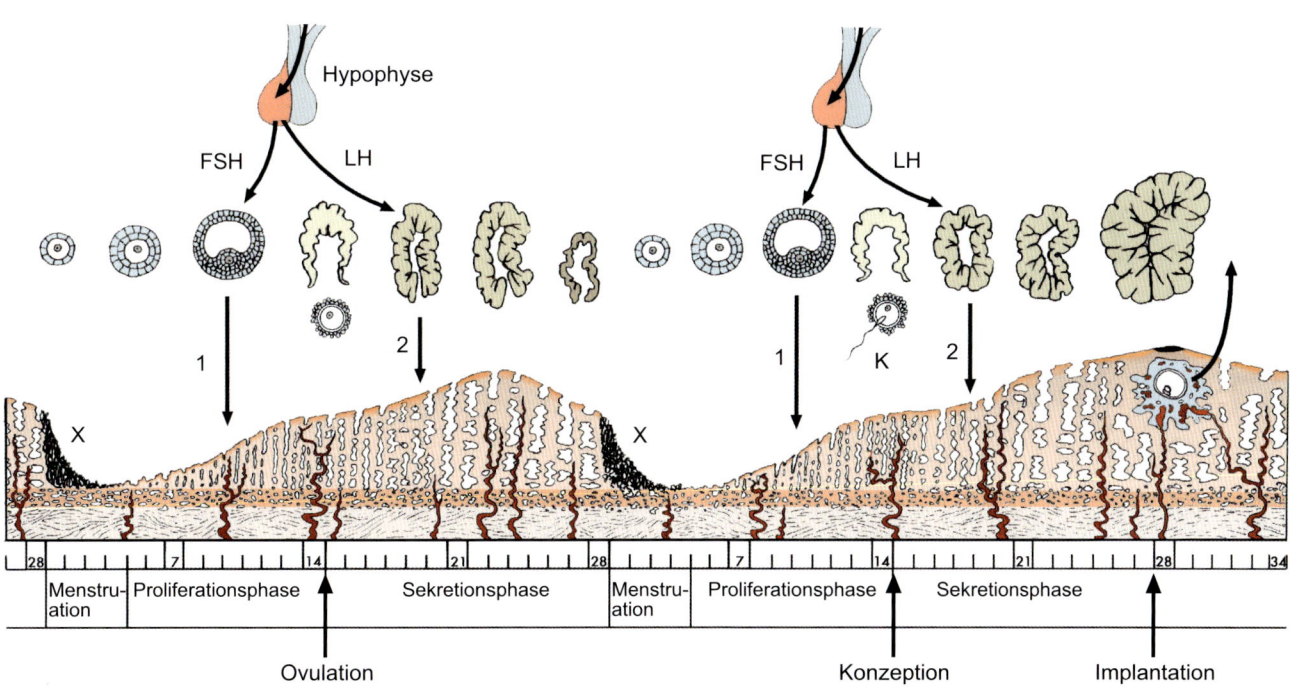

Veränderungen der Gebärmutterschleimhaut während eines Menstruationszyklus (linke Bildhälfte) und nach der Befruchtung (rechte Bildhälfte). Die in der Keimdrüse gebildeten Hormone wie auch die zugehörigen Hormone der Hypophyse sind eingezeichnet.

Untere Skala = Zyklus- bzw. Entwicklungsdauer in Tagen, x = Menstruation, 1 = Östradiol, 2 = Progesteron, FSH = follikelstimulierendes Hormon, LH = luteinisierendes Hormon, K = Konzeption.

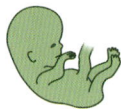

Schwangerschaft und Embryonalentwicklung

Befruchtung (Konzeption) und erste Entwicklungsstadien

Beim Geschlechtsverkehr wird der Penis durch die schnelle Füllung seiner Blutgefäße versteift. Dabei spielt Stickoxyd (NO), das von vegetativen Nerven freigesetzt wird, eine wichtige Rolle.

Die **Samenflüssigkeit** wird beim Geschlechtsverkehr in das hintere Scheidengewölbe entleert. Die Samenzellen müssen dann durch Gebärmutter und Eileiter hindurch, bevor sie im oberen Teil des Eileiters auf die Eizelle treffen. Von den etwa 300 Millionen ausgestoßenen Samenzellen kommen dort nur ca. 500 an! Und nur einer einzigen Samenzelle kann es dann gelingen, in die Eizelle einzudringen.

Die Verschmelzung von Ei- und Samenzelle stellt die eigentliche **Befruchtung** (Konzeption) dar. Jetzt ist eine komplette Zelle mit vollständigem Chromosomensatz entstanden: Dieser Keim eines neuen Menschen wird als **Zygote** bezeichnet. Schon wenige Stunden nach der Befruchtung beginnt sich die Zygote zu teilen. Es entsteht ein **Zellhaufen (Morula)**, der insgesamt nicht größer als die Zygote ist und langsam den Eileiter hinunter bis zur Gebärmutter wandert. Die Gebärmutterschleimhaut hat sich in der Zwischenzeit auf eine Einnistung des Keims vorbereitet. Sie wird stärker durchblutet und durch zunehmend größer werdende Drüsen verdickt, so dass sie den Keim ernähren kann.

>> Störungen im Bereich des vegetativen Nervensystems (z.B. durch psychischen Stress, Diabetes oder Bluthochdruck) können den Prozess der Blutfüllung und damit die Erektionsfähigkeit behindern. Es gibt Medikamente, die die NO-Freisetzung und damit die Blutfüllung im Penis verstärken. Das bekannteste Beispiel hierfür ist wohl Viagra®. <<

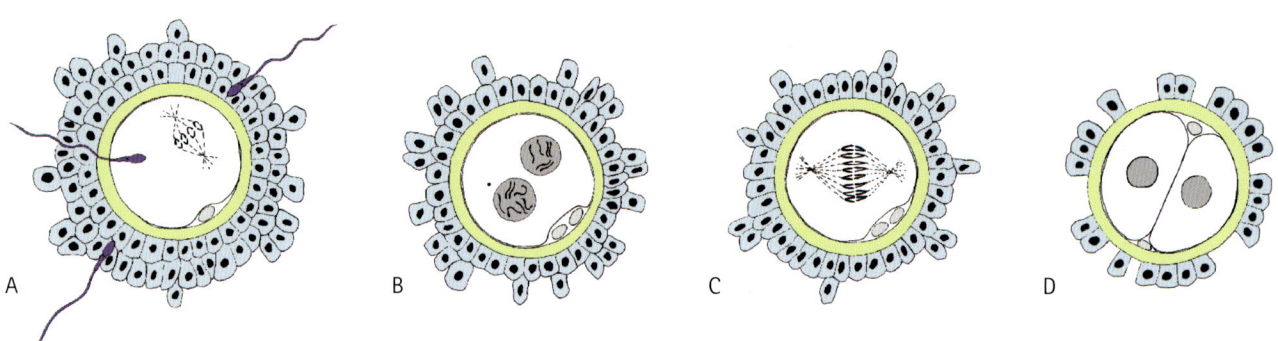

Befruchtung. Vereinigung von Ei- und Samenzelle und erste anschließende Entwicklungsvorgänge.
A = Eizelle mit umgebenden Hüllzellen. Eine Samenzelle ist in die Eizelle eingedrungen (Konzeption). B = Eizelle mit den beiden Vorkernen. C = Vorbereitung der ersten Zellteilung. D = Erste Zellteilung.

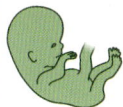

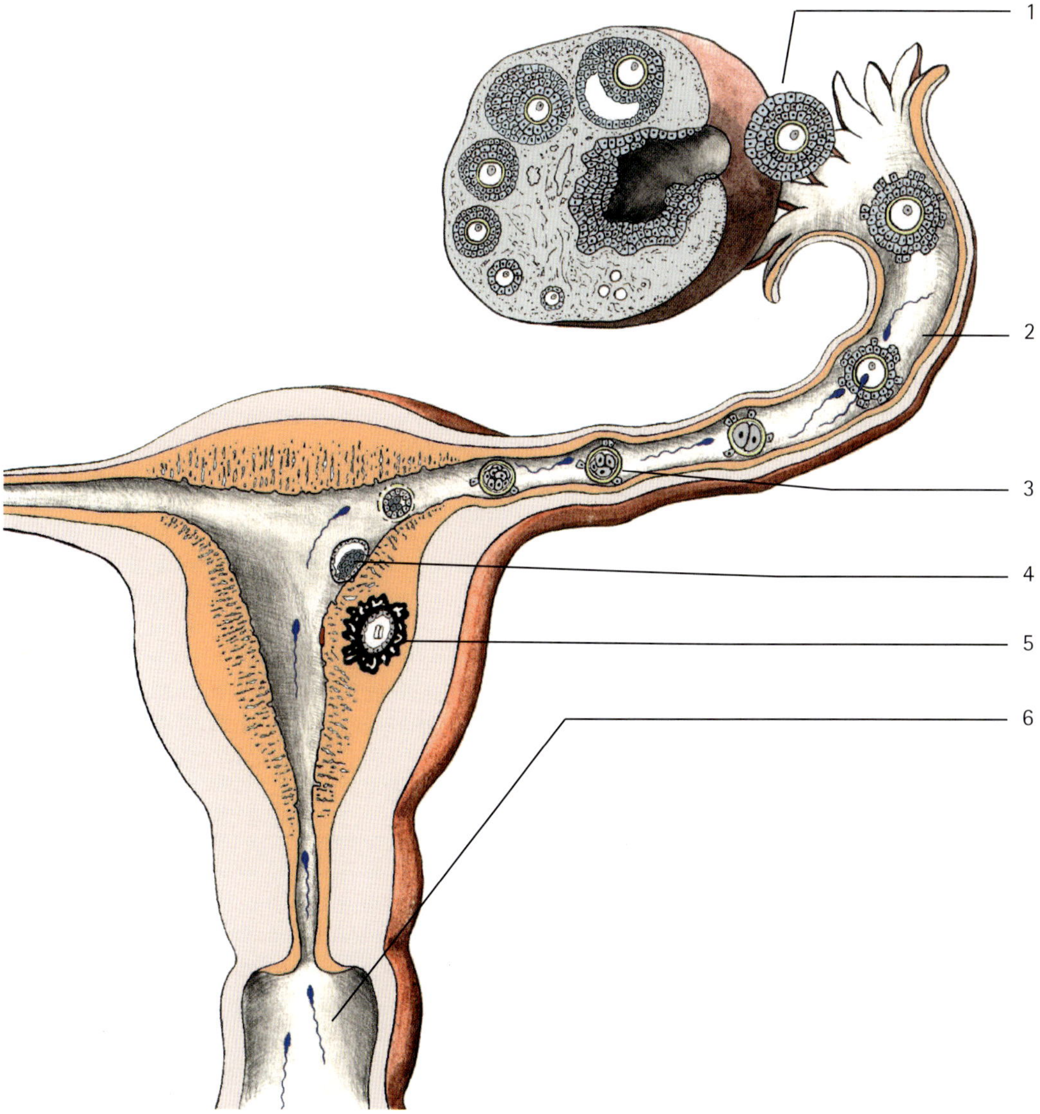

1

2

3

4

5

6

Eierstock, Eileiter und Gebärmutter. Schematische Darstellung der ersten Stadien der Embryonalentwicklung. Nach der Ausstoßung der Eizelle aus dem Eierstock (Eisprung) und der Befruchtung im oberen Eileiter wandert die befruchtete Keimzelle abwärts zur Gebärmutter. Dabei teilt sie sich mehrmals, so dass ein Zellhaufen (Morula), anschließend ein Keimbläschen entsteht. Das Keimbläschen nistet sich am 6.–7. Tag in die Gebärmutterschleimhaut ein (Implantation) und bildet zottenartige Fortsätze aus, die erste Anlage des Mutterkuchens.

1 Eisprung
2 Eileiter
3 Keim als Zellhaufen
4 Keimbläschen

5 Frühstadium der Embryonalentwicklung mit der Anlage des Mutterkuchens
6 Scheide mit Samenzellen

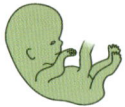

Wenn der Zellhaufen in der Gebärmutter angekommen ist, wandelt er sich rasch in eine bläschenförmige Kugel um **(Blastozyste)**, die sich an die Gebärmutterschleimhaut anheftet. Etwa am 6. Tag nach der Befruchtung dringt dieses Keimbläschen aktiv in die Gebärmutterschleimhaut ein, indem Zellfortsätze sich förmlich in die Schleimhaut »hineinfressen« **(Implantation)**.

Da der Keim für die Mutter in gewissem Sinn einen »Fremdkörper« darstellt, kann ihr Immunsystem darauf auch mit Abwehrvorgängen reagieren. Tatsächlich gibt es Frauen, die gegen den eindringenden Keim Antikörper bilden und diesen abstoßen. Über 50% der natürlichen Fehlgeburten (Abort) sind auf solche Abstoßungsreaktionen zurückzuführen. Normalerweise entwickelt die Gebärmutterschleimhaut aber Mechanismen, die eine solche Abstoßung aktiv verhindern.

Eileiter- und Bauchhöhlenschwangerschaft

Mögliche Komplikationen, die bei vernarbtem Eileiter entstehen können, sind Eileiter- und Bauchhöhlenschwangerschaften. Eileiterschwangerschaften sind dabei mit Abstand am häufigsten. In diesen Fällen können die Spermien – da diese sehr klein sind – die Eizelle zwar noch erreichen, die befruchtete (sehr große) Eizelle kann aber nicht mehr in die Gebärmutter gelangen. Der Keim nistet sich dann möglicherweise in die Schleimhaut des Eileiters ein (Eileiterschwangerschaft).

Ebenso ist möglich, dass der Keim durch die obere Öffnung des Eileiters in die Bauchhöhle fällt und sich dort einnistet (Bauchhöhlenschwangerschaft).

Kann ein Paar keine Kinder bekommen, z.B. weil der Eileiter der Frau durch Entzündungen verklebt ist, besteht heute die Möglichkeit, die Befruchtung »im Reagenzglas« künstlich zu erzeugen. Wenn der Keim dann das notwendige Entwicklungsstadium einer Morula oder Blastula erreicht hat, kann er in die Gebärmutter eingepflanzt werden (künstliche Befruchtung). Jetzt kann sich eine »ganz normale« Schwangerschaft entwickeln.

Die künstliche Entwicklung eines menschlichen Keims ist bisher nur für die Stadien der ersten Woche bis zur Implantation gelungen. Von jetzt an ist eine Ernährung durch die mütterliche Schleimhaut erforderlich. Im juristischen Sinn beginnt das Leben spätestens 14 Tage nach der Empfängnis und damit erst nach der Implantation.

Ein sich außerhalb der Gebärmutter einnistender Keim stellt immer ein großes Risiko für die Schwangere dar. Wenn der Keim sich im Eileiter weiter vergrößert, kann er nach Tagen und Wochen ein Aufreißen oder Platzen des Eileiters bewirken. Bei einer solchen Eileiterruptur können lebensbedrohliche Blutungen entstehen.

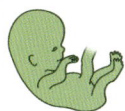

Entwicklung des Embryos in der Gebärmutter

Nach der Implantation des Keimbläschens (Blastozyste) in der Gebärmutterschleimhaut entfaltet sich der Keim sofort stark. Wurzelartige Ausprossungen (Zotten) wachsen auf allen Seiten in die Schleimhaut vor und schaffen so ein mächtiges »Ernährungsorgan«. Die sich mehr und mehr verzweigenden Zotten werden von einer homogenen Zellschicht überzogen, die alles kann, was der Embryo erst später mit seinen Organen selbst leistet. Atmung, Stoffwechsel, Ausscheidung und hormonelle Steuerungen laufen hier schon ab, bevor tatsächlich Organe dafür vorhanden sind. Der Organismus ist hier also **funktionell** (nicht durch seine Organe) schon vollständig präsent.

Die Entwicklung des Embryos findet jedoch nicht in dieser zottenbildenden, umhüllenden »Sphäre«, sondern im Inneren der Kugel statt. Hier entwickeln sich frühzeitig zwei Bläschen (Amnionblase und Dottersack). Dort, wo diese Bläschen aneinander stoßen, entsteht eine Grenzfläche, die man als **Keimscheibe** bezeichnet. Die aufeinander liegenden »Blätter« dieser Keimscheibe (äußeres und inneres Blatt, Ektoderm und Entoderm) stellen die Anlagen von Haut und Nervensystem **(Ektoderm)** sowie vom Darmsystem **(Entoderm)** des Embryos dar. Zwischen diesen beiden Keimblättern entsteht noch ein drittes Keimblatt **(Mesoderm)**, aus dem das eigentliche körperbildende Gewebe (z.B. Knochen, Muskeln, Bindegewebe, Blutgefäße) hervorgeht. Dieses rasch wachsende Gewebe wird dann zum Embryonalkörper.

Der Übergang von der flächenhaften Keimscheibe zum **Embryonalkörper** (d.h. die Einstülpung in einen Innenraum) findet etwa am 17. Tag nach der Befruchtung statt. Schon am 21. Tag ist das Nervensystem zu erkennen! Am 22. Tag beginnt das Herz zu schlagen. Und bereits am 54. Tag zeigt das Gesicht des Embryos menschliche Züge.

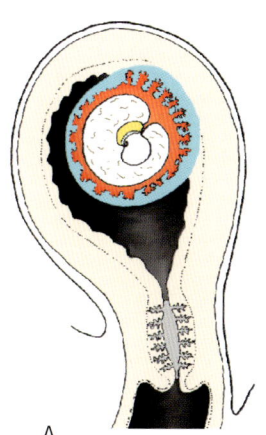
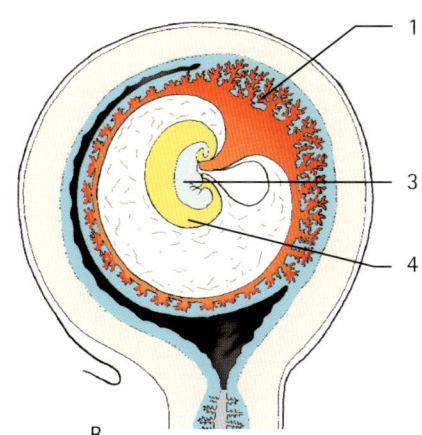
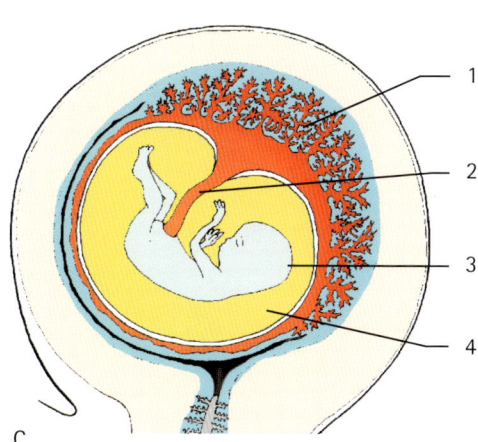

Drei Stadien der Entwicklung des Embryos in der Gebärmutter (Schema). Die zunächst allseitig den Embryo umgebenden Zotten (rot) konzentrieren sich später auf eine Seite der Umhüllung und bilden den Mutterkuchen (Plazenta). Der Embryo schwimmt in einer sich vergrößernden Flüssigkeitshöhle (Amnionhöhle), die das Fruchtwasser (gelb) enthält.

Die Nabelschnur verbindet den Embryo mit dem Mutterkuchen.
A = 4. Woche, B = 6. Woche, C = 20. Woche.
1 Mutterkuchen
2 Nabelschnur
3 Embryo
4 Amnionhöhle mit Fruchtwasser

67

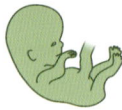

In der 9. Woche ist das Nervensystem dann schon so weit ausgereift, dass zuckende Bewegungen und Reflexe auftreten können. In diesem Stadium kann der Embryo bereits an seinem Finger lutschen!

Wie wir gesehen haben, ist die menschliche Embryonalentwicklung kein einfacher Zellvermehrungsprozess. Die befruchtete Eizelle ist bereits das »Ganze«, das nach der Körperbildung an der Keimscheibe stufenweise die Organsysteme und Organe differenziert. Die zu bestimmten Funktionen spezialisierten Zellen sind damit die letzten in dieser Reihe. Die Entwicklung erfolgt also vom Ganzen in die Teile und nicht umgekehrt, von der Zelle zur Ganzheit des Organismus. Will man diesen Entwicklungsprozess künstlich unterbrechen (Abtreibung, Abort) gibt es daher keinen natürlichen Einschnitt, von dem man sagen könnte: Ab hier sind wir Mensch und bis dahin nur ein undifferenzierter Zellhaufen. Bereits mit der Befruchtung ist der Mensch als Ganzes konzipiert und existent. Eine Grundvoraussetzung für die Entwicklung des Embryos ist jedoch die Implantation des Keimes in die mütterliche Schleimhaut (2. Woche) und die Ausbildung des Mutterkuchens (Plazenta).

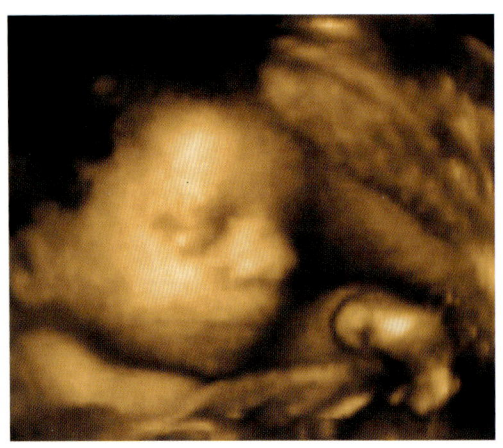

3-D-Ultraschallbild eines 28 Wochen alten Fetus in der Gebärmutter. (Freundlicherweise zur Verfügung gestellt von Prof. Dr. W. Beckmann, Universitäts-Frauenklinik, Erlangen.)

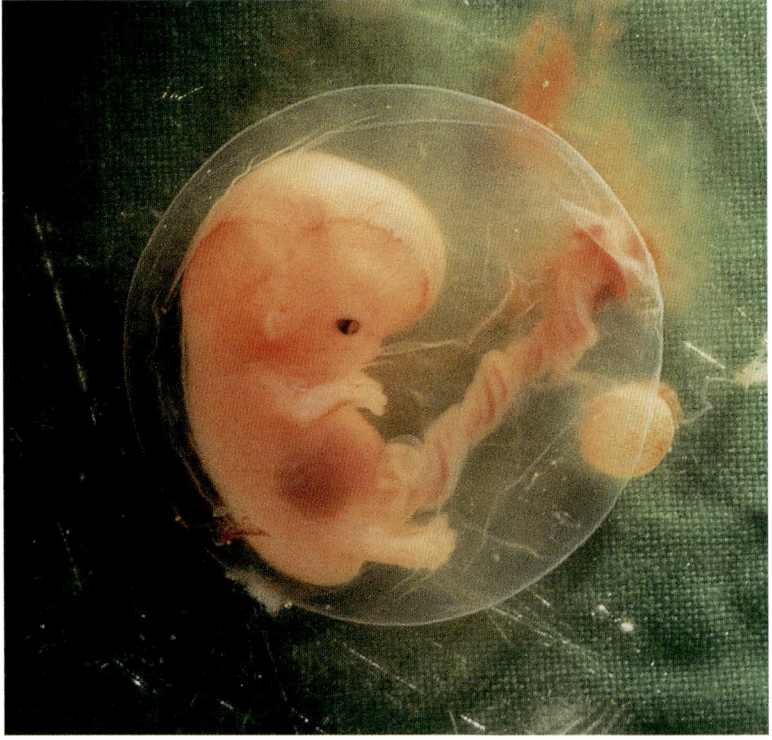

Menschlicher Embryo (54. Tag: Ende der Embryonalperiode). Der Embryo schwimmt, am Nabelstrang hängend, in der geschlossenen Fruchtblase (Amnionhöhle).

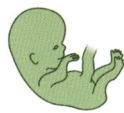

Mutterkuchen (Plazenta) und Fruchtblase

Je mehr sich der Embryo vergrößert, desto stärker konzentriert sich das anfangs allseitige Zottensystem auf eine Seite und entwickelt sich zum Mutterkuchen weiter. Dieser bleibt durch die Nabelschnur mit dem Embryo in Verbindung. Die Blutgefäße der Nabelschnur führen dem Embryo Nährstoffe und Sauerstoff von der Mutter zu und führen die Stoffwechselendprodukte und Kohlendioxid ab. Der Mutterkuchen übernimmt damit

unter anderem die Lungenfunktion für das Kind. Erst nach der Geburt und der Durchtrennung der Nabelschnur entfaltet sich die kindliche Lunge, so dass das Kind selbst atmen kann.

Parallel mit dem Mutterkuchen entsteht eine große flüssigkeitsgefüllte Blase (Fruchtblase), in der sich der Embryo geschützt entwickeln und bewegen kann. Kurz vor der Geburt platzt die Fruchtblase, so dass das Fruchtwasser nach außen abfließt. Nach der Geburt wird der Mutterkuchen abgestoßen (Nachgeburt).

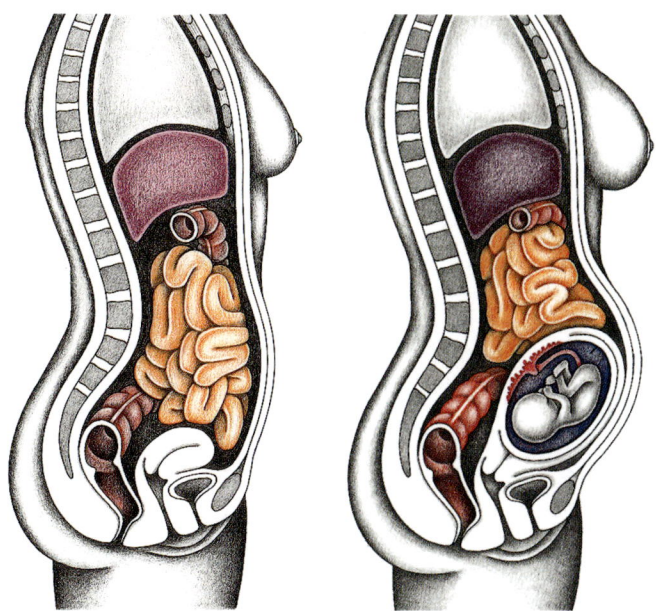

Längsschnitte durch den Körper einer nicht schwangeren (links) **und einer schwangeren Frau** (rechts). Deutlich zu sehen ist die Verdrängung der Eingeweide nach oben.

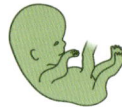

Milchdrüse (Mamma) während Schwangerschaft und Stillzeit

Bereits im zweiten Schwangerschaftsmonat beginnt sich die auf dem großen Brustmuskel gelegene Milchdrüse der Frau unter dem Einfluss von Hormonen zu vergrößern. Vom 7. bzw. 8. Schwangerschaftsmonat an produziert die Milchdrüse eine dicke, gelbliche Flüssigkeit (Vormilch). Die eigentliche Drüsensekretion wird aber noch bis zur Geburt hormonell gehemmt. Erst am dritten Tag nach der Geburt entsteht die definitive Muttermilch, die sich durch einen besonders hohen Gehalt an Fetten und Eiweißen sowie Kohlenhydraten, Vitaminen und auch Antikörpern (IgA) auszeichnet. Diese Antikörper aus dem Darm der Mutter sind für das Neugeborene von besonderer Bedeutung, da es selbst noch keine Antikörper bilden kann. Auf diese Weise ist es sofort nach der Geburt vor Infektionen geschützt.

Nach dem Abstillen des Kindes bilden sich die sezernierenden Endstücke der Milchdrüse wieder zurück und die Brustdrüse wird wieder kleiner. Bei einer weiteren Schwangerschaft kann sie sich aber erneut voll entfalten.

Aus unterschiedlichen Gründen, u.a. auch zur Allergieprophylaxe, wird heute empfohlen, den Säugling während der ersten sechs Monate ausschließlich zu stillen, d.h. nur mit Muttermilch zu füttern.

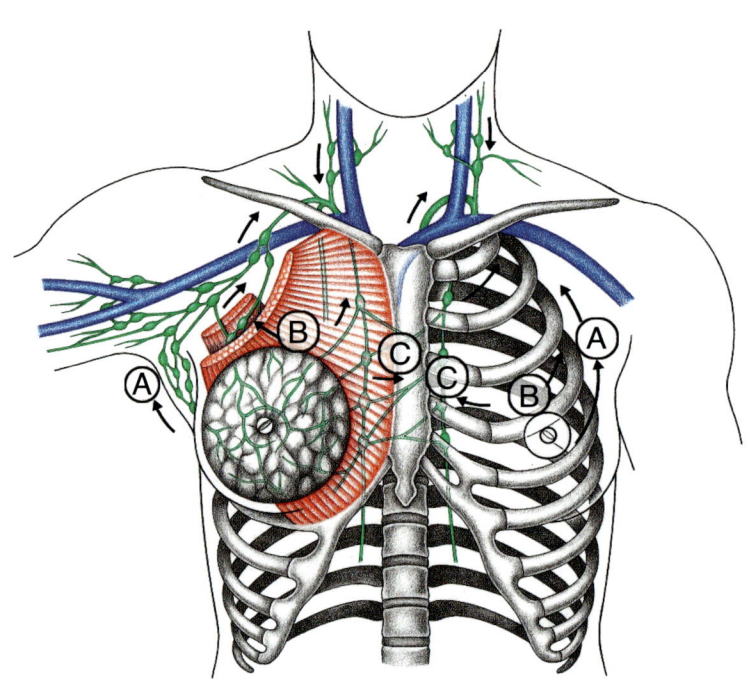

Lymphabflusswege (Pfeile) der Brustdrüse. Grün = Lymphgefäßsystem; A = Hauptabflussweg zu den Lymphknoten der Achselhöhle; B = Abflusswege zwischen den Brustmuskeln zur Achselhöhle; C = Abflusswege zu den Lymphknoten neben dem Brustbein oder zum vorderen Mittelfell der Brusthöhle.

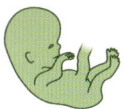

Wenn sich bei einer Frau Tumoren oder Entzündungen der Brust entwickeln, ist die Kenntnis der Lymphwege von besonderer Bedeutung. Der Hauptlymphabflussweg verläuft zur Achselhöhle, in der die Lymphknoten dann vergrößert sein können.

Die Brust sollte regelmäßig nach Knoten abgetastet werden.

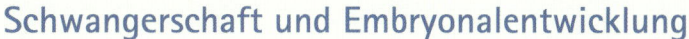

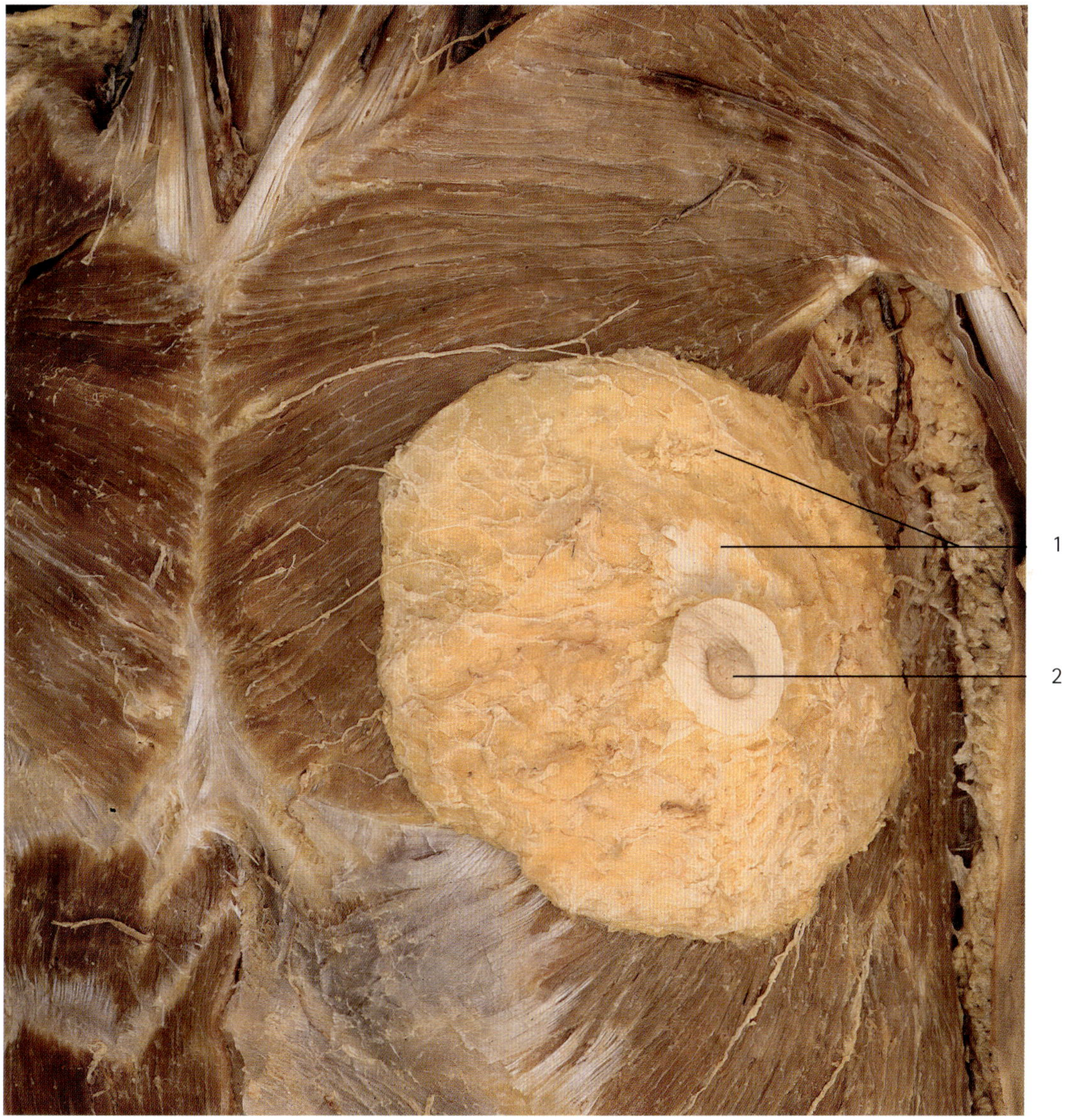

1

2

Anatomisches Präparat der weiblichen Brustdrüse. Der Drüsenkörper enthält viel Fettgewebe und liegt breit auf dem großen Brustmuskel.

1 Brustdrüse
2 Brustwarze

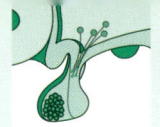

7 Hormondrüsen

Der menschliche Körper kann langfristig nur dann reibungslos funktionieren, wenn seine Systeme (z.B. das Kreislauf- und Stoffwechselsystem) untereinander Informationen austauschen können. Ein solcher **Informationsaustausch** zwischen den Organen ist für den Organismus lebensnotwendig. Er wird durch Nerven und Hormone (Botenstoffe) mithilfe eines komplizierten Steuerungs- und Informationssystems gewährleistet.

Das Nervensystem ermöglicht den Informationsaustausch dadurch, dass die Nervenzellen mit den von ihnen versorgten Organen in direktem räumlichen Kontakt stehen. Auf diese Weise können die Nervenzellen ihre Informationen (durch hemmende oder fördernde Erregungen) oft über weite Strecken weiterleiten. Ein anderer Weg der Informationsübertragung wird durch Hormone ermöglicht. Die einzelnen Hormondrüsen sondern spezifische Stoffe (Hormone) ab, die ihre »Empfängerorgane« auf dem Blutweg erreichen.

Im Bereich aller großen Organsysteme des Körpers befinden sich auch zugehörige Hormondrüsen (sog. endokrine Organe). Auf der Luftröhre liegt die **Schilddrüse** mit den **Nebenschilddrüsen**. Die Bauchspeicheldrüse des Verdauungstraktes enthält die **Langerhans-Inseln**. Im Urogenitalsystem sind die **Nebennieren** auf den Nieren lokalisiert und die Zellgruppen, die die männlichen und weiblichen **Geschlechtshormone** bilden, liegen in den zugehörigen **Keimdrüsen**.

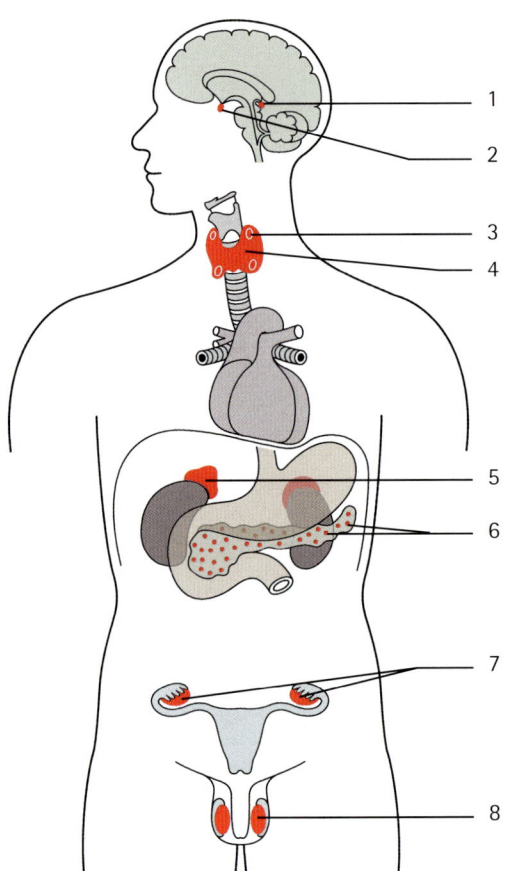

Lage der Hormondrüsen im Körper (Schema). Die Langerhans-Inseln sind unregelmäßig in der Bauchspeicheldrüse verteilt.

1 Zirbeldrüse (Epiphyse)
2 Hirnanhangsdrüse (Hypophyse)
3 Epithelkörperchen
4 Schilddrüse
5 Nebennieren
6 Langerhans-Inseln innerhalb der Bauchspeicheldrüse
7 Eierstöcke
8 Hoden

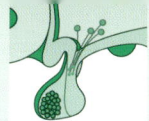

Schilddrüse und Nebenschilddrüsen

Die **Schilddrüse** (Glandula thyroidea) produziert ein Hormon (Thyroxin), das den Energiehaushalt der Körperzellen (Zellatmung) beeinflusst und den Grundumsatz steigert.

Die vier **Nebenschilddrüsen (Epithelkörperchen)**, die an der Hinterseite der Schilddrüse liegen, steuern den Kalzium- und Phosphorstoffwechsel des Körpers. Ein konstanter Blut-Kalzium-Spiegel ist eine wichtige Voraussetzung für alle Muskelkontraktionen (also auch die des Herzmuskels!) und für Nervenerregungen.

Bei einer Schilddrüsenüberfunktion werden die Menschen nervös und gereizt, ihre Hände zittern. Sie verlieren Gewicht und leiden unter Durchfällen.

Bei einer Schilddrüsenunterfunktion treten gegenteilige Erscheinungen auf: Die Betroffenen werden langsamer und schwerfälliger, ihre Haut wird trocken und verdickt sich, sie leiden unter Verstopfung und nehmen eventuell an Gewicht zu.

Jodmangel kann zur Vergrößerung der Schilddrüse (Struma) führen. Entzündungen der Schilddrüse (z.B. Hashimoto) können sowohl Über- als auch Unterfunktion zur Folge haben.

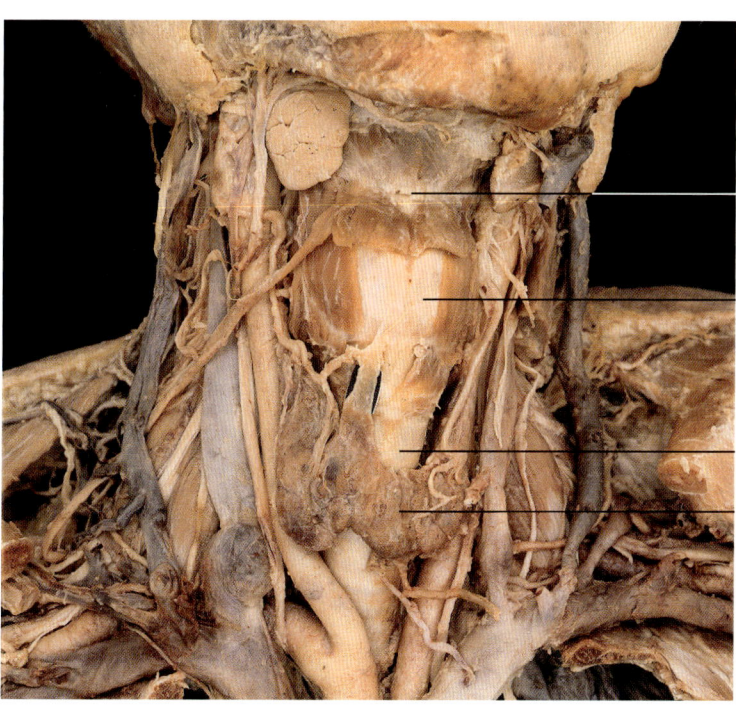

Anatomisches Präparat der Halsorgane mit Kehlkopf, Schilddrüse und Luftröhre (von vorne). Die Lage der Schilddrüse unterhalb des Kehlkopfs auf der Luftröhre ist gut zu erkennen.

1 Zungenbein
2 Kehlkopf
3 Luftröhre
4 Schilddrüse

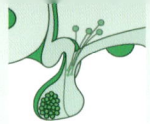

Bauchspeicheldrüse

Die Langerhans-Inseln der Bauchspeicheldrüse (Pankreas) bilden die Hormone Insulin und Glukagon. Diese beiden Gegenspieler (s. S. 30) regeln den für die Energiebereitstellung (und damit auch das Bewusstsein) so entscheidend wichtigen Blutzuckerspiegel.

Nebennieren

Die Nebennierenrinde produziert eine Vielzahl von Hormonen, von denen das entzündungshemmende Kortison das Bekannteste ist. Die Nebennierenrinde greift nicht nur in den Eiweiß- und Zuckerstoffwechsel des Körpers ein, sondern auch in die Funktionsabläufe der Nieren. Zusätzlich schüttet sie männliche Geschlechtshormone aus.

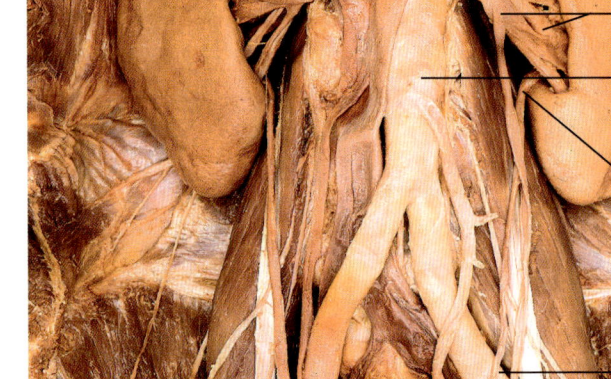

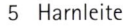

Anatomisches Präparat der Nieren und Nebennieren an der hinteren Bauchhöhlenwandung (von vorne). Unmittelbar vor der Wirbelsäule liegen die großen Gefäße (untere Hohlvene, große Körperschlagader), die auch Äste zur Niere und Nebenniere abgeben.

1 Linke Nebenniere
2 Nierengefäße
3 Körperschlagader (Bauchaorta)
4 Linke Niere
5 Harnleiter

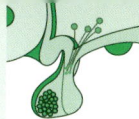

Keimdrüsen

In den Keimdrüsen befinden sich endokrine Drüsenzellen, die beim männlichen Geschlecht das Testosteron, beim weiblichen Geschlecht Östrogene und Progesteron bilden. Die Geschlechtshormone werden für die Reifung der Keimzellen benötigt, bewirken aber auch die Ausbildung der äußeren Geschlechtsmerkmale.

Hirnanhangsdrüse (Hypophyse)

Das **zentrale Steuerungsorgan** für das hormonelle System ist die Hirnanhangsdrüse (Hypophyse), die im sog. Türkensattel der Schädelbasis untergebracht ist.

Der **Hypophysenvorderlappen** bildet Hormone, die ihrerseits die Hormonbildung der Schilddrüse, der Nebennierenrinde sowie der Keimdrüsen (Eierstöcke und Hoden) anregen. Nur die Langerhans-Inseln der Bauchspeicheldrüse und die Nebenschilddrüsen sind von der Hypophyse unabhängig. Ihre Hormonausschüttung wird direkt durch den Blutzucker- bzw. Blutkalziumspiegel bestimmt.

Der Hypophysenvorderlappen wird vom Zwischenhirn gesteuert. So sind Nerven- und Hormonsystem funktionell miteinander verknüpft. Das Zwischenhirn bildet unten eine schlauchartige Ausstülpung zur Hypophyse, die mit dem Hypophysenvorderlappen verwächst. Dies ist der **Hypophysenhinterlappen**. Er speichert die Hormone Adiuretin (ADH) und Oxytozin, die im Zwischenhirn gebildet wurden . ADH regelt den Wasserhaushalt des Körpers, indem es die Konzentrationsleistung der Nieren steigert. Oxytozin spielt eine wichtige Rolle beim Geburtsvorgang. Hier ruft es die kräftigen Kontraktionen (Wehen) der Uterusmuskulatur hervor, durch die das Kind über die erweiterte Vagina ausgetrieben werden kann.

Werden die Langerhans-Inseln zerstört, entwickelt sich ein Diabetes mellitus.

Wird – z.B. durch einen Tumor der Nebennierenrinde – zu viel Kortison produziert, entwickelt sich ein **Cushing-Syndrom**. Die Betroffenen leiden stark unter vielfältigen Symptomen wie Gewichtszunahme, einer Fettumverteilung (mit Vollmondgesicht und Stiernacken), Akne, Depressionen und Muskelschwäche.

Wird zu viel ADH produziert, kann sich eine regelrechte »Wasservergiftung« ausbilden, da der Körper zu wenig Flüssigkeit ausscheidet. Im umgekehrten Fall – bei einem ADH-Mangel – kann sich ein so genannter Diabetes insipidus ausbilden. Bei diesem Krankheitsbild hat der Patient zwanghaften Durst und scheidet sehr viel Urin aus.

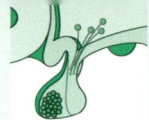

Zirbeldrüse (Epiphyse)

Eine Sonderstellung im System der endokrinen Organe nimmt die Zirbeldrüse (Epiphyse) ein. Die Stoffwechselfunktionen der Körperorgane besitzen einen 24-Stunden-Rhythmus (Zirkadianrhythmus), der von der Ortszeit, also vom jeweiligen Sonnenstand, abhängt. Dieser Rhythmus ist von den individuellen Schlafgewohnheiten und der Nahrungsaufnahme des Menschen unabhängig.

Das von der Zirbeldrüse gebildete Hormon **Melatonin** regelt den Zirkadianrhythmus in den verschiedenen Organen. Die Koordination mit dem Lichtrhythmus übernimmt das Sehsystem. Auf diesem Weg erhält die Zirbeldrüse Informationen über die aktuellen Lichtverhältnisse und damit über den jeweiligen Sonnenstand. In der Nacht produziert sie viel Melatonin, am Tag wenig.

Veränderungen des Lichteinflusses durch Ortsveränderungen in andere Zeitzonen beeinflussen den Zirkadianrhythmus und rufen das Phänomen des Jetlags hervor.

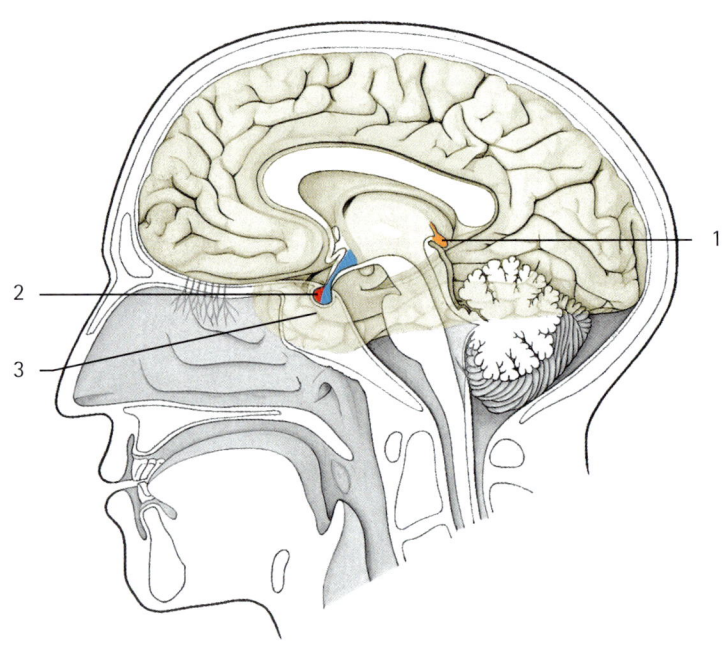

Seitliche Schnittansicht durch den Kopf mit dem Gehirn in der Schädelhöhle (Schema). Die Lage der Hirnanhangsdrüse (Hypophyse, 2) im Türkensattel (3) der Schädelbasis sowie die Lokalisation der Zirbeldrüse (Epiphyse, 1) sind so gut zu erkennen.

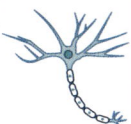

8 Nervensystem

Das Nervensystem ist beim Menschen außerordentlich hoch entwickelt. Es bildet zusammen mit den großen Sinnesorganen die Grundlage unseres bewussten Erlebens, aber auch unserer Beweglichkeit (Mobilität). Innerhalb des Nervensystems (NS) lassen sich drei große Funktionsgruppen unterscheiden:

- Das **zentrale Nervensystem**, das aus **Gehirn** (s. S. 78) **und Rückenmark** (s. S. 83) besteht. Dabei stellt das Gehirn die Grundlage unseres Bewusstseins sowie das übergeordnete Zentrum für alle nervlichen Steuerungen des Körpers dar.
- Das **periphere Nervensystem**, das aus den **Hirnnerven** (s. S. 86) **und den Spinalnerven** des Rückenmarks (s. S. 92) mit all ihren Verzweigungen besteht.
- Das **autonome (vegetative) Nervensystem** (s. S. 93), das umfangreiche Geflechte in den Eingeweiden bildet und die Organfunktionen steuert.

Während uns die Funktionsabläufe im Gehirn bewusst werden und willkürlich beeinflusst werden können, spielen sich die Prozesse des autonomen Nervensystems im Unbewussten ab. Sie können nur indirekt beeinflusst werden (z.B. durch Meditationen oder Konzentrationsübungen). Bei einer Krankheit können jedoch bestimmte Organprozesse – meist schmerzhaft – ins Bewusstsein treten (z.B. Koliken bei Nieren- oder Blasensteinen). Die Funktionsabläufe im Rückenmark, das Rumpf und Extremitäten versorgt, erfolgen zum Teil ebenfalls automatisch: So zuckt die Hand von der heißen Herdplatte sofort zurück. Sie können aber auch gezielt vom Gehirn beeinflusst werden (s. S. 84).

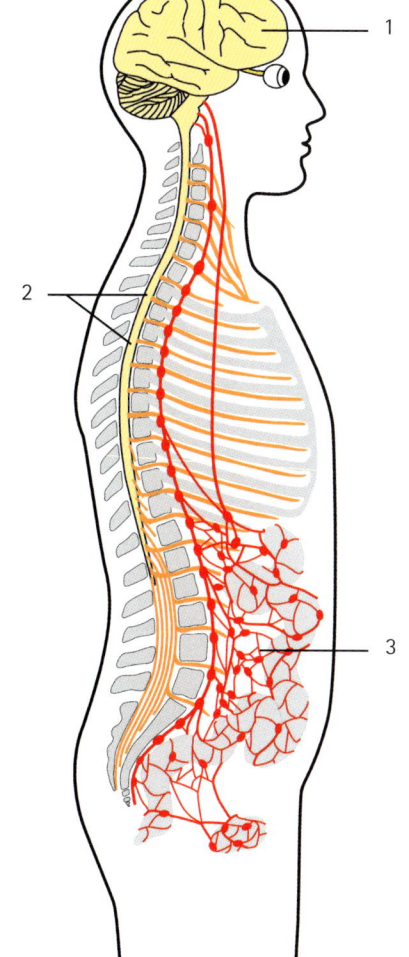

Funktionelle Gliederung des Nervensystems (Schema). Im Kopf befindet sich das Gehirn (1), im Wirbelkanal das Rückenmark (2) und in der Bauchhöhle das vegetative Nervensystem (3), das sich in Parasympathikus und Sympathikus gliedert.

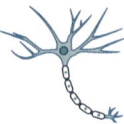

Zentrales Nervensystem

Gehirn

Das zentrale Steuerungszentrum für das gesamte Nervensystem ist das Gehirn, das von der knöchernen Schädelkapsel schützend umhüllt wird und sich im Wirbelkanal in das Rückenmark fortsetzt.

Das Gehirn liegt dem Knochen nicht direkt an, sondern schwimmt in einer **Gehirn-Rückenmark-Flüssigkeit (Liquor cerebrospinalis)**. Dadurch wird das zentrale Nervensystem mechanisch geschützt. Das Gehirn erfährt dadurch aber auch physikalisch einen Auftrieb, und wir spüren das tatsächliche Gehirngewicht (immerhin 1 200 – 1 350 g) gar nicht.

Das Großhirn geht an der Schädelbasis in den Hirnstamm über, der sich am Hinterhauptsloch in das Rückenmark fortsetzt.

Großhirn

Das Großhirn besteht aus zwei spiegelbildlich gleichen Hälften (s. hierzu auch Abbildung auf S. 87). Diese sind jedoch funktionell nicht gleichwertig. Die **linke Hirnhälfte** ist für die Details zuständig: Sie spielt beim Erkennen von Einzelheiten, Wörtern oder Gegenständen eine Rolle. Die **rechte Hirnhälfte** ermöglicht das Bewusstwerden vom Ganzen sowie von ideellen Zusammenhängen. Ein simples Beispiel: Die linke Hirnhälfte sieht die einzelnen Bäume, während die rechte Hirnhälfte den Wald als Ganzes erlebt.

Das Großhirn besteht aus der grauen und der weißen Substanz. Die graue Substanz ist die äußere Schicht und wird daher auch als »Großhirnrinde« bezeichnet. Sie besteht vornehmlich aus den Zellkörpern der Nervenzellen. Die weiße Substanz liegt innen und enthält die Fortsätze der Nervenzellen (die Nervenfasern).

Die Großhirnrinde (Kortex) ist beim Menschen stark gefaltet und enthält rund 16 Milliarden Nervenzellen. Hier liegen die großen Steuerungszentren, z.B. für die Willkürmotorik sowie für das bewusste Erleben der Wahrnehmung über die Sinnesorgane.

Alle Zentren sind untereinander stark verschaltet. Diese Quervernetzungen sind für die übergeordneten nervlichen Funktionen des Gehirns (wie z.B. Erkennen, Erinnern, Lernen) von großer Bedeutung. Sie sind beim Menschen einmalig hoch differenziert und werden zeitlebens weiter ausgebildet.

Unter funktionellen Gesichtspunkten lässt sich die Großhirnrinde in Primär-, Sekundär- und Tertiärgebiete oder Felder unterteilen. Diesen Feldern lassen sich jeweils unterschiedliche Funktionen zuordnen.

Wird die Pyramidenbahn z.B. durch einen Schlaganfall unterbrochen, ist die gesamte Körpermuskulatur der zugehörigen Körperhälfte gelähmt. Da die Bahnen vor dem Übergang ins Rückenmark auf die Gegenseite kreuzen, ist dies immer die gegenüberliegende Seite. Wenn der Schlaganfall die linke Gehirnseite betrifft, ist die rechte Körperhälfte gelähmt und umgekehrt.

Bei einem Ausfall des motorischen Sprachzentrums (Broca-Zentrum) versteht der Betroffene zwar alles, kann aber nicht mehr sprechen. Es handelt sich hierbei um eine **motorische Aphasie**.

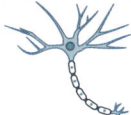
Stirnlappen

Der Stirnlappen (Vorderhirn) ist vor allem für motorische (also Bewegungs-)Funktionen zuständig. In den **primär-motorischen Rindenfeldern** liegen Nervenzellen, von denen aus die gesamte Körpermuskulatur direkt erregt werden kann. Hier beginnt die sog. **Pyramidenbahn** – eine lange Nervenbahn, die direkt bis zum Rückenmark verläuft und dort gezielte Willkürbewegungen bestimmter Muskelgruppen ermöglicht.

Unmittelbar vor diesen primär-motorischen Rindenfeldern liegen die so genannten **sekundären Felder**. Sie erfüllen übergeordnete, die Motorik betreffende Funktionen, z.B. Sprechen oder Schreiben.

Das motorische Sprachzentrum **(Broca-Zentrum)**, das die Kehlkopfmuskeln betrifft, befindet sich meistens nur in der linken Hirnhälfte. Die ganz vorn gelegenen **tertiären Felder** des Vorderhirns haben mit allgemeinen, das Bewegungssystem betreffenden Verhaltensweisen der Menschen zu tun. Man spricht hier in sehr allgemeiner Form von der **Persönlichkeitserscheinung des Menschen** und seinem Verhalten.

Das Vorderhirn behält zeitlebens eine gewisse Plastizität. Besonders in der Pubertät, in der sich das Verhalten und Selbstbewusstsein der Kinder oft entscheidend verändert, sind neuerdings deutliche Umbauvorgänge nachgewiesen worden.

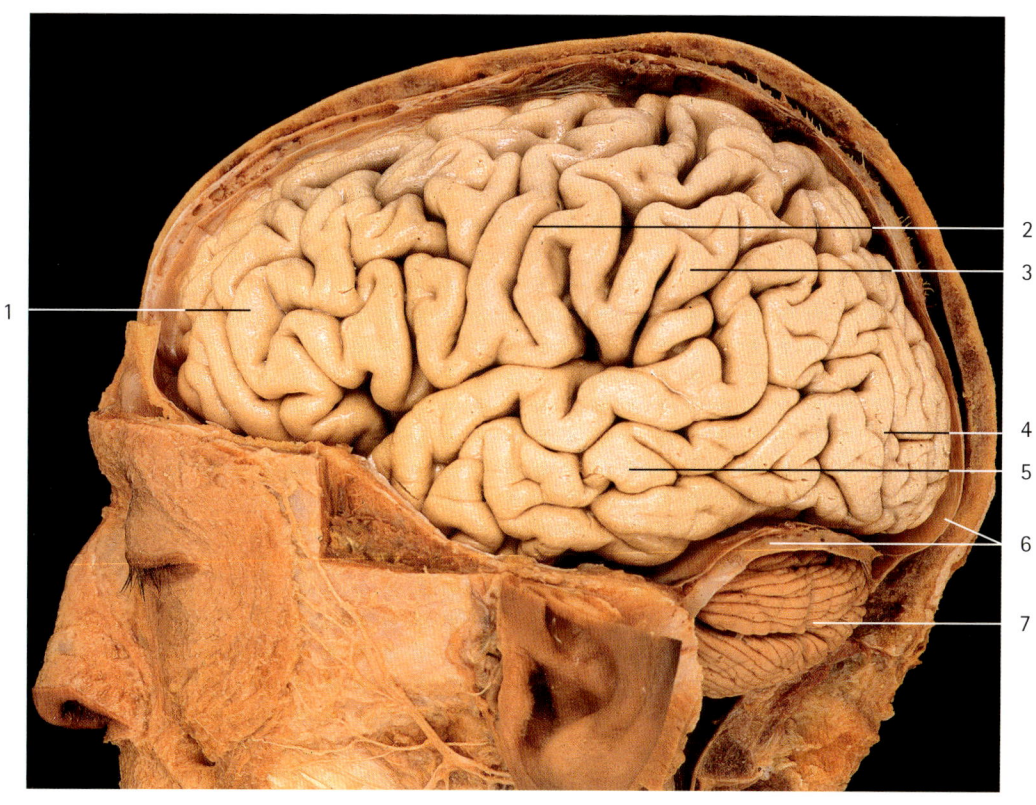

Anatomisches Präparat des Gehirns innerhalb der Schädelhöhle (Seitenansicht). Schädeldach und Hirnhäute wurden auf der Seite entfernt. Unterhalb des knöchernen Schädeldaches ist die harte Hirnhaut (Dura mater) noch zu erkennen. Das Kleinhirn liegt unterhalb des Hinterhauptlappens des Großhirns.

1 Stirnlappen
2 Zentralfurche
3 Scheitellappen
4 Hinterhauptslappen
5 Schläfenlappen
6 Harte Hirnhaut
7 Kleinhirn

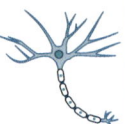

Scheitellappen

Der an den Stirnlappen angrenzende Scheitellappen steht in Zusammenhang mit den aus der Peripherie kommenden (sensiblen) Informationen, die das Gehirn benötigt, um entsprechend reagieren zu können. Man spricht von der **Körperfühlsphäre**. Die von den Hautsinnesorganen eintreffenden Erregungen (wie z.B. Berührungs-, Druck-, Schmerz- und Temperaturempfindungen) werden uns in den primären Rindenfeldern bewusst. Die sekundären und tertiären Zentren in diesem Bereich haben mit übergeordneten Empfindungen zu tun (wie z.B. Ortsgedächtnis oder Körpergefühl).

Hinterhauptslappen

Im Hinterhauptslappen liegen vor allem die Sehzentren. Die vom Auge kommenden Erregungen werden uns hier bewusst.

Schläfenlappen

Der Schläfenlappen und die Inselregion sind hauptsächlich für akustische Wahrnehmungen zuständig. Hier liegen die primären und sekundären Hörfelder. Außerdem findet sich hier auch ein sensorisches Sprachzentrum **(Wernicke-Zentrum)**, das mit Sprachverständnis, Wort- und Laut-Erkennen zusammenhängt.

An der Innenseite der beiden Schläfenlappen befindet sich ein großer, etwas spiralig verlaufender Hirnteil, den man als **Hippokampusrinde** bezeichnet. Dieser entwicklungsgeschichtlich sehr alte Hirnabschnitt hängt u.a. mit unserem emotionalen Erleben und dem Kurzzeitgedächtnis zusammen.

Unterhalb der Großhirnrinde gelegene Zentren

Die Zentren der Großhirnrinde arbeiten eng mit Schaltzentren zusammen, die weiter innen im Gehirn liegen. Diese unterhalb der Großhirnrinde gelegenen Zentren nennt man auch **subkortikale Zentren**. In einem dieser Zentren **(Thalamus)** laufen alle Erregungen aus den Sinnesorganen ein, bevor sie im Großhirn bewusst erlebt werden. Da es dem Menschen unmöglich ist, die schier unendliche Fülle aller Sinneserregungen zu verarbeiten, hat der Thalamus u.a. die Aufgabe, diese Erregungen zu filtern und nur einige wenige an das Großhirn weiterzugeben. Der Thalamus wird deshalb auch als »Tor zum Bewusstsein« bezeichnet.

Linke Großhirnhälfte mit den verschiedenen Gehirnlappen (von der Seite, Schema). Die wichtigsten Hirnzentren sind in der Abbildung farbig hervorgehoben. Der Stirnpol zeigt nach links im Bild.

1 Stirnlappen
2 Zentralfurche
3 Scheitellappen
4 Hinterhauptslappen
5 Schläfenlappen
6 Kleinhirn

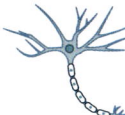

Andere, ebenfalls unter der Rinde liegende Zentren (wie z.B. der Streifenkörper), haben die Aufgabe, komplexe, erlernte Bewegungsabläufe zu steuern, wie dies etwa beim Spielen eines Musikinstrumentes oder beim Fahrradfahren geschieht.

Derartige Bewegungsabläufe müssen oft mühsam erlernt werden. Sie setzen komplizierte Verschaltungen voraus, z.B. mit dem Gleichgewichtssystem, dem Seh- und Hörsinn.

Störungen im Bereich der primären Sehzentren führen zu Sehstörungen, ein kompletter Ausfall dieser Region zieht Erblindung nach sich (die so genannte **Rindenblindheit**). Sind die sekundären Sehzentren, die an der Außenseite des Hinterhauptslappens liegen, betroffen, entsteht die so genannte **Seelenblindheit**. Der Betroffene sieht zwar alles, kann die Details aber nicht mehr zu einem Ganzen zusammenfügen. Erst nach Betasten der einzelnen Gegenstände erkennt er diese.

Bei einem Ausfall des Wernicke-Zentrums kann der Betroffene Sprache (ähnlich wie eine Fremdsprache) nicht mehr verstehen. Im Gegensatz zur motorischen Aphasie beim Ausfall des Broca-Zentrums handelt es sich hierbei um eine **sensorische Aphasie**.

Ausfälle in den unterhalb der Großhirnrinde gelegenen Nervenzentren führen beispielsweise zu Schüttellähmungen und Bewegungsstörungen, wie sie etwa bei der Parkinson-Erkrankung auftreten.

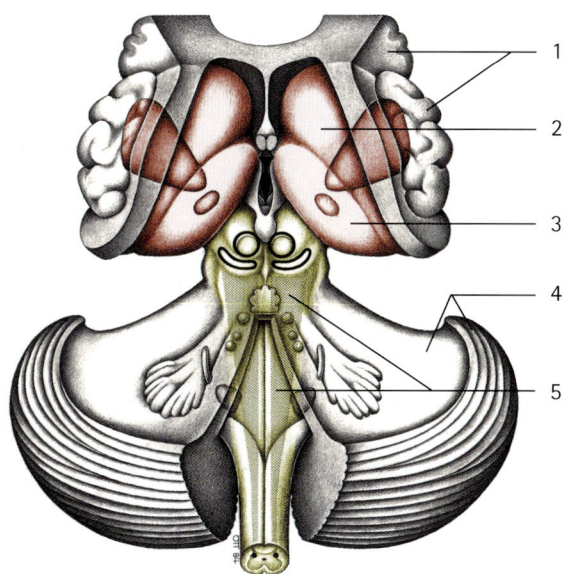

Aufsicht auf den Hirnstamm (gelb)
mit den subkortikalen Zentren (rot).
In dieser schematischen Darstellung wurden Teile des Groß- und Kleinhirns entfernt, um die subkortikalen Zentren darzustellen.

1 Reste des Großhirns
2 Streifenkörper
3 Thalamus
4 Reste des Kleinhirns
5 Hirnstamm mit Kreislauf
  und Atemzentren

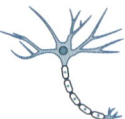

Kleinhirn

Unter dem Hinterhauptslappen des Großhirns liegt – etwas versteckt – das **Kleinhirn**. Es harmonisiert die von der Großhirnrinde ausgelösten Willkürbewegungen, regelt den Tonus der Muskulatur und sorgt dafür, dass wir bei allen Körperbewegungen immer im Gleichgewicht bleiben. Die wichtigsten Informationen dafür erhält das Kleinhirn aus dem Labyrinthorgan des Innenohres.

Alle diese nervösen Regulationen kommen uns aber nicht zum Bewusstsein. Sie laufen ganz automatisch ab.

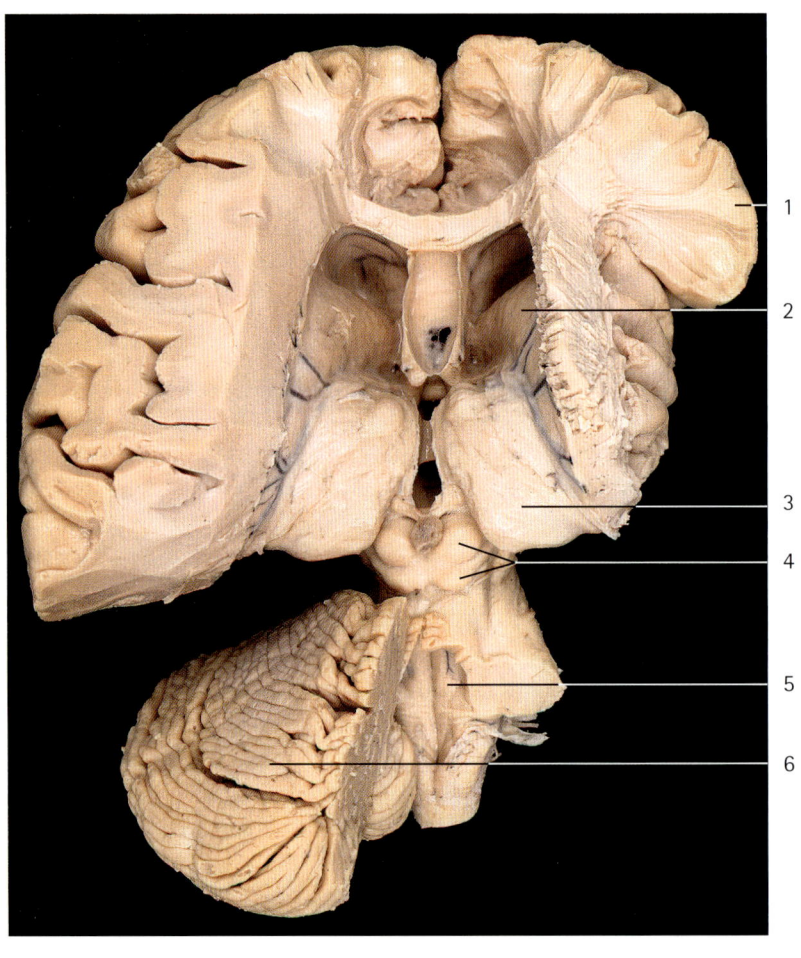

Anatomisches Präparat des Hirn-stamms mit den subkortikalen Zentren und des Kleinhirns (von oben). Die rechte Kleinhirnhälfte sowie große Teile des Großhirns wurden entfernt.

1 Großhirnrinde
2 Streifenkörper
3 Thalamus
4 Mittelhirn
5 Hirnstamm
6 Kleinhirn (linke Hälfte)

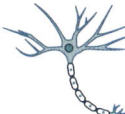
Rückenmark

Zwischen dem Gehirn mit seiner starken Konzentration von Nervengewebe im Kopf und dem vegetativen Nervensystem mit seinen umfangreichen Nervengeflechten in Brust- und Bauchhöhle nimmt das Rückenmark eine Zwischenstellung ein. Die Nervenzellen liegen – umgekehrt wie beim Gehirn – innen, um den Zentralkanal herum. Sie bilden die graue Substanz in Form eines Schmetterlings. Die weiße Substanz, die hauptsächlich aus Nervenfasern besteht, liegt außen. Hinten treten die zuleitenden (afferenten, sensiblen) Nervenfasern ins Rückmark ein, vorne verlassen die für die Muskulatur bestimmten (motorischen) Nervenfasern das Rückenmark. Die austretenden und einlaufenden Nervenstränge bilden zusammen die **Spinalnerven**. Diese gehen in regelmäßiger Folge vom Rückenmark ab (insgesamt 31 Nervenpaare). Sie bilden mit den Hirnnerven zusammen das **periphere Nervensystem**. Von diesen Nerven wird die gesamte Skelett- und Kopfmuskulatur erregt und die Sinneswahrnehmung, wie Schmerz, Druck, Temperatur usw., zum Rückenmark und von dort aus weiter zum Gehirn geleitet. Das Rückenmark reicht mit seinem unteren, spitz zulaufenden Ende nur bis zum ersten Lendenwirbel herunter. Es ist wie das Gehirn von Hirnhäuten umgeben und wird von der Gehirn-Rückenmark-Flüssigkeit (Liquor cerebrospinalis) umspült.

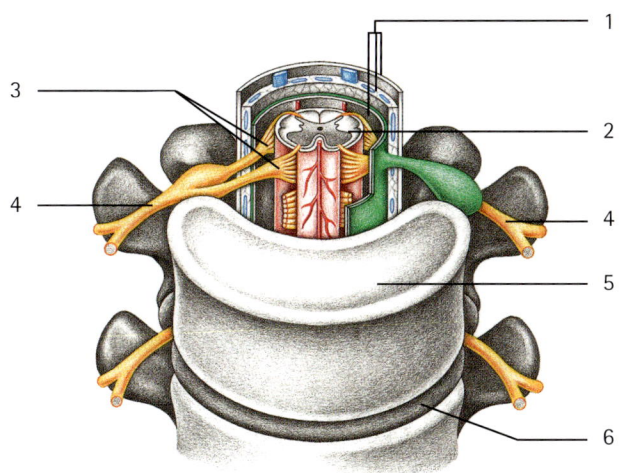

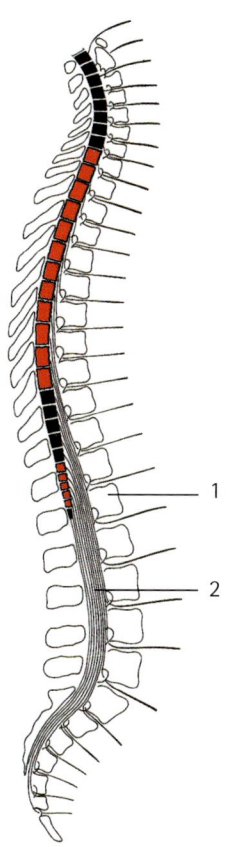

Das **Rückenmark mit seinen Hüllen** innerhalb des Wirbelkanals (Schema). Gut zu erkennen sind die Nervenzellen, die um den Zentralkanal herumliegen und in ihrer Gesamtheit hier die schmetterlingsförmige graue Substanz bilden.

1 Hirnhäute (Dura mater, Arachnoidea und Pia mater)
2 Rückenmark
3 Spinalnervenwurzeln im Wirbelkanal
4 Spinalnerv
5 Wirbelkörper
6 Bandscheibe

Lokalisation des Rückenmarks im Wirbelkanal (von der Seite, Schema). Die Brustwirbel- und Kreuzbeinsegmente sind rot, die Halswirbel-, Lendenwirbel- und Steißbeinsegmente schwarz hervorgehoben. Das Rückenmark endet etwa auf Höhe des 1. Lendenwirbels (1). Von hier ab verlaufen nur noch Nerven im Rückenmarkskanal der Wirbelsäule (2).

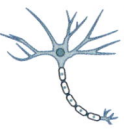

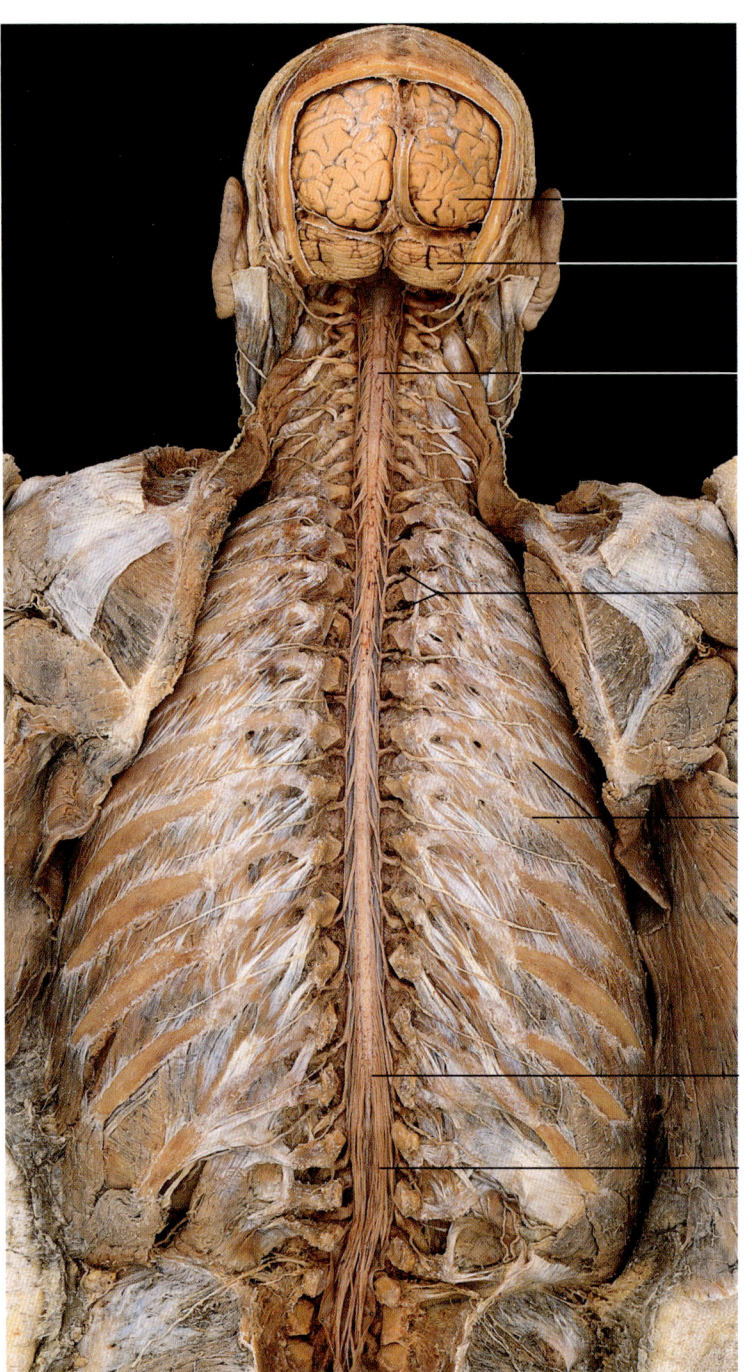

Das Rückenmark kann auch (unbewusste) **Reflexbewegungen** auslösen. Sie entstehen meistens durch Sinnesreize, z.B. von der Haut aus. So führt z.B. eine Verbrennung oder ein Bienenstich am Finger zu einer nicht willkürlich beeinflussbaren Reflexbewegung der Hand. Diese Reflexe laufen ohne Beteiligung des Gehirns ab. Im Gegensatz zu den Reflexen gehen willkürliche, **bewusst intendierte Bewegungen** immer vom Gehirn aus (z.B. vom Stirnhirn oder von der Hirnrinde vor der Zentralfurche, also der Grenze zwischen Stirn- und Scheitellappen). Die Erregungen laufen über lange Nervenbahnen zum jeweiligen Rückenmarksegment, das durch die Spinalnerven mit den entsprechenden Muskelgruppen in Verbindung steht. Direkte Verbindungen zwischen Gehirn und Muskulatur gibt es nicht.

Entsprechendes gilt auch für die Verbindungen der Sinnesorgane der Haut mit dem Gehirn. Die verschiedenen Empfindungen der Haut (Druck, Berührung, Schmerz, Temperatur) werden über die Spinalnerven zum Rückenmark und von dort aus zum Scheitellappen des Gehirns weitergeleitet.

Anatomisches Präparat des Rückenmarks im Wirbelkanal (von hinten). Man erkennt den Übergang des Rückenmarks in das Gehirn. Die Wirbelbögen wurden entfernt, so dass das Rückenmark mit den austretenden Spinalnerven zu sehen ist.

1 Großhirn (Hinterhauptslappen)
2 Kleinhirn
3 Rückenmark
4 Spinalnerven
5 Rippen
6 Ende des Rückenmarks
7 Spinalnerven im Wirbelkanal

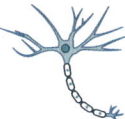

Durch Verletzungen, Tumoren oder Altersveränderungen der Wirbel kann es passieren, dass die Bandscheibe eines Wirbels in den Rückenmarkskanal rutscht. Bei einem solchen **Bandscheibenvorfall** können die Rückenmarksnerven zusammengepresst werden. Hierdurch können Nervenschädigungen mit stark ausstrahlenden Schmerzen entstehen.

Die Krankheitssymptome hängen davon ab, auf welcher Höhe der Bandscheibenvorfall eingetreten ist, d.h. welches Nervensegment betroffen ist. So treten bei Bandscheibenvorfällen im Halsbereich u.a. starke ausstrahlende Schmerzen im Hinterkopf und/oder im Armbereich auf. Vorfälle im Lendenbereich (»Hexenschuss«) können den Ischiasnerv betreffen, der das gesamte hintere Bein bis zum Fuß versorgt.

In Extremfällen können sogar Lähmungen auftreten. In solchen Fällen ist eine Operation in der Regel unumgänglich.

Bei der **Kinderlähmung** werden die motorischen Zellen der grauen Substanz durch Polioviren zerstört, so dass keine Erregungen von diesen Zellen für die Muskulatur ausgehen können und die zugehörigen Muskeln gelähmt sind.

Fällt die Funktion eines Rückenmarksegmentes, z.B. durch Verletzung oder Erkrankung, aus, kann dieser Bereich keine Bewegungen mehr steuern. Eine Lähmung der zugehörigen Muskeln entsteht, auch wenn die Muskeln selbst eigentlich intakt sind. Auch Hautreize können in diesem Bereich nicht mehr wahrgenommen werden.

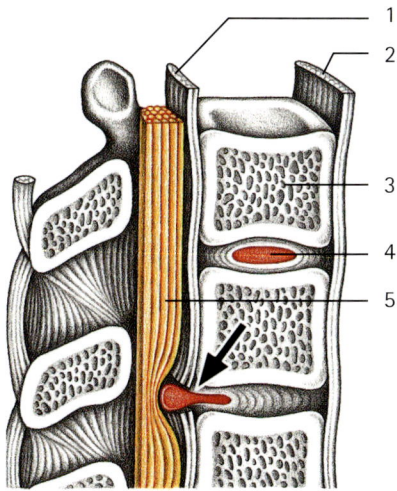

Bandapparat der Wirbelsäule (Schema). Wirbelsäule und Bandscheiben (rot) sind durch ein vorderes und ein hinteres Längsband fest miteinander verbunden. Bei Schädigung des hinteren Bandes und einem Vorfall der Bandscheibe (Pfeil) kann es zu Lähmungen der Rückenmarksnerven (Spinalnerven, orange) kommen. Das Ausmaß der Schädigung hängt von der Segmenthöhe ab.

1 Hinteres Längsband
2 Vorderes Längsband
3 Wirbelkörper
4 Bandscheibe
5 Rückenmarksnerven

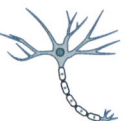

Peripheres Nervensystem

Im zentralen Nervensystem gehen zwölf Nervenpaare vom Gehirn (Hirnnerven) und 31 Nervenpaare vom Rückenmark (Spinalnerven) aus. Diese **43 Nervenpaare zusammen** bilden mit allen ihren Verzweigungen das periphere Nervensystem und versorgen den gesamten menschlichen Körper.

Jede einzelne Nervenzelle hat viele Fortsätze, die über **Kontaktstellen (Synapsen)** mit anderen Nerven in Verbindung stehen. So bildet sich eine weitreichende Vernetzung. Die Informationen werden in den Nervenfortsätzen anhand von elektrischen Erregungen (Aktionspotenzialen) weitergeleitet. Diese Aktionspotenziale werden an den Synapsen von einem Nerv auf den nächsten übertragen.

Dem Gehirn und dem Hirnstamm werden die Erregungen aus den Sinnesorganen über **sensible bzw. sensorische Nerven** zugeleitet. Will der Mensch auf eine Sinneswahrnehmung reagieren, so werden entsprechende Impulse über die sog. **motorischen Nerven** an die entsprechende Muskulatur weitergegeben.

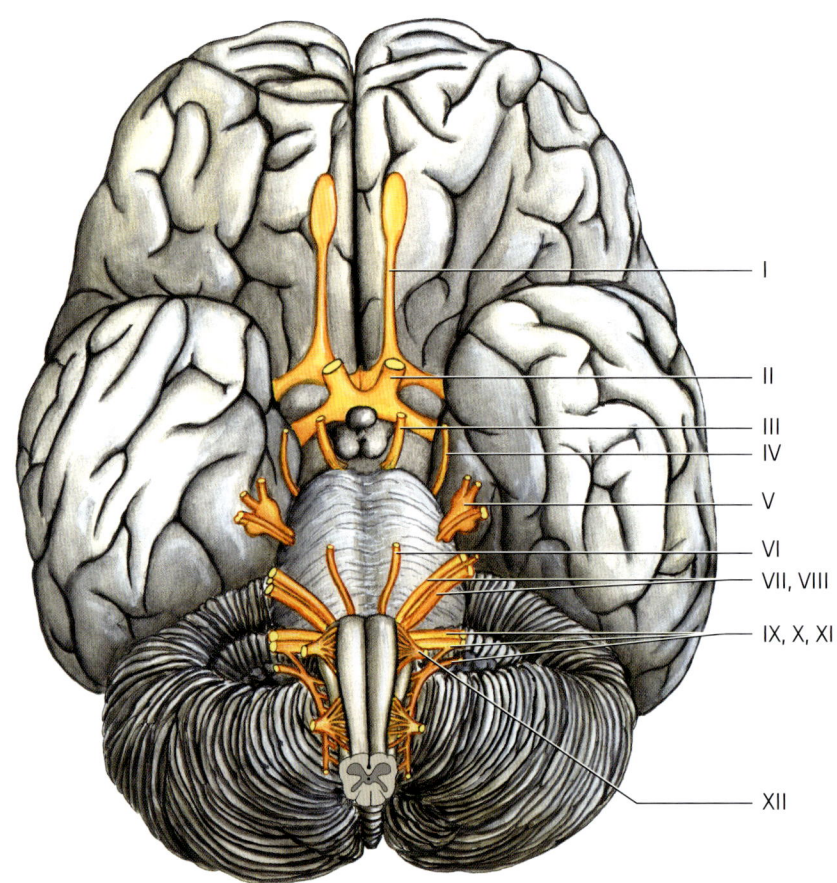

Ansicht des Gehirns von unten (Schema). Die an der Unterseite austretenden Hirnnerven (gelb) sind dargestellt und mit römischen Ziffern markiert. Name und Funktion der Gehirnnerven (I–XII) können der Tabelle auf S. 88 entnommen werden. Das Großhirn, hier das Stirnhirn, zeigt im Bild nach oben, das Kleinhirn nach unten.

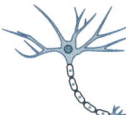

Hirn- und Gesichtsnerven

An der Unterseite des Gehirns treten **zwölf Gehirnnervenpaare** aus, die ganz unterschiedliche Funktionen erfüllen. Mit Ausnahme des zehnten Nervs (Nervus vagus) bleiben sie im Kopfbereich und steuern dort die verschiedenen Funktionssysteme des Kopfes. Sie treten durch Löcher der Schädelbasis in die verschiedenen Regionen des Gesichtsschädels ein, um entweder dem Gehirn Sinneswahrnehmungen zuzuleiten oder die Muskeln der Augen, der Mimik, des Kauapparates oder der Mundhöhle zu versorgen.

- Der erste Hirnnerv ist der Riechnerv **(Nervus olfactorius)**, der Erregungen von der Riechschleimhaut der Nase an das Gehirn weiterleitet.
- Die optischen Sinneserregungen des Auges werden dem Sehzentrum im Hinterhauptslappen über den zweiten Hirnnerven **(Nervus opticus)**, den Sehnerv, zugeführt.
- Dritter **(Nervus oculomotorius)**, vierter **(Nervus trochlearis)** und sechster Hirnnerv **(Nervus abducens)** sind motorische Nerven, die zu den Augenmuskeln ziehen. Diese drei **Augenmuskelnerven** koordinieren sehr präzise die Bewegungen beider Augen.

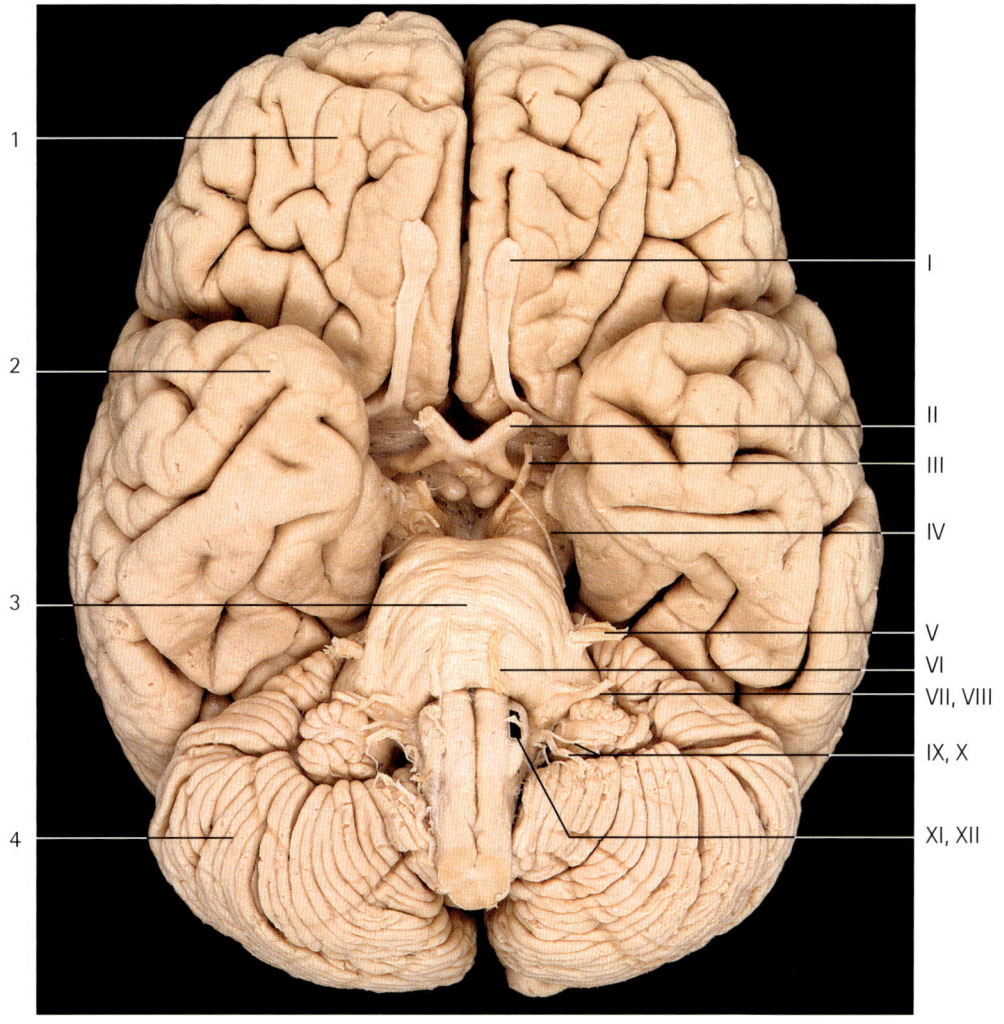

1
2
3
4

I
II
III
IV
V
VI
VII, VIII
IX, X
XI, XII

Anatomisches Präparat des Gehirns. Man sieht auf die Unterseite des Gehirns. Der Stirnpol liegt am oberen Bildrand. Die Hirnnerven – mit römischen Ziffern gekennzeichnet (s. auch Tabelle auf S. 88) – sind zu erkennen.

1 Stirnlappen des Großhirns
2 Schläfenlappen
3 Hirnstamm (Brücke)
4 Kleinhirn

87

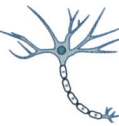

Hirnnerv	Versorgungsgebiete und Funktion
I Riechnerv (Nervus olfactorius)	Riechschleimhaut der Nase: Riechfunktion
II Sehnerv (Nervus opticus)	Auge: Teil der Sehbahn
III Augenmuskelnerv (Nervus oculomotorius)	äußere Augenmuskeln und Lidheber, mit Ausnahme der vom Nervus trochlearis und Nervus abducens versorgten Muskeln
IV Augenmuskelnerv (Nervus trochlearis)	oberer schräger Augenmuskel (Musculus obliquus superior)
V Drillingsnerv (Nervus trigeminus) mit Ganglion semilunare (oder trigeminale) bildet drei große Äste:	• V1: Augenhöhlennerv (Nervus ophthalmicus) für Stirnhaut und Auge • V2: Oberkiefernerv (Nervus maxillaris) für Oberkieferregion und -zähne • V3: Unterkiefernerv (Nervus mandibularis) für Unterkieferregion, -zähne und Kaumuskulatur
VI Augenmuskelnerv (Nervus abducens)	seitlicher gerader Augenmuskel (Musculus rectus lateralis)
VII Gesichtsnerv (Nervus facialis)	mimische Muskulatur, Platysma, Musculus stapedius und zwei Halsmuskeln sowie Geschmacksempfindungen der vorderen zwei Drittel der Zunge
VIII Gehör- und Gleichgewichtsnerv (Nervus vestibulocochlearis)	Innenohr: Gehör- und Gleichgewichtsempfindungen
IX Zungen-Rachen-Nerv (Nervus glossopharyngeus)	Geschmacksregion der Zunge (hinteres Drittel), Schlundmuskulatur und Ohrspeicheldrüse
X Eingeweidenerv (Nervus vagus)	Kehlkopf, Herz, Atemtrakt und Magen-Darm-Kanal (parasympathische Innervation)
XI Akzessorischer Hirnnerv, Halsnerv (Nervus accessorius)	Musculus trapezius und Kopfnickermuskel (Musculus sternocleidomastoideus)
XII Zungennerv (Nervus hypoglossus)	Zungenmuskulatur

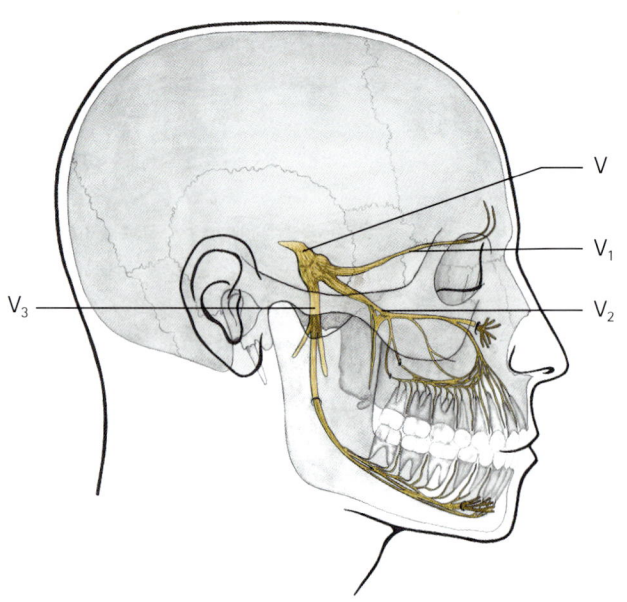

Verzweigungsmuster des fünften Hirnnervs – des Nervus trigeminus, V (gelb) – mit seinen drei Hauptästen, dem V1, V2 und V3 (von der Seite, Schema). Deutlich zu sehen ist das Ganglion trigeminale, das die Teilungsstelle des Nervus trigeminus darstellt.

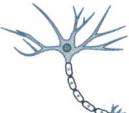

- Der fünfte Hirnnerv **(Nervus trigeminus)** bildet drei große Äste. Jeder Ast versorgt ein Segment der Gesichtsregion mit Empfindungen leitenden (sensiblen) Fasern. Der erste Ast versorgt die Stirnregion und den Lidapparat. Der zweite Ast versorgt die Oberkieferregion bis zur Lippenspalte (einschließlich der Oberkieferzähne und des Gaumens). Der dritte Ast versorgt schließlich die Unterkieferregion mit Zähnen und Kaumuskulatur.

- Der siebte Hirnnerv **(Nervus facialis)** innerviert die mimische Gesichtsmuskulatur.

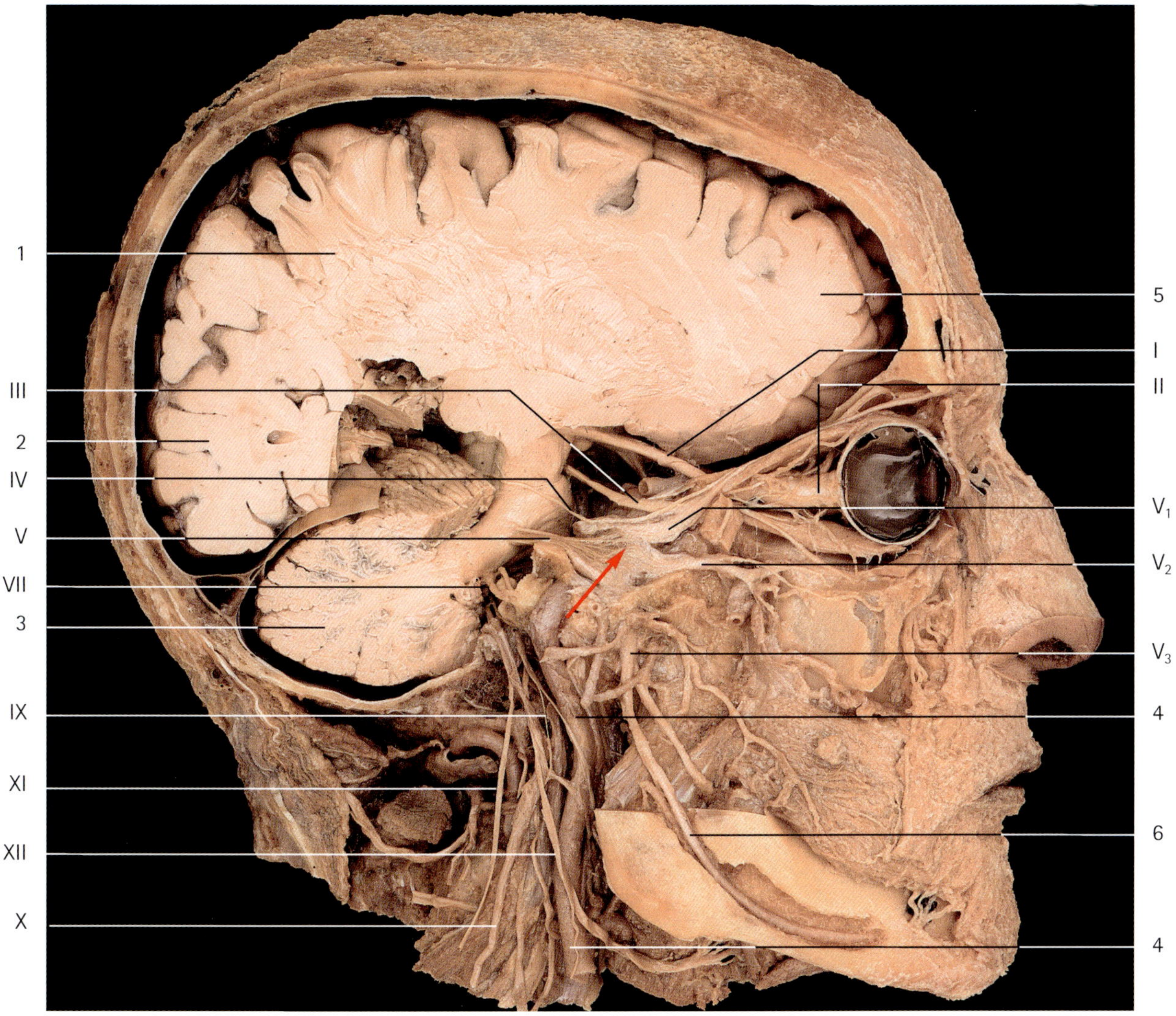

Anatomisches Präparat des Gehirns in der Schädelhöhle mit den unten austretenden Hirnnerven. Gut zu sehen ist vor allem der fünfte Hirnnerv, der Nervus trigeminus, mit seinen drei großen Ästen (V1, V2, V3). Vom dritten Nervenast zweigt auch der Nerv für die Zähne des Unterkiefers ab. Das Ganglion trigeminale des fünften Hirnnervs, von dem die drei Hauptäste ausgehen, ist durch einen Pfeil markiert. Die einzelnen Hirnnerven sind durch römische Ziffern bezeichnet (s. auch Tabelle).

1 Großhirn (mit herauspräpariertem Marklager)
2 Hinterhauptslappen des Großhirns
3 Kleinhirn
4 Halsschlagader
5 Stirnlappen des Großhirns
6 Unterkiefer mit Nerv für die Versorgung der Zähne

89

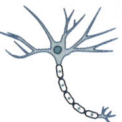

• Der achte Hirnnerv **(Nervus vestibulococh-learis)** leitet die Erregungen aus dem Gehör- und Gleichgewichtsorgan. Das Gleichgewichts-organ (Labyrinthorgan) liegt im Felsenbein und registriert die Bewegungen des Kopfes im Raum. Der Gleichgewichtsnerv hat enge Verbindun-gen zum Kleinhirn, das vor allem für die Steue-rung der Motorik zur Erhaltung des Gleichge-wichtes sowie für die Koordination von Bewe-gungsabläufen wichtig ist.

Eine hochgradige Spezialisierung liegt bei der sog. Vagusgruppe (neunter bis elfter Hirnnerv) vor:
• Der neunte Hirnnerv **(Nervus glossopharyn-geus)** versorgt die Rachenmuskulatur und leitet Empfindungen von den Geschmacksregionen der Zunge weiter.
• Der zehnte Hirnnerv **(Nervus vagus)** verlässt die Kopfregion und zieht den Hals entlang bis zur Brust- und Bauchhöhle abwärts. Er bildet

einen wichtigen Teil des vegetativen Nerven-systems (sog. Parasympathikus). Dieser Teil be-teiligt sich an der Regelung sowohl der Herz- und Lungentätigkeit als auch an der des Ma-gen-Darm-Kanals. Auch für die Stimmbildung ist der Vagusnerv von großer Bedeutung, da er die Kehlkopfmuskulatur innerviert.
• Der elfte Hirnnerv **(Nervus accessorius)** ver-sorgt Schulter- und Nackenmuskeln.
• Der zwölfte Hirnnerv **(Nervus hypoglossus)** versorgt die Zungenmuskulatur.

Die **letzten beiden Hirnnerven** (elfter und zwölfter Hirnnerv) treten eigentlich bereits am Übergang vom Hirnstamm in das Rückenmark aus. Mit der entwicklungsgeschichtlichen Vergrö-ßerung des menschlichen Gehirns hat sich aller-dings auch der Schädelraum vergrößert, so dass diese Hirnnerven noch mit in die Schädelhöhle aufgenommen wurden.

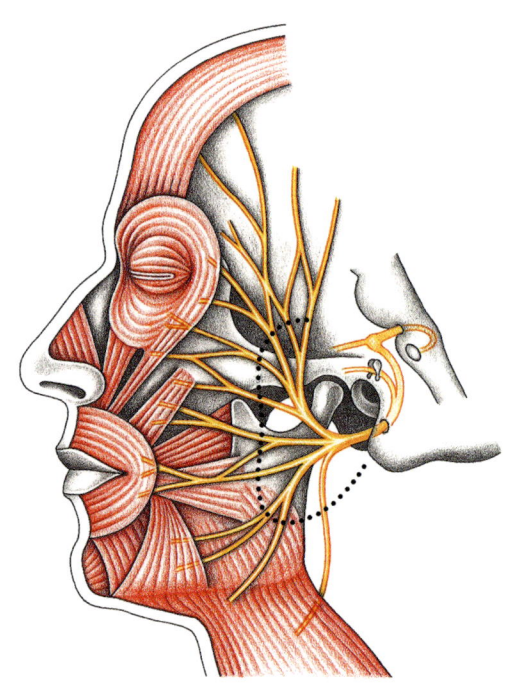

Verlauf des siebten Hirnnervs – des Nervus facialis, VII (gelb). Der Gesichtsnerv teilt sich innerhalb der Ohrspeicheldrüse (Grenzen punktiert) in zahlreiche Äste auf, die von unten in die mimischen Muskeln eintreten und diese versorgen (Schema).

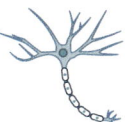

Versagt das Zusammenspiel der Augenmuskelnerven, entsteht beispielsweise ein Schielen mit Doppelbildern.

Reizungen des fünften Hirnnervs (Nervus trigeminus) sind außerordentlich schmerzhaft (Trigeminus-neuralgie).

Bei einer Lähmung des siebten Hirnnervs (Fazialisparese) können unangenehme Entstellungen des Gesichtes auftreten (wie ein dauerhaftes Herunterhängen des Mundwinkels oder des Unterlides). Auch Hörstörungen können auftreten, da der Nervus facialis auch einen kleinen Muskel der Mittelohrknöchelchen versorgt. Dieser Muskel sorgt normalerweise für die Schalldämpfung bei der Tonübertragung im Mittelohr. Bei einer Fazialisparese werden daher alle Töne schmerzhaft laut wahrgenommen (Hyperakusis).

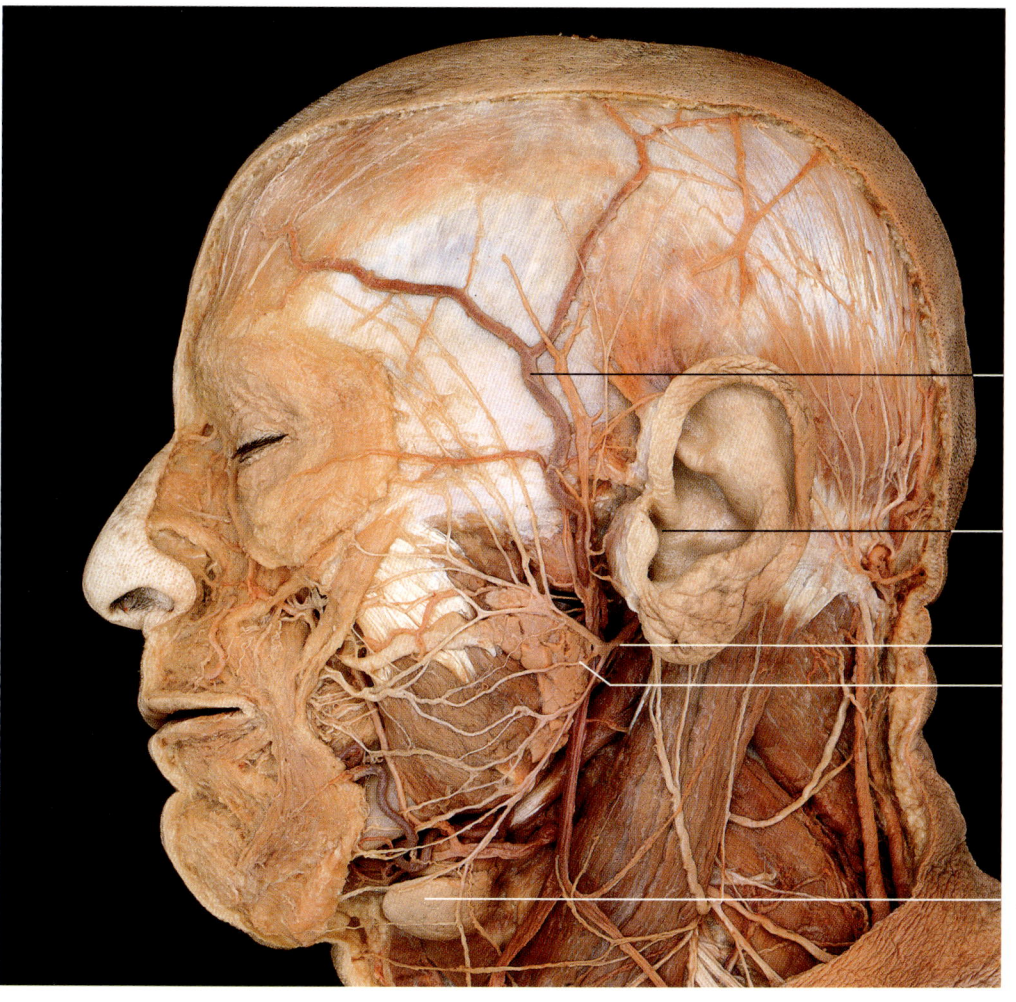

1
2
3
4
5

Anatomisches Präparat des siebten Hirnnervs (Nervus facialis, Gesichtsnerv). Die Ohr-speicheldrüse wurde zum Teil entfernt.

1 Schläfenarterie
2 Äußerer Gehörgang
3 Stamm des Gesichtsnervs
4 Ohrspeicheldrüse
5 Unterzungendrüse

91

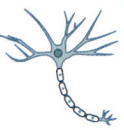

Spinalnerven

Vom Rückenmark gehen in regelmäßiger Folge die 31 Spinalnerven aus. Man spricht von einer **strei-fenförmigen (segmentalen) Gliederung**, die die des Rumpfes (Wirbelsäule, Rippen) widerspiegelt.

In jedem Segment zieht ein Nervenpaar zur Kör-perwand und versorgt dort streifenweise die Haut und die Zwischenrippenmuskeln. Auf Höhe des Schulter- und Beckengürtels bilden die Spinalner-ven Geflechte (sog. Plexus) für die Versorgung der Gliedmaßen.

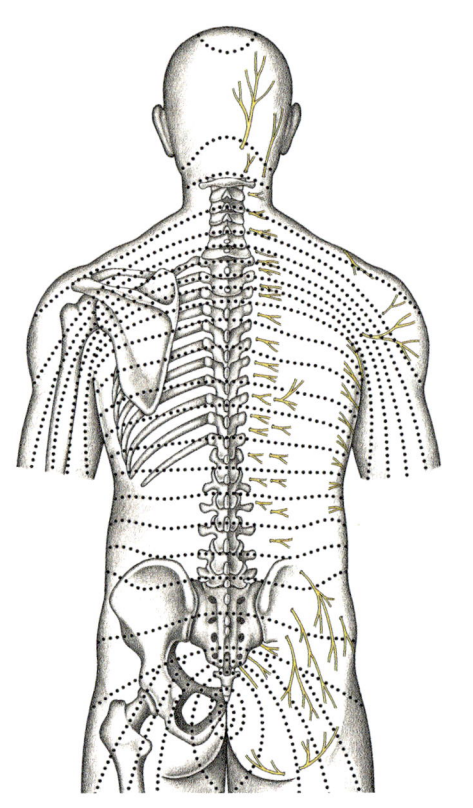

Rhythmische (segmentale) Gliederung der nervösen Versorgung der Haut im Bereich des Rückens. Die Nerven (gelb) stammen von den hinteren Ästen der Spinalnerven des Rückenmarks.

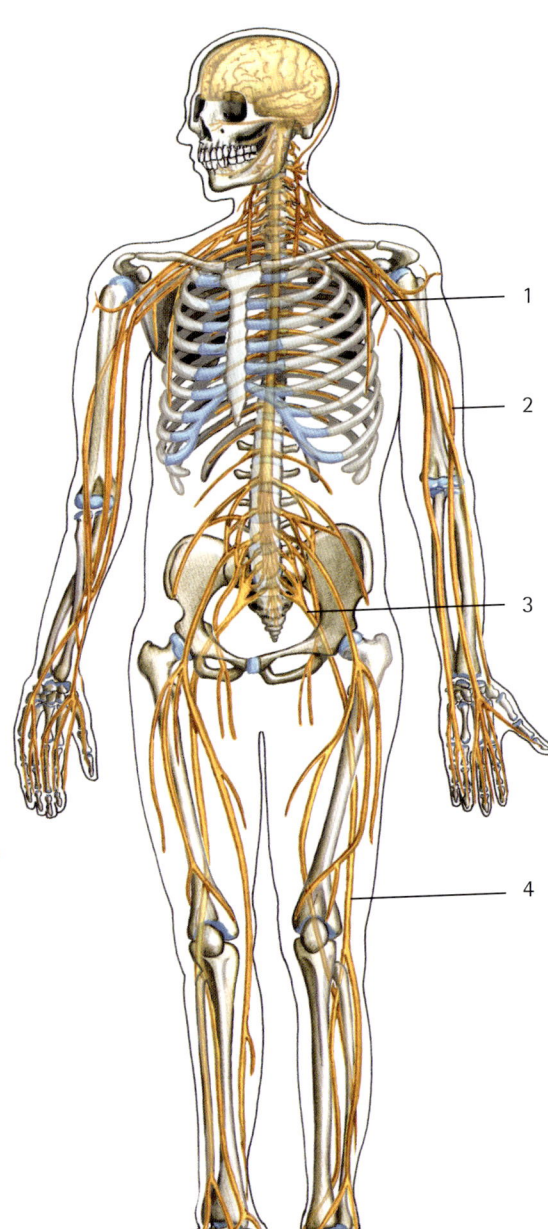

Verlauf der Spinalner-ven und Plexusbildung (Schema).
Die Spinalnerven bilden am Beginn der Glied-maßen jeweils Nerven-geflechte, die sog. Plexus, von denen die Arm- bzw. Beinnerven ausgehen.

1 Armgeflecht in der Achselhöhle
2 Armnerv
3 Beingeflecht in der Gesäßregion
4 Beinnerv (hier: Ischiasnerv)

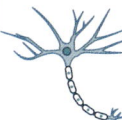

Autonomes oder vegetatives Nervensystem

Das vegetative Nervensystem arbeitet weitgehend selbstständig. Wir können die hier ablaufenden Prozesse nicht willkürlich beeinflussen, sie laufen unbewusst ab. Jedes Organ der Eingeweide besitzt ein dichtes Netzwerk autonomer Nervenfasern, in die auch Nervenzellen (Ganglien) eingelagert sind. Ein übergeordnetes Steuerungszentrum für die Bauchorgane liegt unterhalb des Zwerchfells auf der großen Körperschlagader (Aorta) und wird als **Sonnengeflecht (Plexus solaris)** bezeichnet. Es bekommt Äste vom Grenzstrang des Sympathikus, der neben der Wirbelsäule segmental angeordnet ist und seine Zuflüsse aus dem Rückenmarksegment erhält. Auch Fasern des zehnten Hirnnervs (Nervus vagus), der mit der Speiseröhre abwärts zieht und zum sog. parasympathischen System (s.u.) gehört, enden u.a. im Sonnengeflecht.

In der Bauch- und Beckenhöhle gibt es ebenfalls vegetative Steuerungszentren, die nicht nur die Darm- und Nierentätigkeit, sondern auch die Funktionen der Geschlechtsorgane regeln. Generell ist der **Sympathikus** der »Leistungsnerv«, der Blutdruck und Herztätigkeit steigert sowie Wachheit und Bewusstsein fördert. Der **Parasympathikus** ist dagegen der »Erholungsnerv«, sein Gegenspieler: Er erniedrigt Herztätigkeit und Blutdruck, steigert den Stoffwechsel und fördert Schlaf und Verdauung. Jedes Organ hat eine sympathische und eine parasympathische Nervenversorgung. Auf diese Weise können die organspezifischen Leistungen (die primär eigenständig und unabhängig von den Nerven ablaufen) auf die Anforderungen des Gesamtorganismus abgestimmt werden.

Über den Sympathikus bestehen auch Verbindungen des vegetativen Nervensystems mit den Spinalnerven.

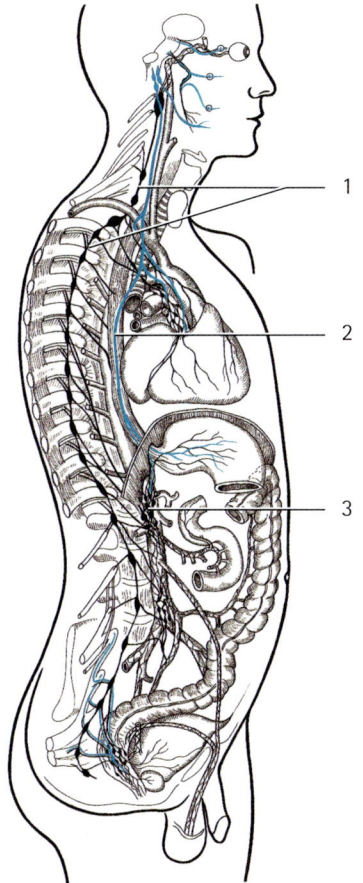

Aufbau des vegetativen Nervensystems (Schema). Die vegetativen Nerven bilden Geflechte in den Organen des Magen-Darm-Kanals sowie in den Organen der Brust- und Bauchhöhle.
Schwarz = Sympathikus,
blau = Parasympathikus.

1 Grenzstrang des Sympathikus
2 Parasympathikus (Nervus vagus)
3 Sonnengeflecht

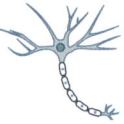

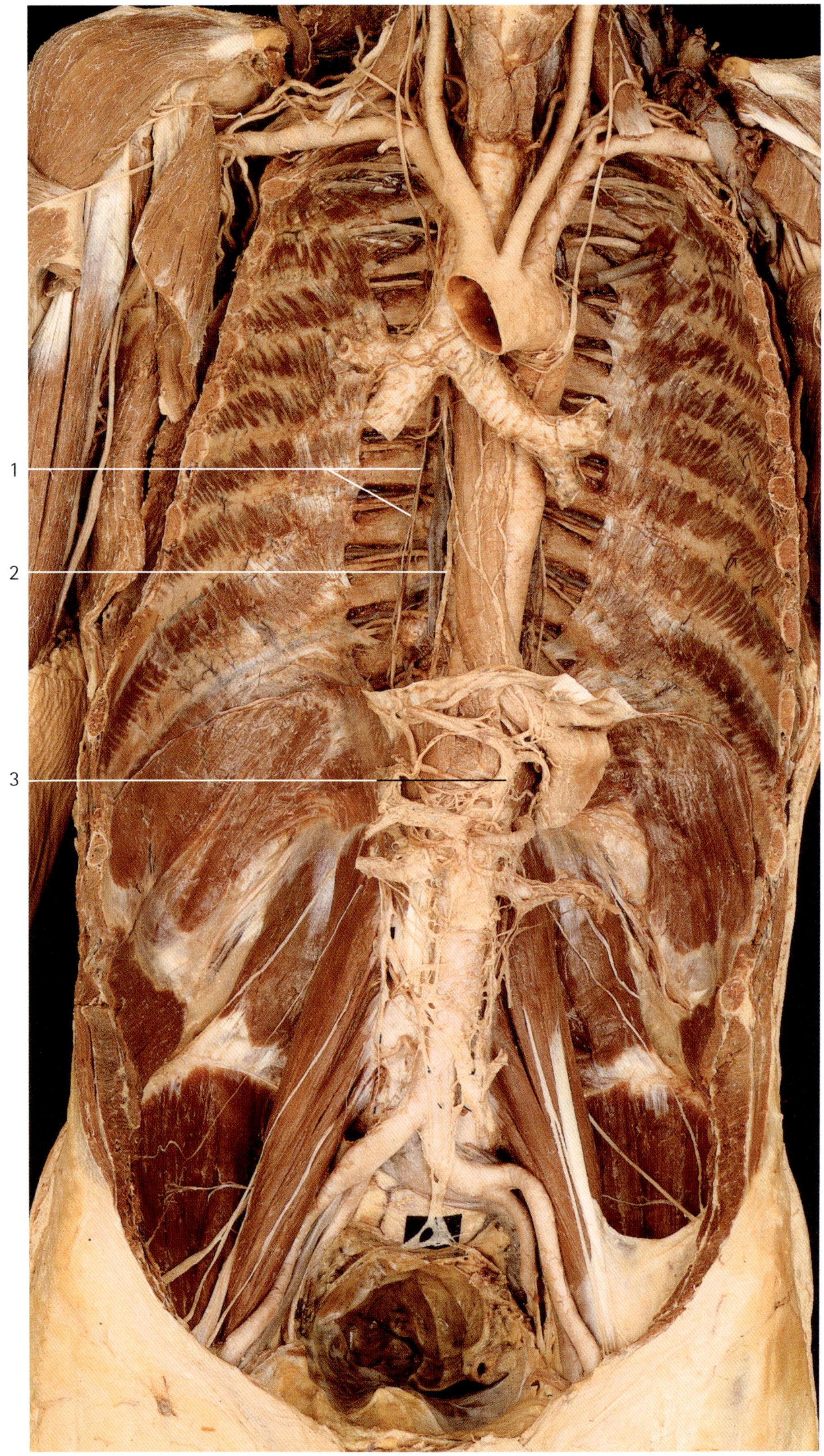

Anatomisches Präparat des vegetativen Nervensystems innerhalb der Körperhöhlen.
Die Organe der Brust- und Bauchhöhle wurden entfernt.

1 Grenzstrang des Sympathikus
2 Parasympathikus (Nervus vagus)
3 Sonnengeflecht

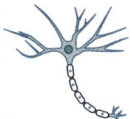

Bei Erkrankungen der inneren Organe können Schmerzen in die Hautmuskel-
segmente der Rückenmarksnerven ausstrahlen (sog. **Head–Zonen**). Daraus kann
der Arzt Rückschlüsse auf Art und Lokalisation der Erkrankungen ziehen. Außerdem können etwa durch Erwärmung der Hautareale (z.B. mit Fangopackungen)
die zugehörigen Eingeweide beeinflusst werden.
So können plötzliche Schmerzen in der linken Schulter durch einen Herzinfarkt
– das Herz liegt dem Zwerchfell an – hervorgerufen werden.

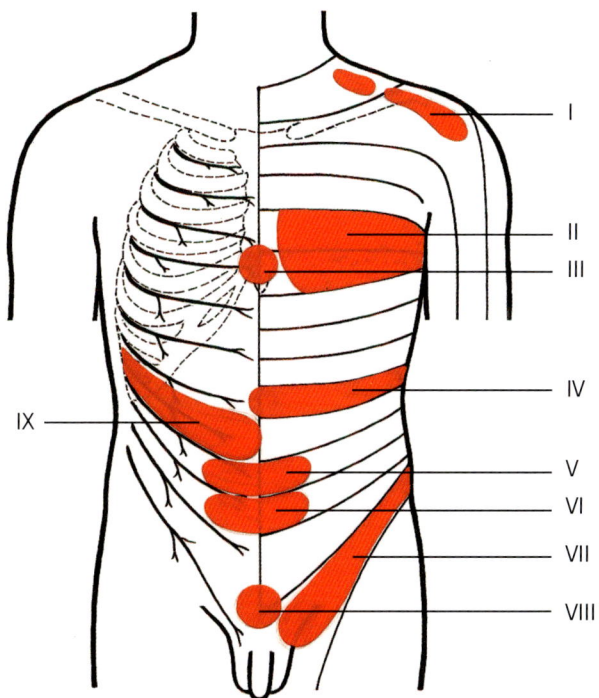

Head–Zonen an der vorderen Rumpfwand. Die rot
markierten Zonen stehen nervös mit den genannten
Organen (I–IX) in Verbindung.

Head-Zonen:

I   Zwerchfell
II Herz (sowie linker Arm und Kleinfinger)
III Speiseröhre
IV Magen
V Dünndarm
VI Dickdarm
VII Nieren, Hoden und Eierstock
VIII Harnblase
IX Leber und Gallenwege

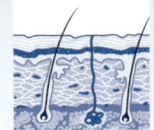

9 Haut

Die Haut ist für den menschlichen Körper ein außerordentlich wichtiges Organ. Sie bildet nicht nur die Grenze des Körpers gegenüber der Außenwelt, sondern auch eine schützende Hülle für die Wärmeregulation und Infektionsabwehr.

Die **Haut** ist an verschiedenen Stellen der Körperoberfläche sehr unterschiedlich dick. Die äußerste Hautschicht **(Epidermis)** besteht aus mehreren Zelllagen. Die oberflächlichste Schicht ist verhornt (Stratum corneum) und schilfert sich je nach Beanspruchung ab. Sie wird von den darunter liegenden Zellschichten kontinuierlich regeneriert. Die Epidermis enthält auch Pigmentzellen.

Nach Sonnenbestrahlung (UV-Licht) bilden diese mehr Pigment, so dass die Haut sich bräunt.

Unterhalb der Epidermis liegt eine faser- und gefäßreiche Gewebsschicht (**Korium** oder **Dermis**). Eine Erweiterung der Gefäße in dieser Schicht kann besonders in der Haut des Gesichtes Erröten, eine Verengung ein Erblassen bewirken. Epidermis und Dermis zusammen bilden die Haut im engeren Sinn (**Kutis**). Darunter befindet sich das subkutane Fettgewebe (**Subkutis**). Die Subkutis wird meist durch eine feste Faserschicht (Faszie) von der angrenzenden Muskulatur abgegrenzt. Hier kann sich Fettgewebe – oft in großen Mengen,

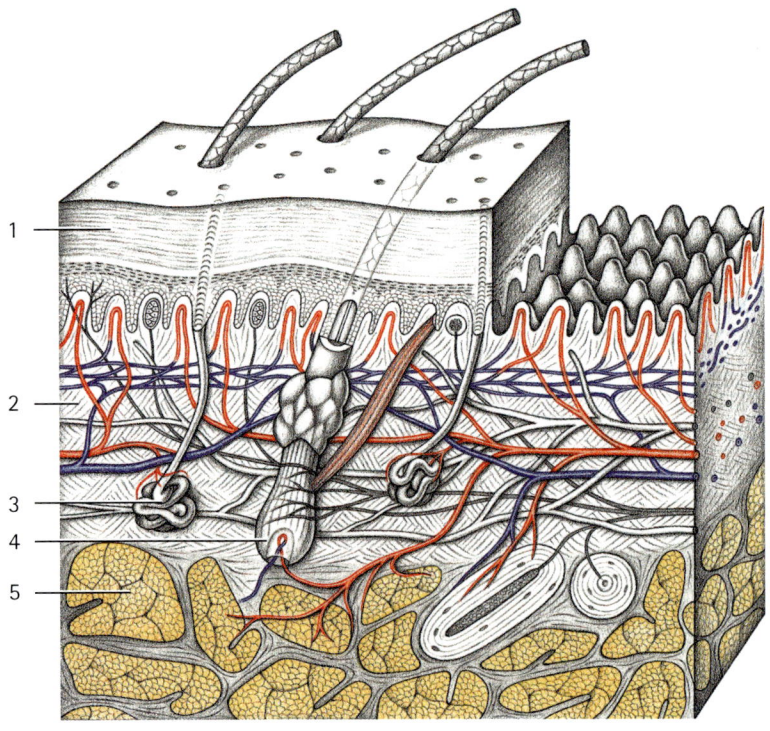

Schichten der Haut (Schema).
Rot = Arterien,
blau = Venen.

1	Äußere Hautschicht (Epidermis)
2	Anschließende Gewebsschicht (Dermis)

} Kutis

3 Schweißdrüse
4 Haarwurzel
5 Subkutanes Fettgewebe

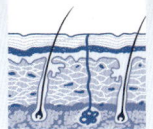

z.B. in der Bauchhaut – einlagern. Dieses Fettgewebe ist nicht nur Wärme- und Kälteschutz, sondern auch Energiereserve, die bei Hungerzuständen weitgehend eingeschmolzen werden kann.

Durch die zahlreichen verschiedenartigen Sinnesorgane der Haut können wir uns mit der Außenwelt in Verbindung setzen. Die an den Haarschäften gelegenen **Talgdrüsen** fetten die Hautoberfläche ein und verhindern dadurch einen Wärmeverlust. Auch die **Schweißdrüsen** dienen der Wärmeregulation, können aber auch Stoffwechselendprodukte oder andere Substanzen ausscheiden. Das große venöse Gefäßnetz unterhalb der Epidermis ist ebenfalls für die Wärmeregulation zuständig. Die **Duftdrüsen** im Bereich der Achselhöhlen und der Genitalregion erzeugen einen individuellen Körpergeruch.

Die **Haare** (etwa 6 Millionen am ganzen Körper) entstehen durch Einstülpungen der oberflächlichen Zellschicht (Epidermis). Sie regenerieren sich kontinuierlich und wachsen etwa einen Zentimeter im Monat. Durch kleine Muskeln können sie sich aufrichten. Dies geschieht besonders bei Kälte oder psychischem Stress (jemandem stehen »die Haare zu Berge«). Die Haare schaffen insgesamt einen zusätzlichen Wärmemantel.

An den Handflächen und Fußsohlen ist die Haut haarlos und stärker verhornt, so dass sie hier mechanisch belastet werden kann. Besonders an den Fingerkuppen befinden sich in allen Hautschichten Sinnesorgane, mit denen Druck, Berührung, Schmerz und Temperaturveränderungen besonders deutlich wahrgenommen werden können. Das Furchenrelief an Handfläche und Fingern hat individuelle Strukturmerkmale und kann zur Identifizierung benutzt werden (Fingerabdrücke).

Da die Subkutis schlechter durchblutet ist als die Muskulatur, werden Medikamente, die nur langsam in den Kreislauf gelangen sollen, subkutan und nicht intramuskulös gespritzt.

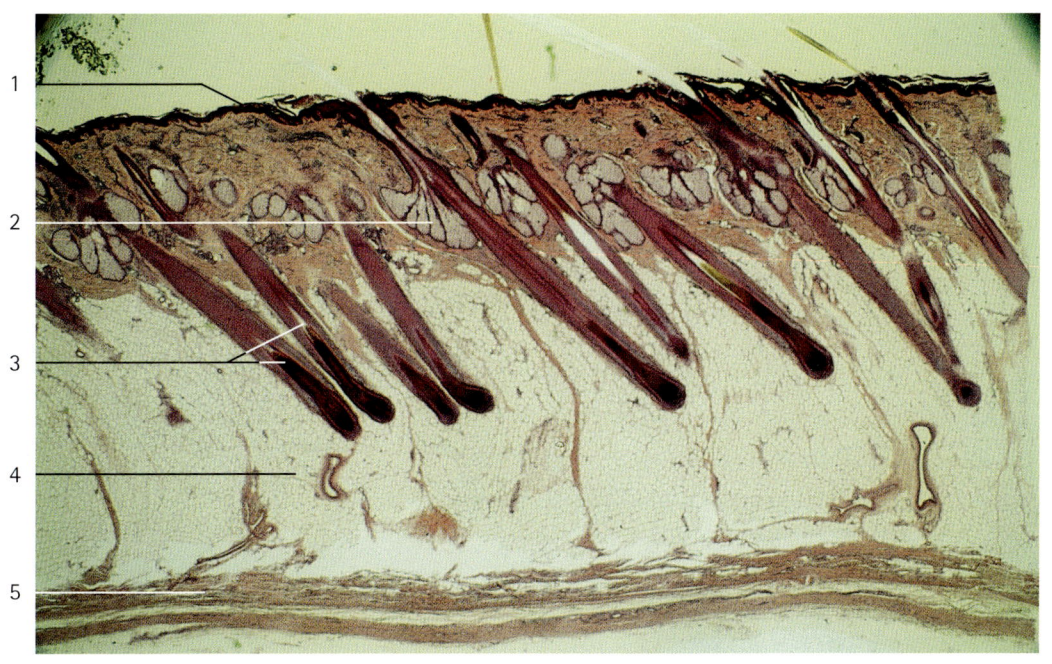

Mikroskopischer Schnitt durch die behaarte Haut (Kopfhaut). Die Hornschicht ist relativ dünn. Die zahlreichen Haare reichen mit ihren Haarwurzeln bis in die subkutane Bindegewebsschicht hinein.

1 Epidermis
2 Talgdrüse eines Haares
3 Haarwurzeln
4 Subkutanes Fettgewebe
5 Knochenhaut

97

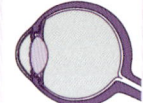

10 Sehen

Beim Sehvorgang werden – ähnlich wie bei einer Kamera – die Lichtstrahlen, die von einem Objekt ausgehen, durch die Linsensysteme des Auges so gebrochen, dass umgekehrt verkleinerte Bilder auf der Netzhaut entstehen, die anschließend vom Nervensystem ausgewertet werden.

Auge

Die **Linsensysteme**, die die von den Objekten ausgehenden Strahlen brechen, sind die durchsichtige gekrümmte **Hornhaut** und die **intraokuläre Linse** im Augeninneren. Während die Brechkraft der Hornhaut unverändert ist, kann die Form der intraokulären Linse und damit ihre Brechkraft verändert werden. Das Bild kann auf diese Weise scharf gestellt werden (Akkommodation). Dabei liegt der Brennpunkt der Linsensysteme im inneren Netzhautbereich. Ist das Auge zu lang, so liegt der Brennpunkt im Augeninneren und das Bild wird unscharf gesehen (Kurzsichtig-

keit, Myopie). Ist dagegen das Auge zu kurz, so liegt der Brennpunkt hinter dem Auge (Weitsichtigkeit, Hyperopie). Durch Zusatz entsprechender künstlicher Linsen (Brillen) können diese Längenverschiebungen des Auges ausgeglichen werden. Vor der intraokulären Linse liegt die **Irisblende** mit einer zentralen Öffnung (Pupille), die durch entsprechende Muskelsysteme eng bzw. weit gestellt werden kann und so eine Anpassung an die Helligkeit erlaubt. Durch ihren unterschiedlichen Pigmentgehalt verleiht die **Regenbogenhaut** (Iris) dem Auge seine charakteristische Farbe.

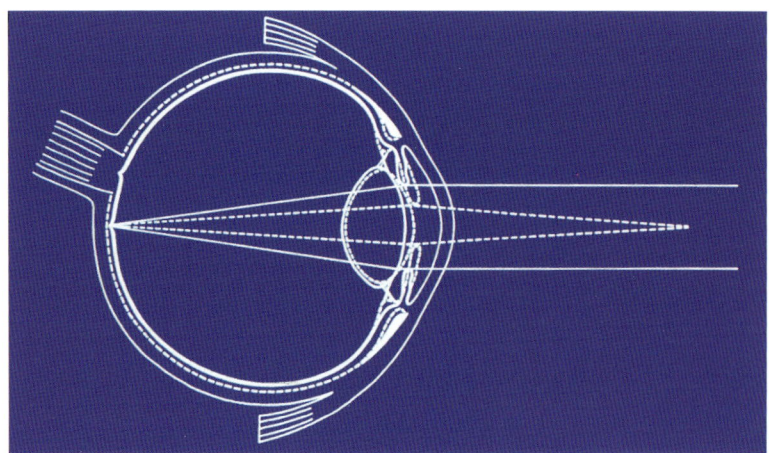

Strahlengang des Lichtes durch das Auge (Schema). Die Lichtstrahlen werden durch die Linse auf die Stelle des schärfsten Sehens (Makularegion) zentriert. Durch Verstärkung der Linsenkrümmung kann die Brechkraft der Linse erhöht werden, so dass auch näher am Auge befindliche Gegenstände scharf gesehen werden können (Akkommodation, punktierte Linie).

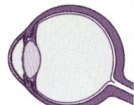

Netzhaut (Retina)

Im Gegensatz zum Film einer Kamera ist die Netzhaut auch selbst an der Verarbeitung des Bildes beteiligt. Die Netzhaut enthält die Sinneszellen (Fotorezeptoren), die die äußere Lage der insgesamt drei Nervenzellschichten bilden. Es gibt etwa 120 Millionen **Stäbchen** für die Helligkeitsempfindung und etwa 6 Millionen **Zapfen** für das Farbensehen.

Man kann drei Gruppen von Zapfen unterscheiden, die jeweils für verschiedene Wellenlängen des Lichtes, also für Blau über Grün, Gelb bis Rot empfindlich sind.

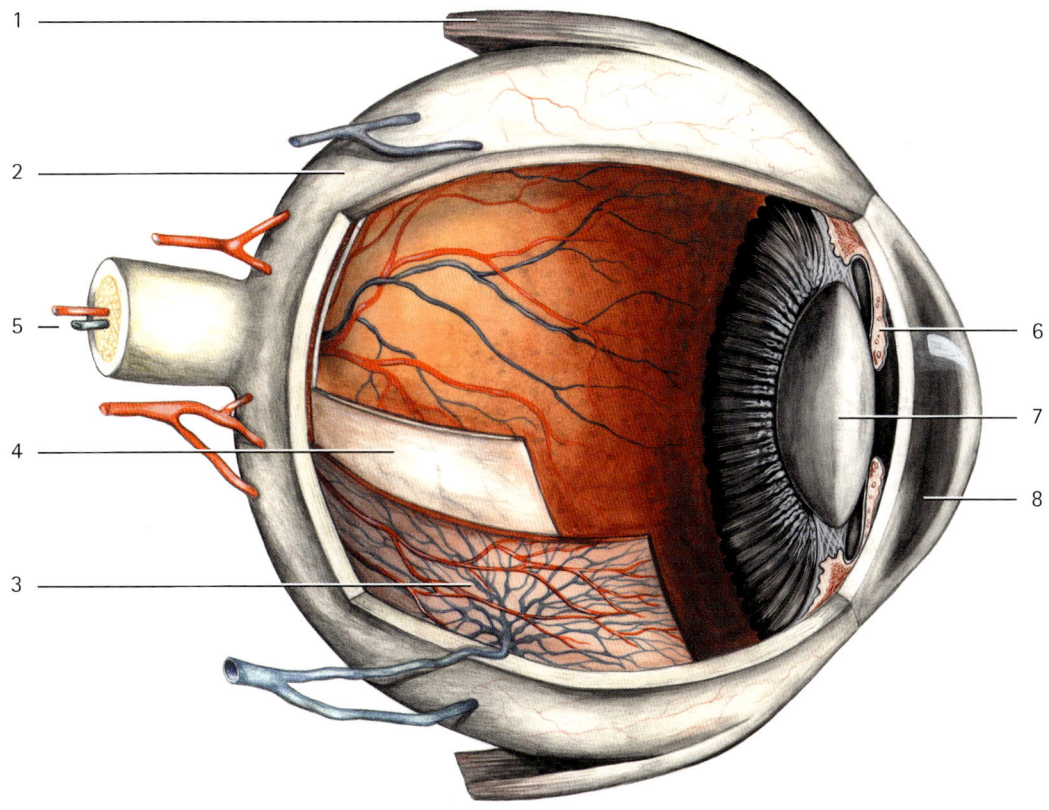

Auge mit Sehnerv und Linse (von der Seite, Schema). Die Schichten des Augapfels sind im linken Bildteil von außen nach innen stufenweise dargestellt.

1 Augenmuskel
2 Lederhaut
3 Aderhaut mit Blutgefäßen
4 Netzhaut
5 Sehnerv (gelb hervorgehoben) mit Blutgefäßen
6 Regenbogenhaut
7 Linse
8 Hornhaut

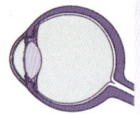

Die Stäbchen und Zapfen sind jedoch nicht gleichmäßig in der Netzhaut verteilt. Am Augenhintergrund, wo die Netzhaut etwas »eingedellt« ist, sind nur Zapfen vorhanden. Diese sog. **Makularegion** ist für uns die Region des schärfsten Sehens.

Im Bereich des Sehnervenkopfes, in dem die Nervenfasern des Nervus opticus das Auge verlassen, fehlen die Sinneszellen. Dies ist der **»blinde Fleck«**. Hier betreten auch die Zentralgefäße, die die Netzhautschichten von innen her ernähren, das Auge.

> Wenn eine Zapfenart nicht vorhanden ist, kann der Betroffene die entsprechende Farbe nicht erkennen und ist z.B. rotgrünblind.

> Bei einem Ausfall der Makula (Makuladegeneration im Alter) können bis zu 90% der Sehkraft verloren gehen!

> Mit einem Augenspiegel lassen sich die Gefäße des Augenhintergrundes gut erkennen. Veränderungen des Gefäßsystems des Körpers (wie z.B. bei Zuckerkrankheit oder Bluthochdruck) kann der Arzt an diesem »Augenhintergrund« deshalb frühzeitig entdecken.

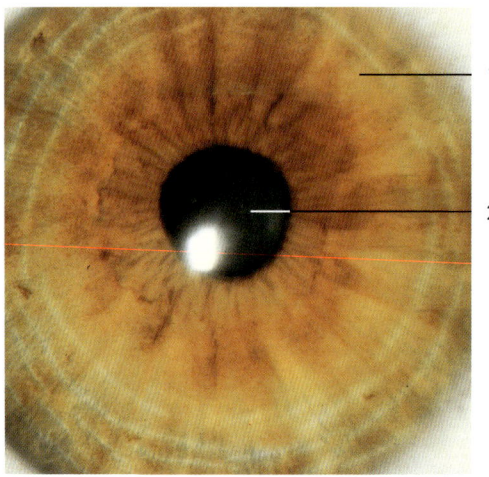

Vorderes Augensegment. Die durchsichtige Hornhaut ermöglicht den Blick auf die Regenbogenhaut, die Iris (1). Hinter der Irisöffnung, der Pupille (2), liegt die durchsichtige Linse.

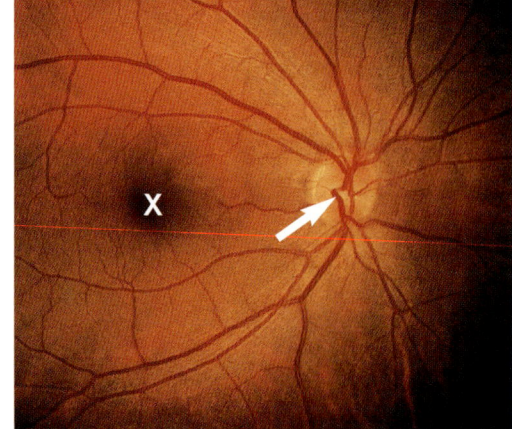

Augenhintergrund. Die Stelle schärfsten Sehens – die sog. Makula (x) – und der blinde Fleck – die Austrittsstelle des Sehnervs (Pfeil) – sind markiert. Am blinden Fleck treten die Netzhautgefäße in das Auge ein.

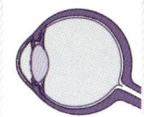

Sehbahn

Die von den Sinneszellen der Netzhaut (Fotorezeptoren) aufgenommenen Erregungen werden in zwei weiteren Nervenzellschichten verarbeitet, in ihrer Intensität verändert oder neu geordnet. Die so entstandene Information wird über den **Sehnerv** an das Gehirn weitergeleitet.

Nach Durchtritt durch die Schädelbasis kreuzen die Sehnervenfasern unmittelbar unter der Hirnanhangsdrüse (Hypophyse).

Im Gehirn ziehen die Nervenfasern zunächst zum Thalamus (Tor zum Bewusstsein, s. S. 80), der einen Großteil der Informationen zurückhält. Von hier aus ziehen die Fasern dann als eigentliche **Sehbahn** zu den primären Rindenfeldern des Großhirns im Bereich des Hinterhauptslappens. Hier wird uns das wahrgenommene Bild bewusst.

Auf ihrem Weg geht die Sehbahn zahlreiche Verbindungen zu anderen Systemen ein. So gehen in der Nähe der **Sehnervenkreuzung** (Chiasma op-

» Tumoren der Hirnanhangsdrüse werden häufig erst dadurch erkannt, dass sie Sehstörungen hervorrufen. «

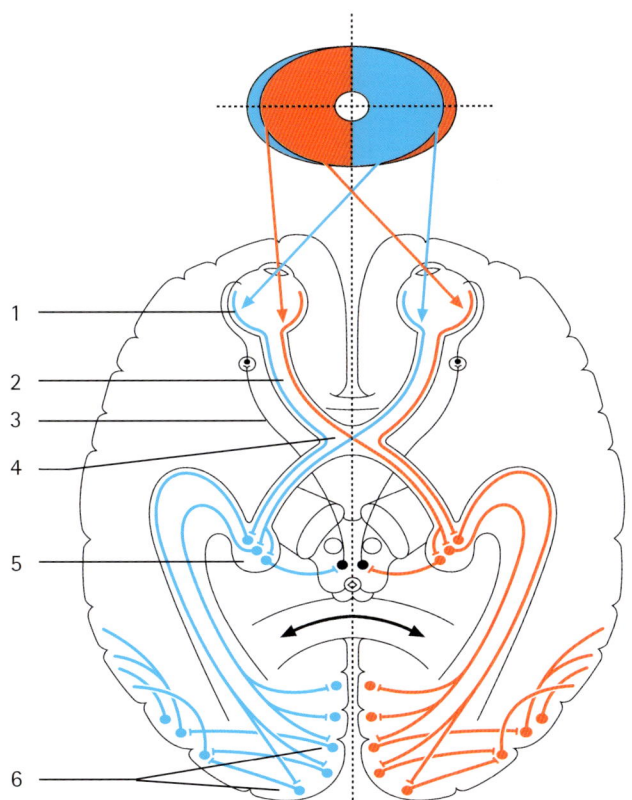

Schema der Sehbahn. Das Bild beider Augen wird über den Sehnerv und die Sehnervenkreuzung zum seitlichen Kniehöcker des Zwischenhirns und dann zur Sehrinde des Großhirns weitergeleitet.

1 Netzhaut des Auges
2 Sehnerv
3 Dritter Hirnnerv (Nervus oculomotorius)
4 Sehnervenkreuzung
5 Seitlicher Kniehöcker
6 Sehzentren im Hinterhauptslappen des Großhirns

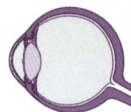

ticum) Fasern zum Zwischenhirn ab. Über diese Fasern wird das vegetative Nervensystem und auch die Zirbeldrüse über den Sonnenstand vor Ort (und damit über die jeweilige Ortszeit) informiert.

Diese Information ist eine wichtige Voraussetzung für den **Tag-Nacht-Rhythmus** (Zirkadianrhythmus) verschiedener Organsysteme (s. S. 76).

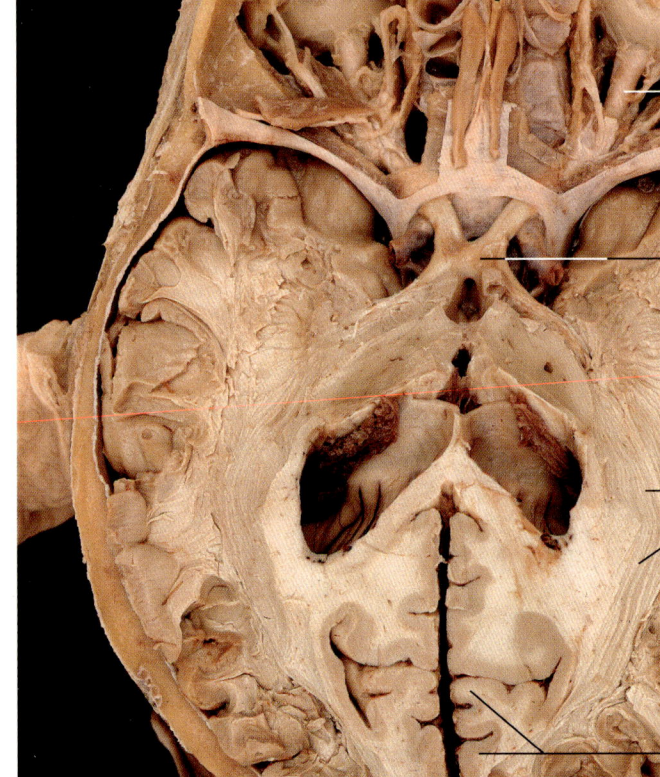

Anatomisches Präparat des Sehsystems
(Ansicht von oben).
Der Stirnpol liegt am oberen Bildrand. Das Schädeldach und obere Teile des Gehirns wurden entfernt, ebenso das Dach der Augenhöhlen.
Die Gehirnzentren für das Sehsystem liegen im Hinterhauptslappen des Großhirns.

1 Auge
2 Sehnerv
3 Sehnervenkreuzung
4 Sehbahn im Gehirn
5 Primäre Sehzentren im Hinterhauptslappen des Großhirns

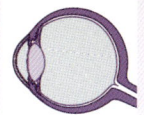

Lidapparat und Bindehaut

Das Tränensystem sorgt zusammen mit den Lidern für die Befeuchtung des Auges, so dass die Hornhaut durchsichtig bleibt. Die Lider, die innen von der Bindehaut (Konjunktiva) bedeckt sind, werden seitlich durch Bänder am Knochen fixiert.

Sie führen eine Art Wischbewegung aus. Die Bewegungsrichtung ist, ähnlich wie bei einem Scheibenwischer, von außen oben nach innen zu den Tränenkanälchen hin gerichtet. Durch diese Wischbewegung wird die Tränenflüssigkeit, die auch eine Reinigungs- und Schutzfunktion erfüllt, ständig gleichmäßig über die Hornhaut verteilt.

Ein Austrocknen des Auges führt bei zu geringer Bildung von Tränenflüssigkeit zu Hornhautschäden, wenn nicht eine Tränenersatzflüssigkeit getropft wird.

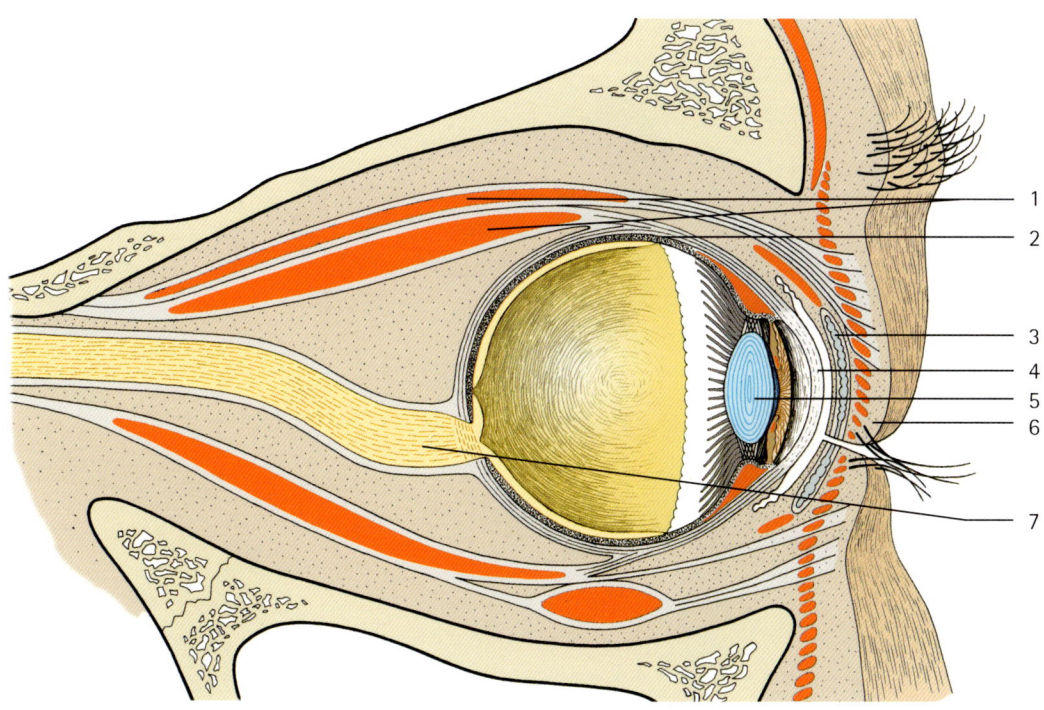

Schnitt durch die Augenhöhle mit Auge, Augenmuskeln und Sehnerv (von der Seite, Schema). Vorne wird das Auge durch den Lidapparat geschützt.

1 Augenmuskeln
2 Lederhaut
3 Bindehaut
4 Hornhaut
5 Linse
6 Oberlid
7 Sehnerv

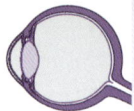

Da die **Tränendrüse** außen oben in der Augenhöhle liegt, fließt die Tränenflüssigkeit kontinuierlich von oben über das Auge zum inneren Lidwinkel, wo die beiden Tränenkanälchen liegen. Diese münden in den Tränen-Nasen-Kanal, der unter der unteren Nasenmuschel endet.

Das **Flüssigkeitssystem im Augeninneren** besteht aus:

- dem sog. Kammerwasser, einer durchsichtigen Flüssigkeit, die im vorderen Augenabschnitt zirkuliert, und
- dem gelartigen Glaskörper, der den hinteren Augenabschnitt ausfüllt.

Da die Linsensysteme im vorderen Augenabschnitt durchsichtig sein müssen, übernimmt das Kammerwasser die Ernährung dieser Systeme. Beide Flüssigkeitssysteme bestimmen auch den Augeninnendruck und damit die Form des Auges.

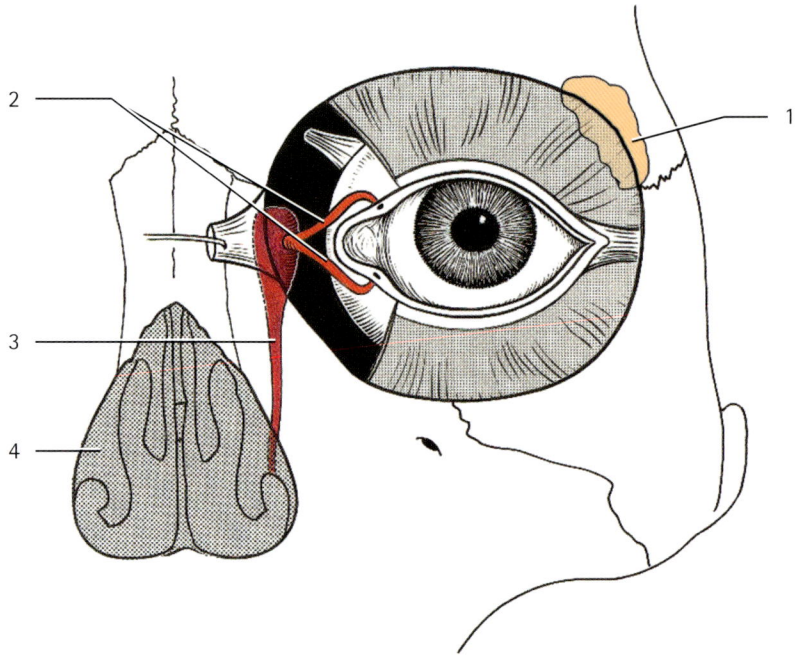

Tränenapparat (Schema). Die Tränendrüse liegt oben, außen im Dach der Augenhöhle und mündet mit mehreren Ausführungsgängen in den Bindehautsack. Die Tränenflüssigkeit fließt über die Tränenkanälchen in den Tränen-Nasen-Gang, der unter der unteren Nasenmuschel endet.

1 Tränendrüse
2 Tränenkanälchen
3 Tränen-Nasen-Gang
4 Untere Nasenmuschel

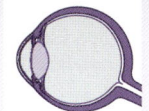

Störungen im Stoffwechsel der intraokulären Linse können zu Linsentrübungen und damit zu Sehstörungen wie dem **grauen Star** (Katarakt) führen. Dieser kann heute operativ durch Einsetzen einer künstlichen Linse geheilt werden.

Ist das Gleichgewicht zwischen Kammerwasserbildung und -abfluss gestört, kann der Augeninnennendruck steigen und dadurch die Sehnervenfasern geschädigt werden. Es entsteht ein grüner Star (Glaukom). Durch medikamentöse Senkung des Augeninnendruckes kann einer Erblindung vorgebeugt werden.

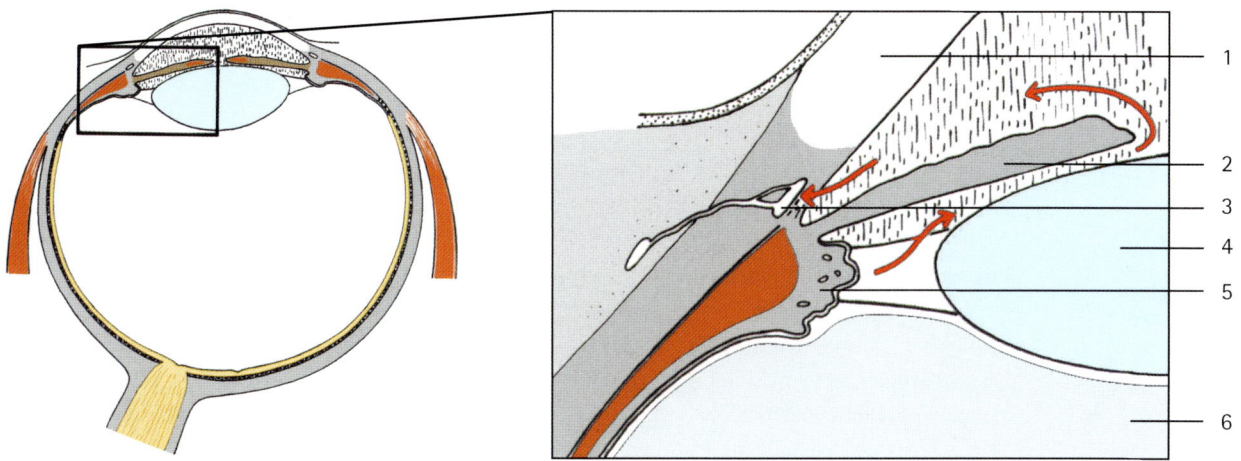

Kammerwasserzirkulation im vorderen Augenabschnitt (Schema; links: Übersicht, rechts: Ausschnittsvergrößerung). Das Kammerwasser (gestrichelt angedeutet) wird im Ziliarkörper aus dem Blut abgesondert, umspült die Linse und fließt durch die Pupille in die vordere Augenkammer (rote Pfeile). Am hinteren Ende der Hornhaut befindet sich ein kleiner Kanal, der sog. Schlemm-Kanal, durch dessen Wand das Kammerwasser wieder ins Blut filtriert wird.

1 Hornhaut
2 Regenbogenhaut
3 Schlemm-Kanal
4 Linse
5 Ziliarkörper
6 Glaskörper

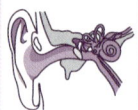

11 Hören und Gleichgewicht

Für diese beiden unterschiedlichen Funktionen ist **ein Organ**, das so genannte **Labyrinth**, zuständig. Es besteht daher auch aus zwei ganz verschiedenen Sinnesorganen: dem Hörorgan einerseits und dem Gleichgewichts- oder Vestibularorgan andererseits. Das Labyrinth liegt im Felsenbein, im härtesten, pyramidenförmig gestalteten Knochen der Schädelbasis. Durch das Gleichgewichtsorgan nehmen wir den Raum in seinen drei Dimensionen wahr. Durch das Hörorgan erfahren wir – gewissermaßen als »Klangbild« – unsere Umgebung mit einem weiteren Sinn: Während das Auge nur die Oberfläche erkennt, z.B. einen goldfarben lackierten Tisch als aus Gold bestehend ansieht, erkennt das Ohr beim Beklopfen des Tisches sofort das Material, aus dem der Tisch besteht.

Hörorgan

Wie werden Töne, die physikalisch ja nichts anderes als Schwingungen verschiedenster Frequenz sind, wahrgenommen?
Die Schwingungen müssen dafür von entsprechenden Hörsinneszellen registriert werden. Bevor die Schwingungen die Sinneszellen erreichen, werden sie aber zunächst im Gehörgang und im Mittelohr verändert.

Das **äußere Ohr** wirkt wie eine Art Trichter, durch den die Schallwellen über den äußeren Gehörgang zum Trommelfell geleitet werden. Das

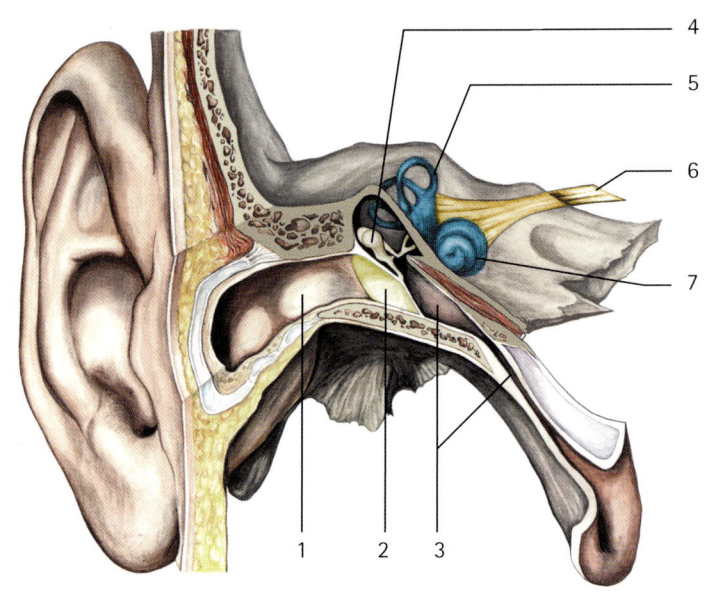

Aufbau des Hörorgans (Schema). Im Mittelohr, das durch die Ohrtrompete mit dem Rachen in Verbindung steht, liegen die Gehörknöchelchen, die die Schallwellen vom Trommelfell auf das Innenohr übertragen. Das Hörorgan (Schnecke) und das Gleichgewichtsorgan (Bogengänge) liegen im Felsenbein.

1 Äußerer Gehörgang
2 Trommelfell
3 Ohrtrompete
4 »Gehörknöchelchenbrücke« im Mittelohr
5 Bogengänge
6 Gehör- und Gleichgewichtsnerv
7 Schnecke

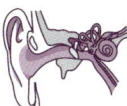

Trommelfell kann durch einen Muskel verspannt werden; dadurch wird die Frequenz der Schwingungen verstellt. An das Trommelfell grenzt nach innen das **Mittelohr**. Das Mittelohr ist ein luftgefüllter Raum, in dem die Gehörknöchelchen (Hammer, Amboss und Steigbügel) fast schwerelos aufgehängt sind.

Der Druck im Mittelohr wird durch die **Ohrtrompete** (Tube), die das Mittelohr mit dem Rachen verbindet, dem Druck der Außenwelt angepasst. Druckschwankungen werden hier also ausgeglichen.

Die **Gehörknöchelchen** des Mittelohrs wiederum sind nach innen mit dem Flüssigkeitssystem des **Innenohrs** verbunden, das die Sinneszellen enthält.

Die Schwingungen des Trommelfells werden also durch die Gehörknöchelchen in Flüssigkeitswellen umgewandelt, die im **Innenohr** dann von den Sinneszellen in der 2½-fach gewundenen **Schnecke** wahrgenommen werden.

> Ist die Tube z.B. durch Entzündungen im Nasen-Rachen-Raum verschlossen, können neben Schmerzen auch Hörstörungen auftreten.

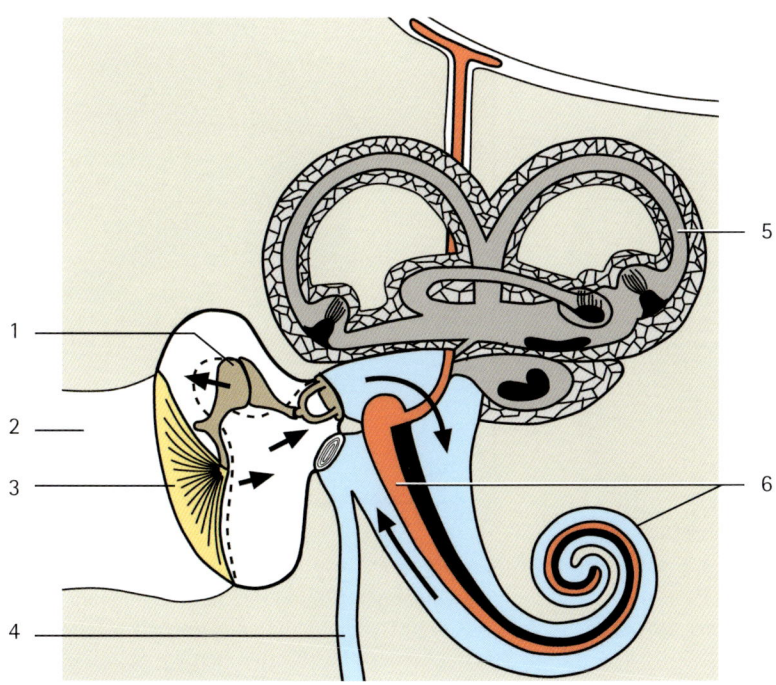

Hör- und Gleichgewichtsorgan. Hörorgan: Aufbau von Mittel- und Innenohr (Schema).
Die vom Gehörgang kommenden Luftschwingungen werden vom Trommelfell auf die »Gehörknöchelchenbrücke« aus Hammer, Amboss und Steigbügel übertragen (kurze Pfeile = Schwingungsrichtung). Sie bewirken in den flüssigkeitsgefüllten, sog. Perilymphgängen des Innenohres Druckwellen (lange Pfeile = Richtung der Druckwellenausbreitung), die den Schneckengang mit dem Sinnesorgan (Corti-Organ) in Schwingung versetzen. Diese Schwingungen werden von den Sinneszellen registriert und von den Nerven an das Gehirn weitergeleitet.

1 »Gehörknöchelchenbrücke« im Mittelohr
2 Äußerer Gehörgang
3 Trommelfell
4 Ohrtrompete
5 Bogengang
6 Schnecke

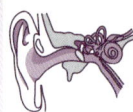

Die Schnecke enthält einen flüssigkeitsgefüllten Hohlraum, in dem eine Membran ausgespannt ist. Dieser Membran sitzen die Sinneszellen des Hörorgans, die sog. **Haarzellen**, auf. Wird die Flüssigkeit der Schnecke in Schwingung versetzt, so wird die dadurch entstehende Schwingung der Membran von den Haarzellen registriert und an das Gehirn weitergeleitet.

Hörbahn

Die Erregungen der Haarzellen des Innenohrs werden über den Hörnerv (Nervus vestibulocochlearis) und die Hörbahn zunächst zum Thalamus geleitet. Dort werden sie gefiltert und dann an die primären Hörfelder im Bereich des Schläfenlappens des Großhirns weitergeleitet. Hier werden uns die Töne bewusst.

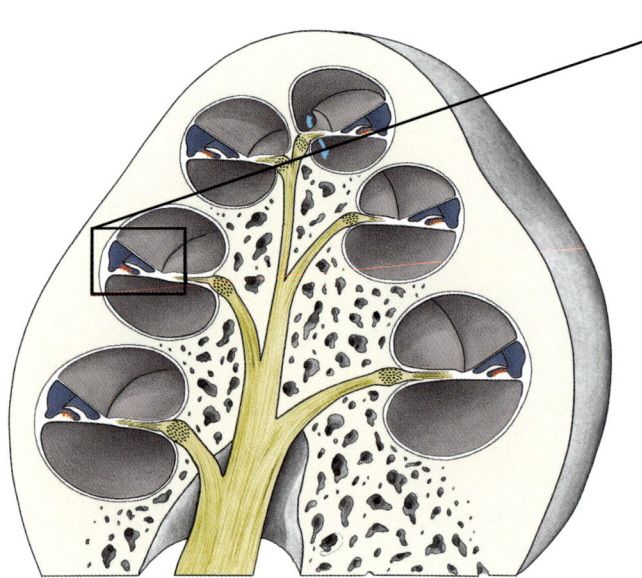

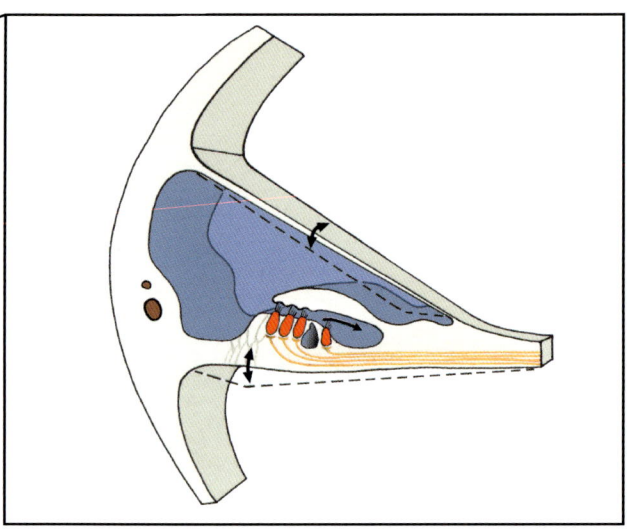

Längsschnitt durch die spindelförmige Schnecke (Schema). Der durch das Viereck markierte Ausschnitt ist in der nebenstehenden Abbildung detailliert wiedergegeben.
Vom Sinnesorgan (Corti-Organ, rot), das am Boden des spiralig in der Schnecke verlaufenden Schneckenganges (dunkelblau) lokalisiert ist, gehen Nervenfasern (gelb) aus, die sich zum Hörnerv vereinigen.
Der Schneckengang ist von zwei ebenfalls spiralig gewundenen flüssigkeitsgefüllten Gängen umgeben.

Schwingungen (Pfeile) des Schneckenganges beim Hörvorgang (Ausschnittsvergrößerung aus der nebenstehenden Abbildung).
Rot = Sinneszellen (Corti-Organ).

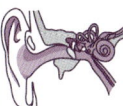

Gleichgewichtsorgan

Das Gleichgewichtsorgan besteht aus drei flüssigkeitsgefüllten **Bogengängen**, die senkrecht aufeinander stehen. Jeder Bogengang besitzt eine ampullenartige Erweiterung, in der ein pinselförmiges Sinnesorgan untergebracht ist. Bewegt sich unser Kopf in einer dieser Ebenen, verbiegen sich die entsprechenden »Pinsel« und erregen die zugehörigen Sinnesnerven. Diese Informationen werden dann an das Gehirn weitergegeben, so dass wir wissen, wie wir uns im Raum bewegen.

Die Basis der Bogengänge ist mit zwei säckchenförmigen Hohlräumen verbunden (Utriculus und Sacculus). Hier liegen zwei Sinnesorgane, die Kalkkristalle an ihrer Oberfläche tragen, sog. **»Hörsteinchen«**.

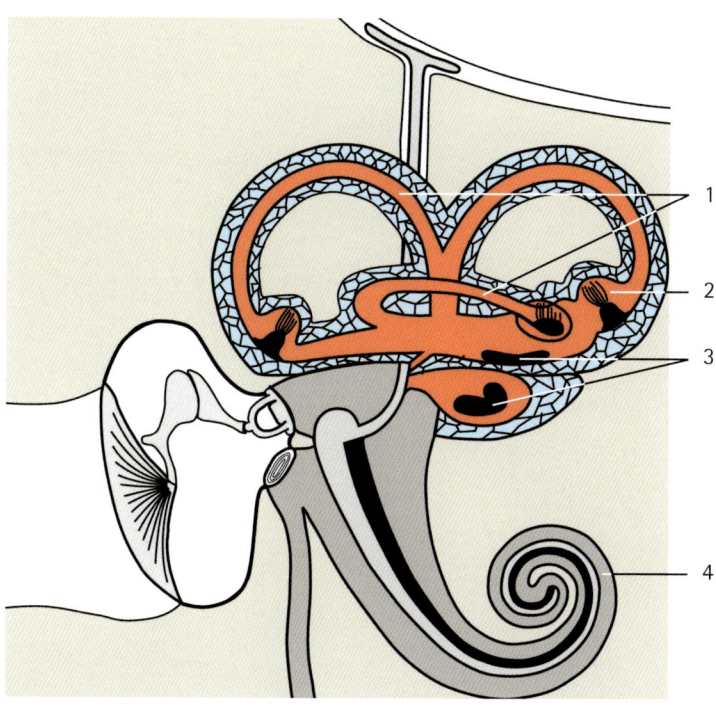

Hör– und Gleichgewichtsorgan. Gleichgewichtsorgan: Aufbau und Stellung der Bogengänge (Schema).
Die drei Bogengänge beherbergen jeweils eine ampullenartige Erweiterung mit einem Sinnesorgan, das Bewegungen des Körpers im Raum wahrnimmt. In säckchenförmigen, ebenfalls flüssigkeitsgefüllten Hohlräumen liegen die statischen Sinnesorgane mit den »Hörsteinchen« (Otolithen).

1 Bogengänge
2 Ampulle mit Sinnesorgan
3 Statische Sinnesorgane (Utriculus und Sacculus) mit »Hörsteinchen«
4 Schnecke

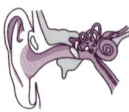

Bewegt sich unser Körper in der Senkrechten, also nach oben oder unten, drücken diese Kristalle auf ihre Unterlage. Das wird von den zugehörigen Sinneszellen registriert. Diese »Hörsteinchen« kontrollieren also permanent die Position unseres Kopfes im Verhältnis zum Mittelpunkt der Erde, zum Zentrum der Schwerkraft.

» Eine Schädigung des Gleichgewichtsorgans geht mit Schwindel, Übelkeit und Sehstörungen einher. «

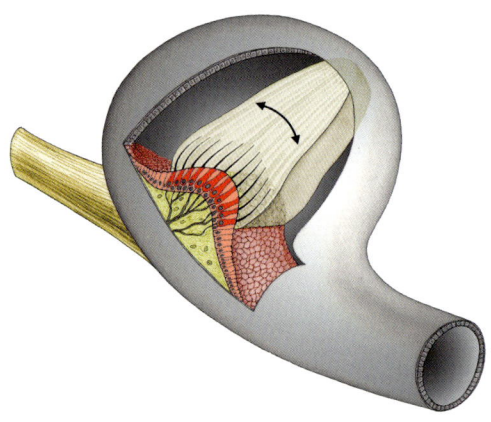

Aufbau einer Bogengangsampulle mit Sinneszellen (rot) und beweglichem »Pinsel« (Schema).
Bei den Körperbewegungen schwingt der »Pinsel« hin und her (Pfeile). Dies wird von den Sinneszellen registriert und von den ableitenden Nerven dem Gehirn (Kleinhirn) gemeldet.

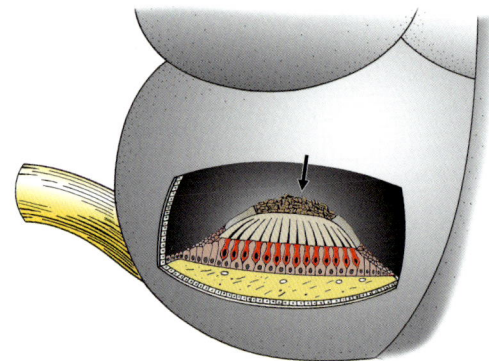

Aufbau eines statischen Sinnesorgans (Schema). Auf der Membran über den Sinneszellen (rot) liegen kleine Kalkkristalle, die sog. »Hörsteinchen« (Otolithen, Pfeil).

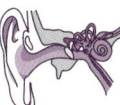

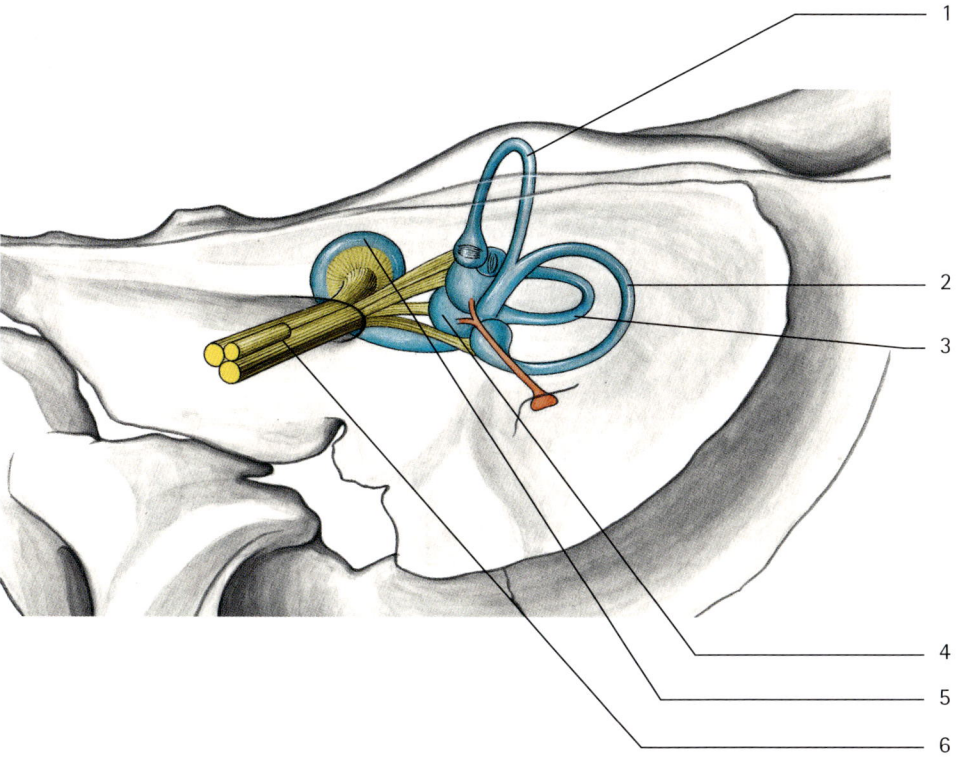

Lage des Labyrinthorgans (Bogengänge und Schnecke, blau) mit den zugehörigen Nerven (gelb) im Felsenbein (rechte Seite, von hinten gesehen). Der achte Hirnnerv (Hör- und Gleichgewichtsnerv) leitet die Erregungen sowohl von den Bogengängen als auch von der Schnecke zum Gehirn.

1 Oberer Bogengang
2 Hinterer Bogengang
3 Seitlicher Bogengang
4 Säckchenförmige Erweiterung mit den statischen Sinnesorganen
5 Schnecke
6 Hör- und Gleichgewichtsnerv (N. VIII)

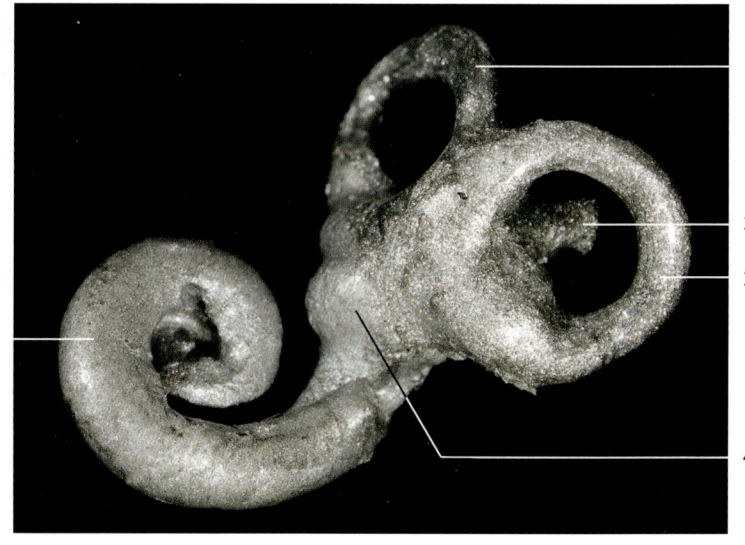

Ausgusspräparat des Labyrinthorgans (isoliert, stark vergrößert, rechte Seite, von hinten).

1 Oberer Bogengang
2 Hinterer Bogengang
3 Seitlicher Bogengang
4 Säckchenförmige Erweiterung mit den statischen Sinnesorganen
5 Schnecke

12 Gliedmaßen

Durch die **Aufrichtung des Körpers** in der Entwicklungsgeschichte des Menschen haben die oberen und unteren Gliedmaßen eine grundlegende Umstrukturierung erfahren. Die Beine wurden zu alleinigen Stütz- und Fortbewegungsorganen. Die Arme – von ihren Stützfunktionen befreit – können dadurch in allen Richtungen des Raumes frei bewegt werden. Die Hand hat sich durch den beweglichen Daumen zu einer Greifhand entwickelt, so dass handwerkliche Arbeiten und auch künstlerische Betätigungen sowie eine differenzierte Gestik möglich wurden.

Was die Arme an Freiheitsgraden gewonnen haben, wurde bei den Beinen gewissermaßen reduziert. Obwohl man mit dem Fuß immer noch eine eingeschränkte Gestik zeigen kann – man denke nur an das unruhige Wippen des Fußes bei unangenehmen oder langweiligen Anlässen –, dient der Fuß vor allem der Abstützung des Körpers beim Stehen und der Fortbewegung beim Gehen oder Laufen.

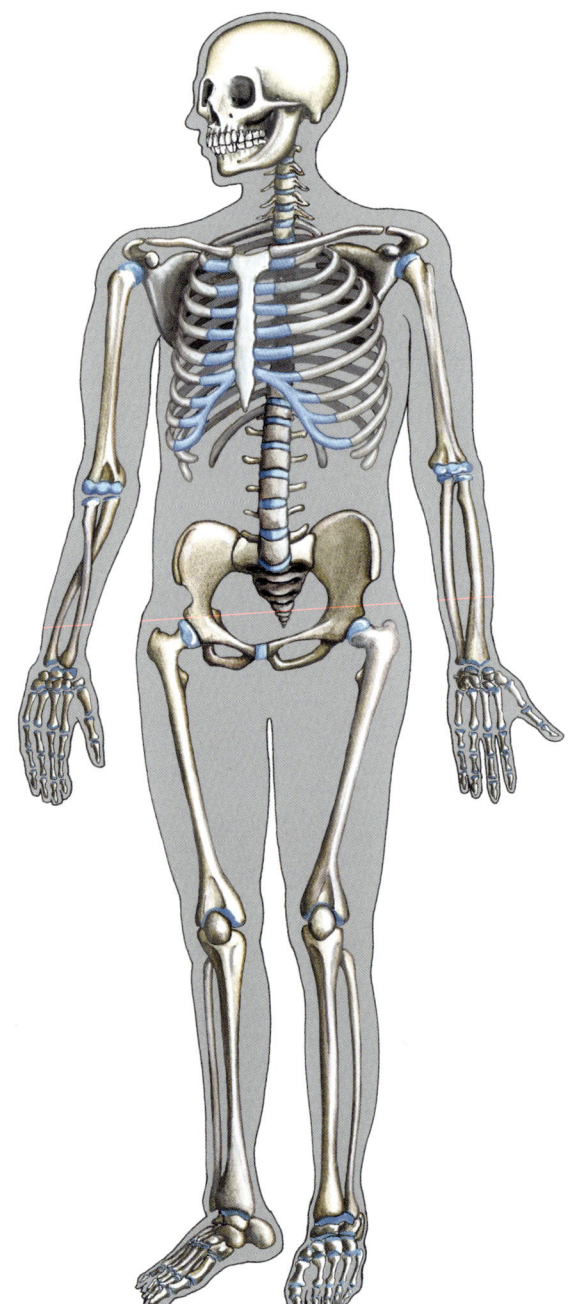

Gestalt des menschlichen Körpers (Schema). Der aufrecht stehende Mensch ist transparent dargestellt, so dass die Knochen des Skeletts zu sehen sind. Die Gelenke und die knorpeligen Anteile von Rippen und Brustkorb sind blau hervorgehoben.

Die meisten Säugetiere laufen gewissermaßen auf den Zehen. Ihre Ferse ist weit vom Boden entfernt und liegt nahe am Rumpf. Der Mensch hat die Ferse ganz »heruntergeholt« und steht nun im wahrsten Sinne des Wortes »mit beiden Füßen auf der Erde«.

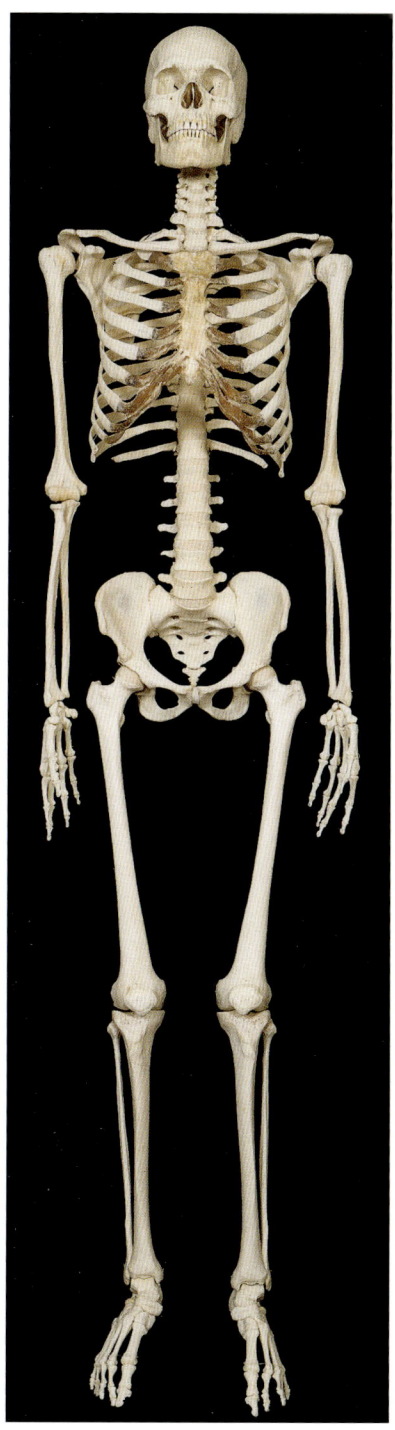
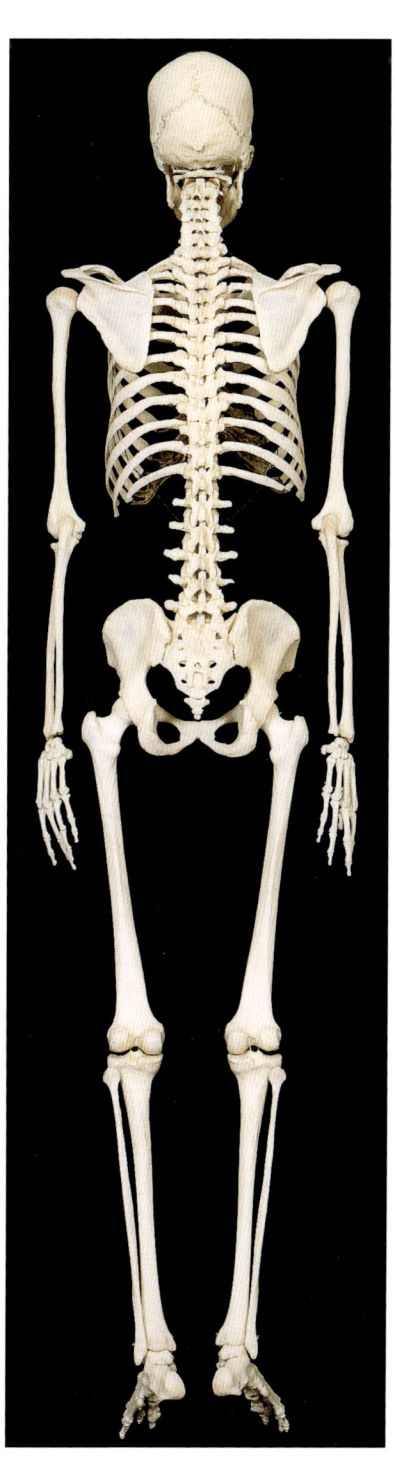

Menschliches Skelett (links von vorne, rechts von hinten betrachtet). Bemerkenswert und auffällig sind die Proportionen der Gliedmaßen und die harmonische Gestalt des Brustkorbs.

Obere Gliedmaße

Handgelenk und Hand

Die Hand ist ein Wunder der Natur! Hier hat sich eine Vielzahl von Bewegungsmechanismen entwickelt, für die vor allem die **Oppositionsfähigkeit des Daumens** eine wichtige Voraussetzung ist: Da der Daumen statt der üblichen drei Fingerglieder nur zwei besitzt und daher etwas kürzer ist, kann er durch ein zweiachsiges Sattelgelenk im Bereich der Handwurzel allen anderen Fingern gegenübergestellt werden. Der kleine Finger ist noch einmal stärker beweglich als die anderen Finger. Auch er hat an der Handwurzel eine stärkere Gelenkigkeit entwickelt, so dass er mit dem Daumen zusammenarbeiten kann.

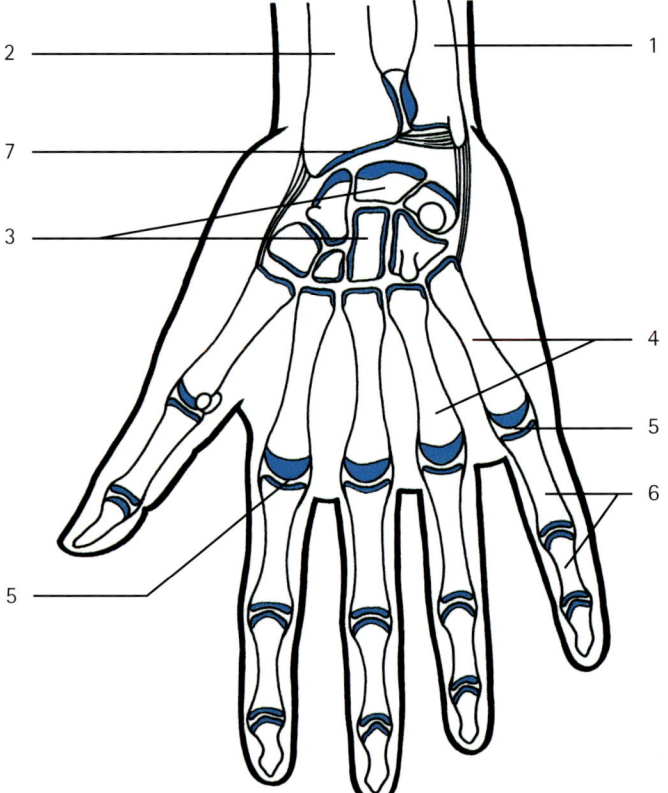

Hand- und Fingergelenke (Handinnenseite, Schema). Die Gelenkkapseln wurden nicht dargestellt. Blau = knorpelige Gelenkflächen.

1 Elle (Ulna)
2 Speiche (Radius)
3 Handwurzelknochen
4 Mittelhandknochen
5 Grundgelenke der Finger
6 Fingerknochen
7 Handgelenk

Auch die **Grundgelenke der Finger** sind auf ihre Weise einmalig. Sie sind ebenfalls zweiachsig, d.h. wir können die Finger nicht nur beugen und strecken, sondern auch abspreizen. Gelenkflächen und Bandapparat sind hier so gestaltet, dass die Gelenke fester werden, wenn man die Finger beugt. Überall sonst im Körper (z.B. im Kniegelenk) werden die Gelenke bei der Beugung lockerer. Dieses Festerwerden der Grundgelenke bei der Beugung erhöht den Zusammenhalt der Finger beim Zugreifen wesentlich.

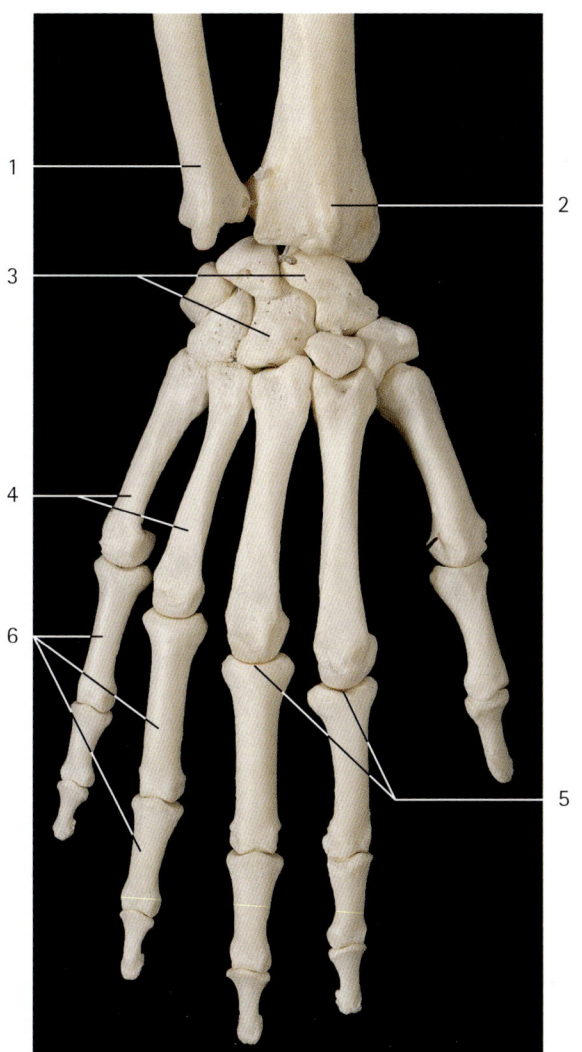
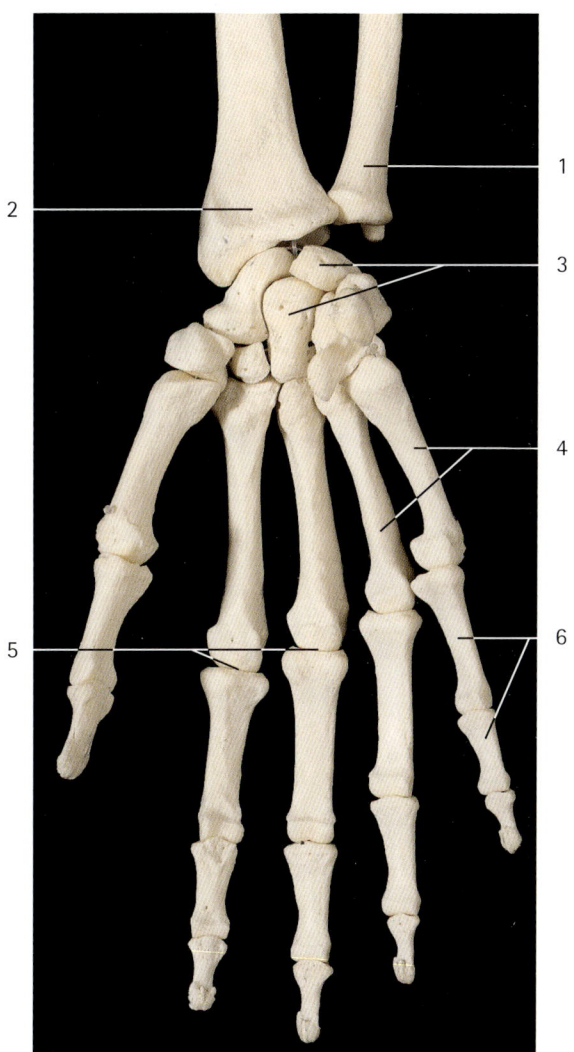

Skelettelemente der Hand (links Handaußenseite, rechts Handinnenseite).

1	Elle (Ulna)	4	Mittelhandknochen
2	Speiche (Radius)	5	Grundgelenke der Finger
3	Handwurzelknochen	6	Fingerknochen

Die sieben **Handwurzelknochen** sind mosaikartig ineinander gefügt. Mit den beiden Unterarmknochen bildet die obere Reihe dieser Knochen das obere Handgelenk, das Beuge- und Streckbewegungen (zusammen etwa 170°) und Seitwärtsbewegungen (etwa 50°) erlaubt. Handwurzel- und Mittelhandknochen bilden zusammen eine Wölbung, die **Hohlhand**, die erst das Festhalten von Gegenständen ermöglicht. Die Muskeln des Kleinfinger- und Daumenballens werden auf Höhe des Handgelenks durch ein straffes, quer verlaufendes Band (Retinaculum) zusammengehalten. Dadurch entsteht hier ein Kanal (Karpaltunnel), durch den Gefäße und Nerven (Nervus medianus), aber auch die Sehnen der langen Beugemuskeln zu den Fingern ziehen.

Wird z.B. durch Bindegewebsvermehrung der Karpaltunnel eingeengt, betrifft dies vor allem den Nervus medianus. Da dieser Nerv die Muskeln des Daumenballens versorgt, wird die Greiffunktion der Hand eingeschränkt (Karpaltunnel-Syndrom).

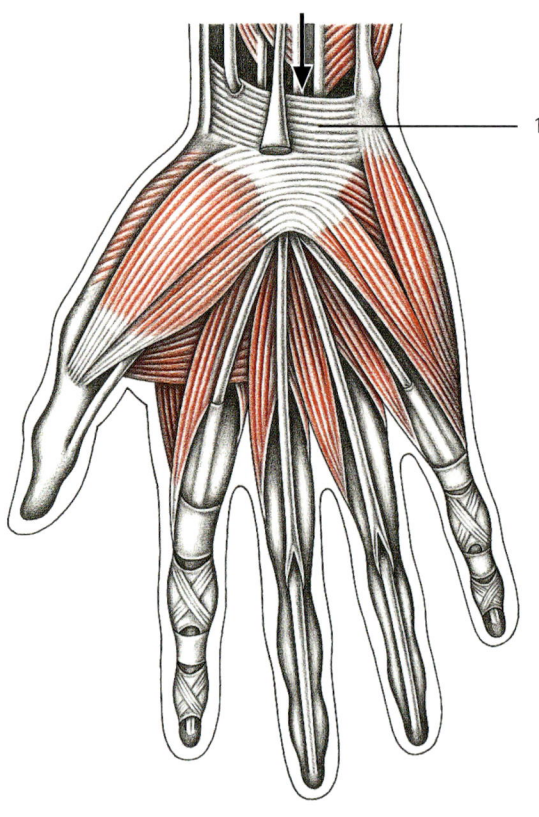

1

Muskulatur (rot) der Handinnenseite (Schema). Man beachte den »Tunnel« (Karpaltunnel, Pfeil) unter dem quer verlaufenden Band (1) in Höhe des Handgelenkes, durch den die Sehnen der Fingerbeuger hindurchziehen.

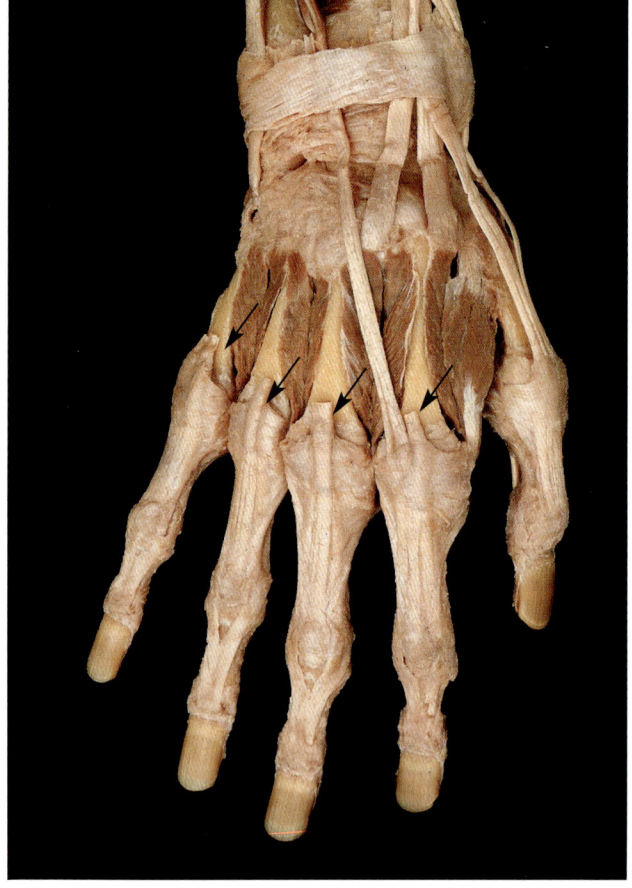

Anatomisches Präparat der Zwischenknochenmuskeln (Handaußenseite), durch die unter anderem die Spreizbewegungen der Finger ermöglicht werden. Die Sehnen der Fingerstrecker wurden durchtrennt (Pfeile).

Muskulatur von Unterarm und Hand: Beugemuskeln

Die Beugemuskeln für das Handgelenk und die beiden langen Fingerbeuger liegen am Unterarm. Die Sehnen der Fingerbeuger erreichen durch den Handwurzelkanal die Finger. Die Finger selbst besitzen kaum Muskeln und bleiben auf diese Weise schlank und beweglich.

Wie oben beschrieben, werden die Sehnen der langen Fingerbeuger durch das quer verlaufende Halteband (Retinaculum) auf Höhe des Handgelenks zusammengehalten. Sie werden hier von einer großen Sehnenscheide umhüllt und dadurch gleitfähig erhalten und geschützt.

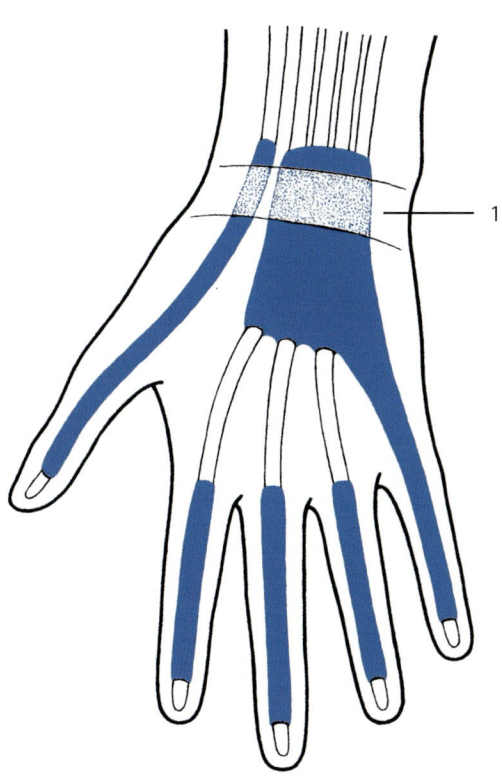

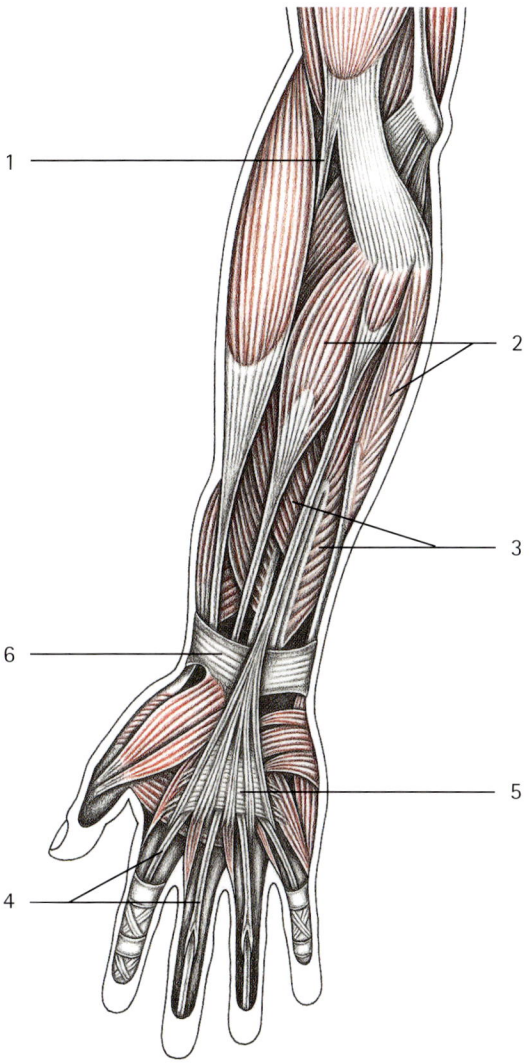

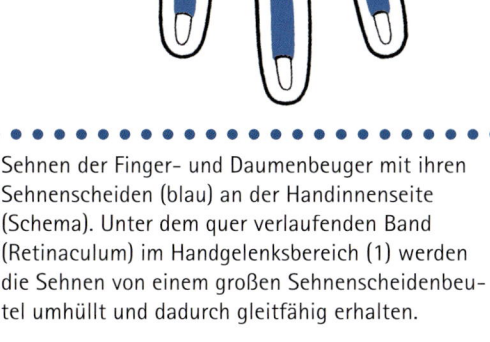

Sehnen der Finger- und Daumenbeuger mit ihren Sehnenscheiden (blau) an der Handinnenseite (Schema). Unter dem quer verlaufenden Band (Retinaculum) im Handgelenksbereich (1) werden die Sehnen von einem großen Sehnenscheidenbeutel umhüllt und dadurch gleitfähig erhalten.

Unterarm- und Handmuskulatur (rot) der Beugeseite (oberflächliche Schicht, Schema). Vergleiche hierzu auch das Präparat auf S. 118.

1 Sehne des Bizepsmuskels (Ansatz an der Speiche)
2 Beuger des Handgelenks
3 Langer Fingerbeuger des Unterarms
4 Sehnen der Fingerbeuger
5 Flächenhafte Sehnenplatte zum Schutz der Hohlhand
6 Quer verlaufendes Halteband (Retinaculum) in Höhe des Handgelenks zum Schutz der Beugersehnen

117

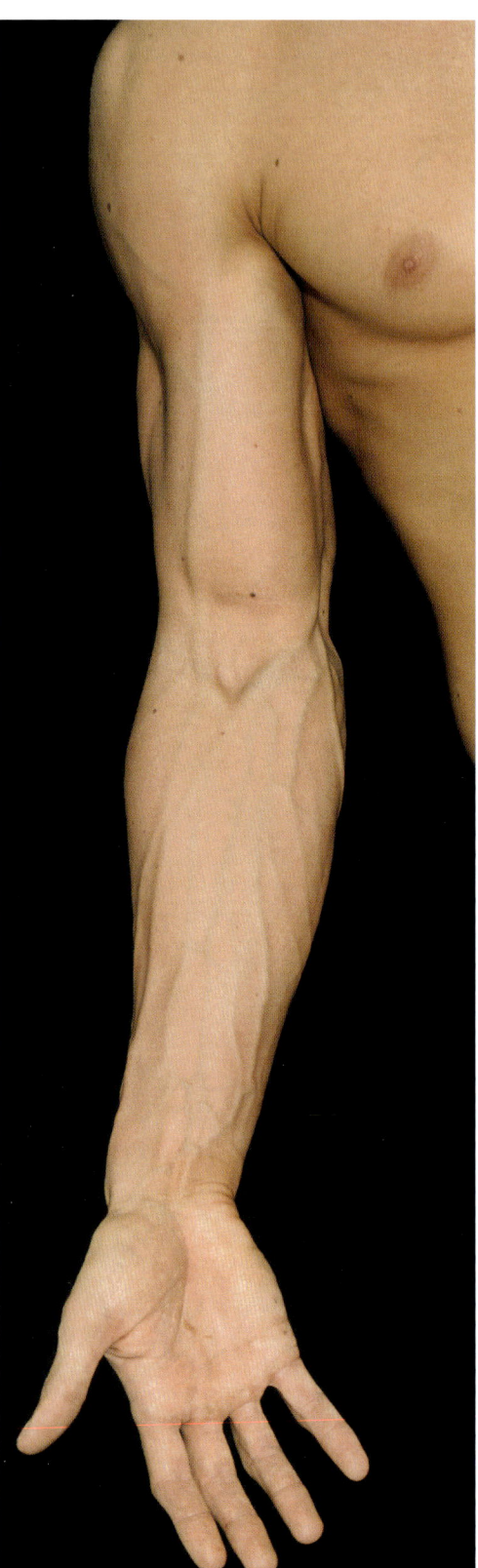

Beugeseite des Armes und Handinnenfläche bei einem Mann.
Im Bereich von Ellenbogengelenk und Unterarm sind deutlich verschiedene Hautvenen zu erkennen.

Anatomisches Präparat der Unterarm- und Handmuskulatur (Beugeseite).
Die Sehnen der Fingerbeuger ziehen unter dem quer verlaufenden Halteband des Handgelenks bis zu den Fingern. Vergleiche hierzu auch die schematische Darstellung auf S. 117.

1 Sehne des Bizepsmuskels
2 Beuger des Handgelenks
3 Langer Fingerbeuger des Unterarms
4 Sehnen der Fingerbeuger
5 Quer verlaufendes Halteband in Höhe des Handgelenks zum Schutz der Beugersehnen

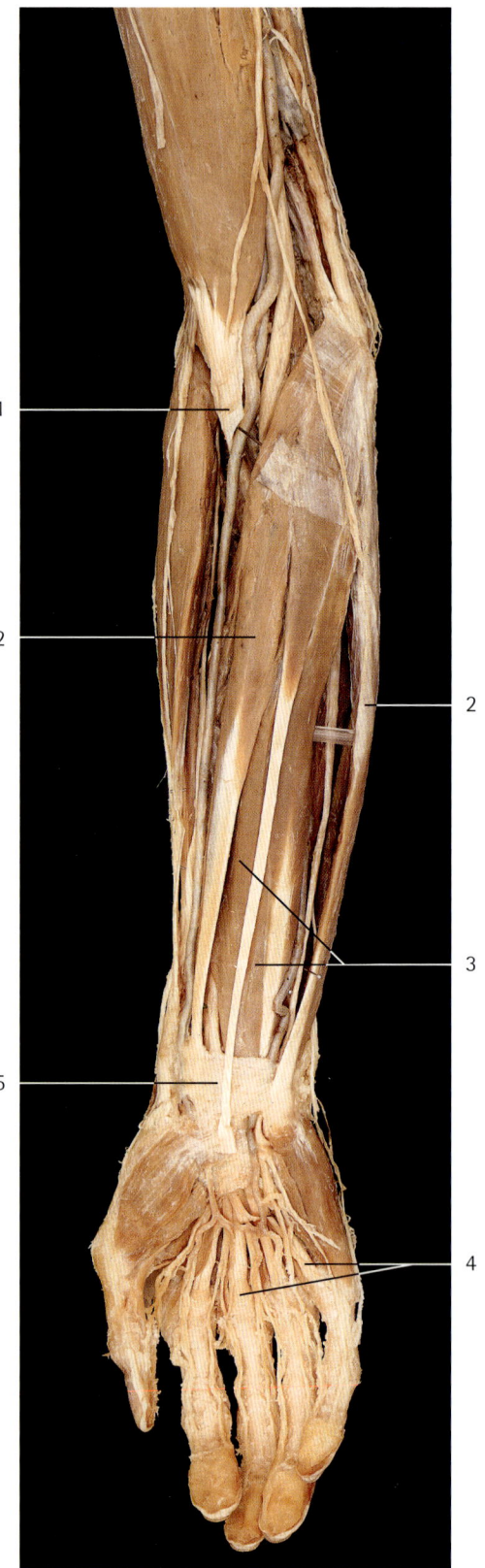

Muskulatur von Unterarm und Hand: Streckmuskeln

An der Streckseite des Unterarms liegt oben der **Fingerstrecker**, dessen Sehnen – am Handrücken ebenfalls durch separate einzelne **Sehnenscheiden** gleitfähig erhalten – zu den Endgliedern der Finger verlaufen.

Da die Streckbewegungen der Finger weniger differenziert sind, gibt es hier nur eine Muskelgruppe.

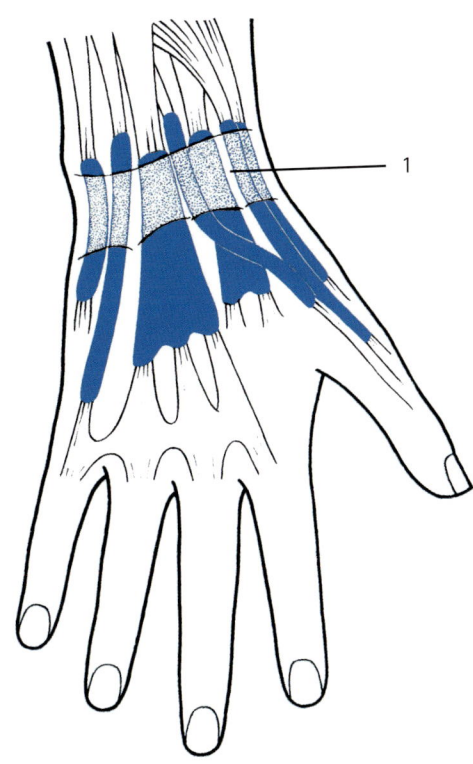

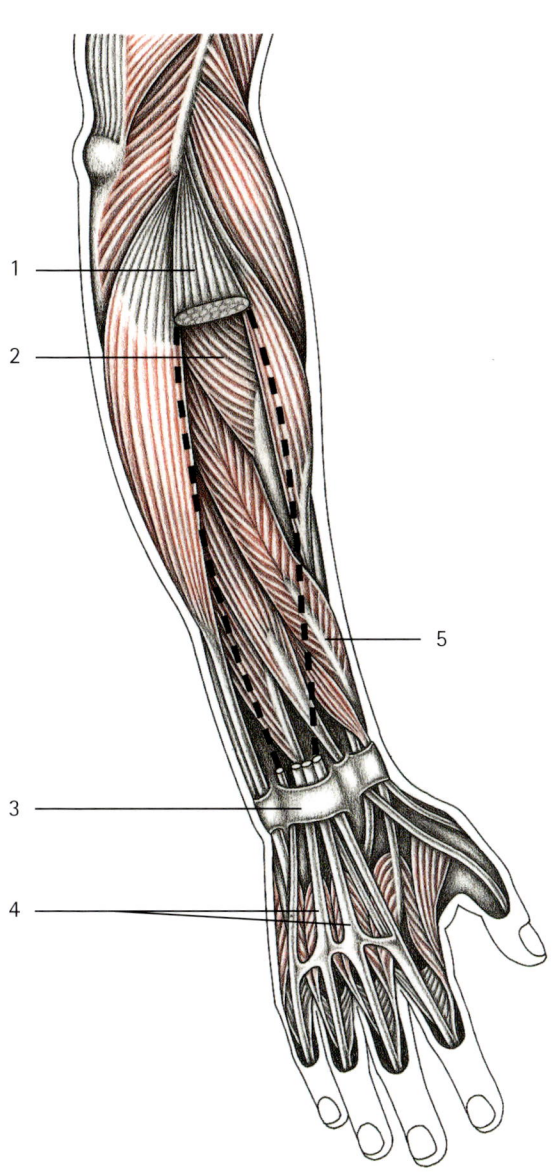

Handrücken mit den Sehnen der Fingerstrecker, die unter einem queren Halteband (1) verlaufen (Schema). Dort werden die Sehnen von einzelnen Sehnenscheiden (blau) eingehüllt und gleitfähig erhalten.

Unterarm- und Handmuskulatur (rot) der Streckseite (Schema). Der Fingerstrecker wurde zum Teil entfernt (gestrichelte Linie), um die darunterliegenden Muskeln zu zeigen. Vergleiche hierzu auch das Präparat auf S. 120.

1 Fingerstrecker
2 Supinationsmuskel (s. S. 122)
3 Quer verlaufendes Halteband für die Sehnen des Finger- und Daumenstreckers
4 Sehnen des Fingerstreckers mit ihren Querverbindungen
5 Langer Daumenstrecker

Entzündungen der Sehnenscheiden können sehr schmerzhaft sein und wegen der schlechten Gefäßversorgung in diesem Bereich oft auch sehr lange dauern.

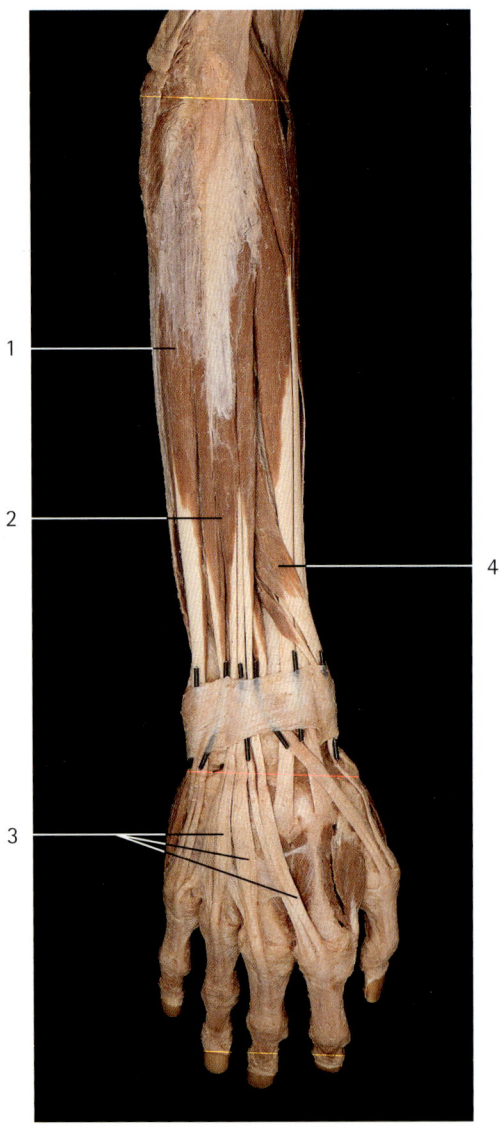

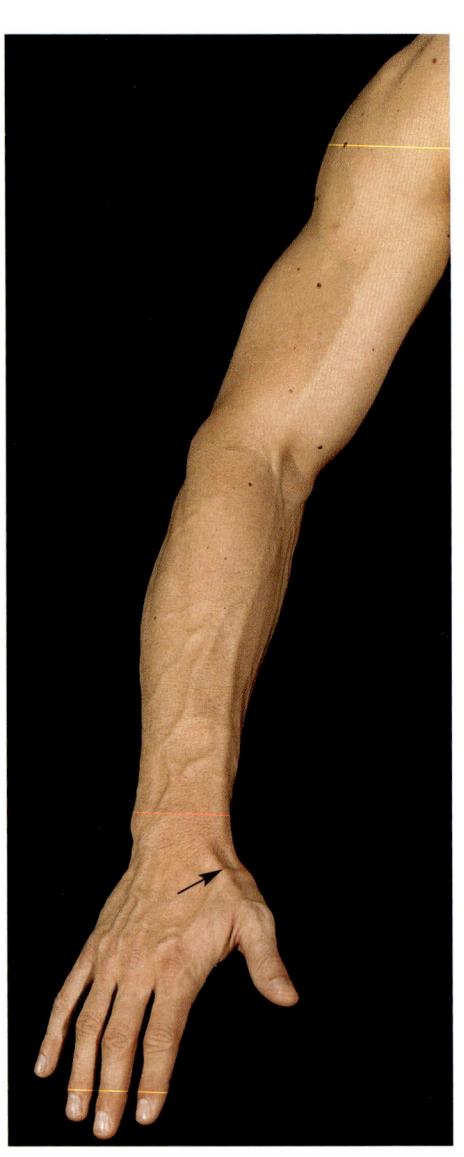

Anatomisches Präparat der Unterarm- und Handmuskulatur (Streckseite). Die Sehnen werden im Bereich des Handgelenks von einem quer verlaufenden Band festgehalten. Unter diesem Band liegen die Sehnenscheiden (durch Stäbchen markiert). Vergleiche hierzu das Schema auf S. 119.

1 Fingerstrecker
2 Quer verlaufendes Halteband für die Sehnen des Finger- und Daumenstreckers mit ihren zugehörigen Sehnenscheiden
3 Sehnen des Fingerstreckers
4 Langer Daumenstrecker

Streckseite des Armes und Handrücken bei einem Mann. Das Grübchen zwischen den Streckersehnen des Daumens, die sog. »Tabatière« (Pfeil), ist deutlich zu sehen.

Ellenbogengelenk

Eine Besonderheit des Arms ist die Tatsache, dass **Drehbewegungen des Unterarms** möglich sind. Das kommt in dieser Form im Tierreich nicht vor (und ist wiederum erst durch den aufrechten Gang möglich geworden). Der Spielraum für diese Drehbewegungen beträgt ca. 120–140°, kann aber durch Mitbewegungen im Schulterbereich auf 160° vergrößert werden. Die Hand kann

dadurch um jeden Finger als Achse vollständig gedreht werden, was nicht nur für den Werkzeuggebrauch, sondern auch für künstlerische Tätigkeiten und Gesten wichtig ist.

Das Ellenbogengelenk besteht aus **drei Teilgelenken**. Ein einachsiges Scharniergelenk existiert zwischen der walzenförmigen Gelenkfläche des Oberarmknochens und der »Knochenzange« der Elle (Ulna). Ein zweites Gelenk liegt zwischen

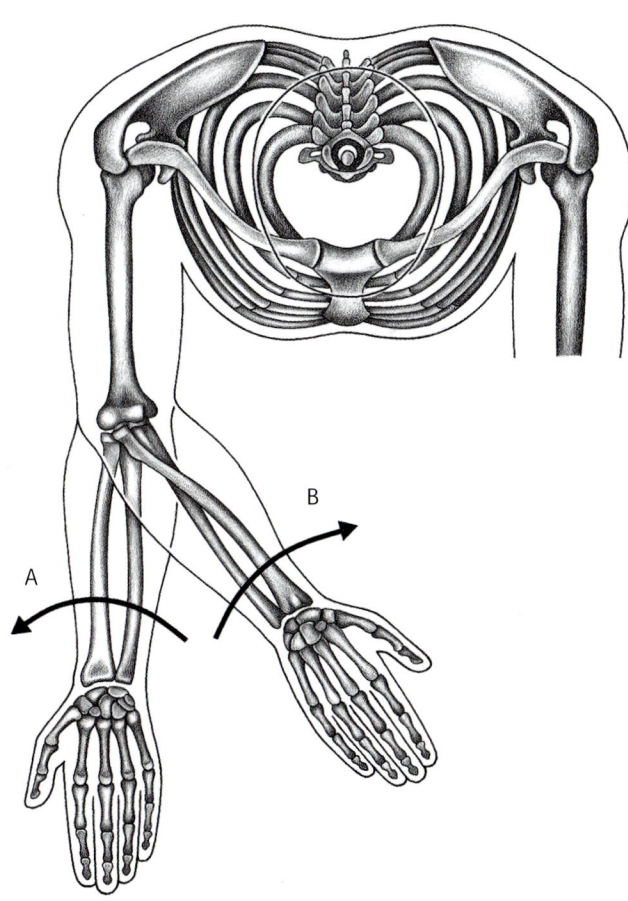

Bewegungsmöglichkeiten des Unterarms in den beiden Drehgelenken des Unterarms (Schema).

Die Mittelachse des Unterarms bei den Drehbewegungen geht durch den 3. Finger.
A = Supination, B = Pronation (s. auch S. 122).

dem Köpfchen der Speiche (Radius) und dem Oberarmknochen (Humerus). Das dritte Gelenk zwischen Elle und Speiche ist das entscheidende Gelenk für die Drehbewegungen des Unterarms. Hier kann sich das Speichenköpfchen gegen die Elle drehen.

Ein straffer Bandapparat sorgt dafür, dass die drei Gelenke bei den verschiedenen Bewegungen in ihrer Stellung gehalten werden. Bei den Drehbewegungen muss sich die Speiche aber auch im Bereich des Handgelenks um die Elle herum bewegen können. Hier existiert ein weiteres »Drehgelenk«, so dass die Elle als Achse fungieren kann. Man bezeichnet die Einwärtsdrehung des Unterarms als **Pronation** und die Auswärtsdrehung als **Supination**. Für diese Drehbewegungen haben sich am Unterarm eigene Muskeln entwickelt. Auf der Beugeseite des Unterarms liegen in der Tiefe Muskeln für die Pronation, auf der Streckseite für die Supination. Die Unterarmmuskeln verlaufen zum Teil schräg, so dass sie nicht nur die Beugebewegungen im Ellenbogengelenk, sondern auch diese Drehbewegungen ausführen können.

Die Hand vervollständigt durch ihre unglaublich differenzierten Bewegungsmöglichkeiten dieses Funktionsbild weiter und befähigt den Menschen damit zu seinen einzigartigen und vielseitigen Ausdrucks- und Tätigkeitsmöglichkeiten.

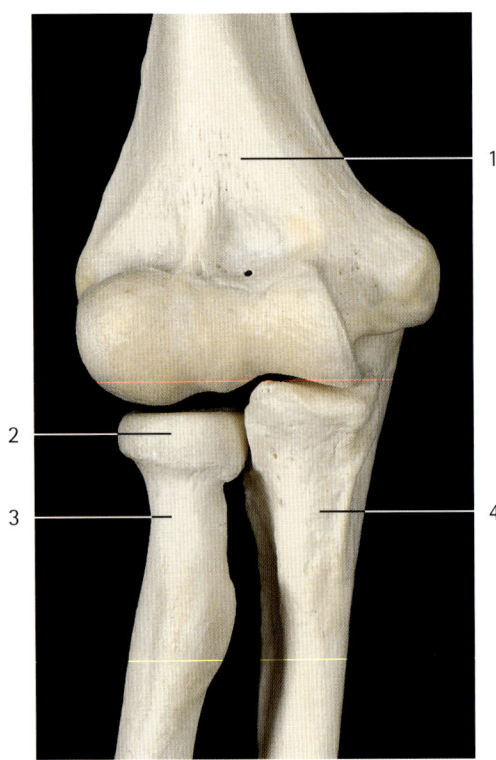

Knochenelemente des Ellenbogengelenks (rechter Arm, von vorne). Elle (Ulna) und Speiche (Radius) liegen parallel nebeneinander (Supinationsstellung).

1 Oberarmknochen
2 Köpfchen der Speiche
3 Speiche
4 Elle

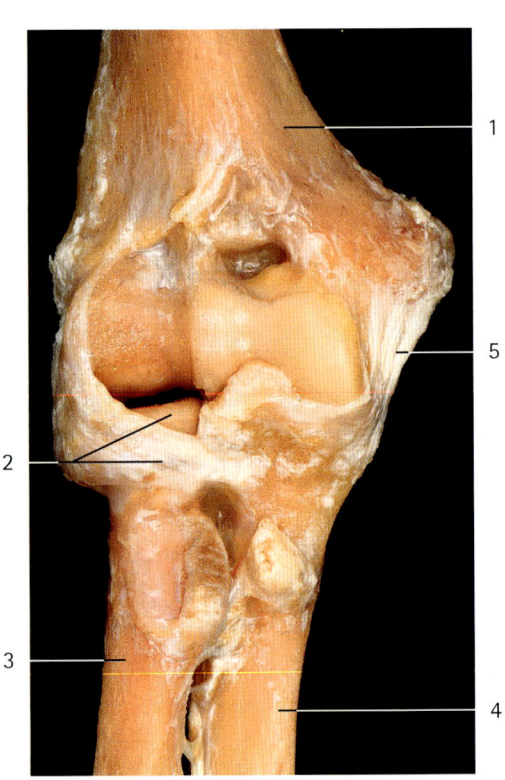

Ellenbogengelenk (von vorne, eröffnet). Bei diesem Präparat ist der Bandapparat dargestellt. Das Ringband sichert den Zusammenhang des Gelenkes bei den Drehbewegungen.

1 Oberarmknochen
2 Speichenköpfchen mit Ringband
3 Speiche
4 Elle
5 Seitenband des Ellenbogengelenks

Die Supination kann als Geste des Empfangens, Opferns oder auch Betens wahrgenommen werden. Die Pronation, die meist auch mit einer entsprechenden Oppositionsbewegung des Daumens einhergeht, wird dagegen zur Geste des Handelns, Ergreifens und Arbeitens. Darin können symbolhaft die beiden Seiten der menschlichen Existenz (zwischen Oben und Unten, Himmel und Erde) gesehen werden (Homo sapiens und Homo faber).

Leonardo da Vinci hat in seinem Abendmahlbild allen Jüngern rechts von Christus pronatorische Gesten und allen links sitzenden Jüngern supinatorische Gesten gegeben, was dem Bild eine ungeheure Symbolkraft verleiht.

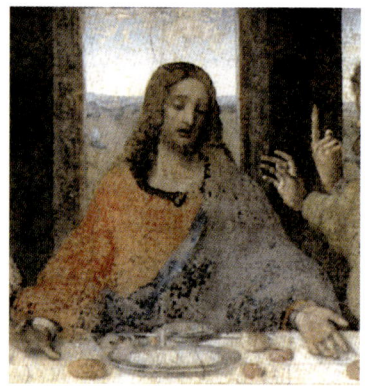

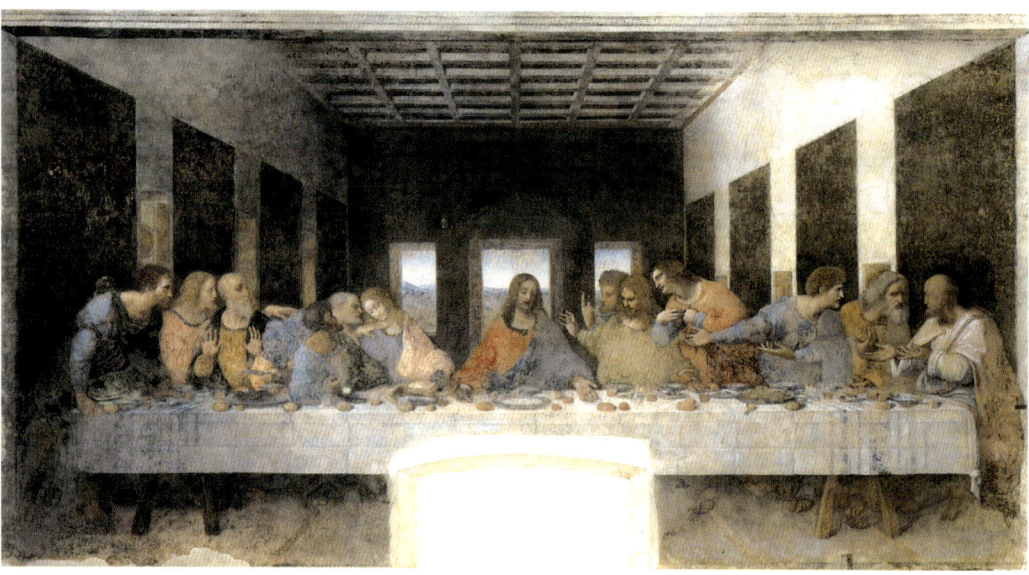

Das Abendmahlbild von Leonardo da Vinci. In dem vergrößerten Bildausschnitt ist beim Christus deutlich die pronatorische Geste rechts und die supinatorische Handbewegung links zu erkennen.

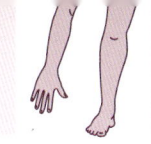

Muskulatur des Oberarms: Beugemuskeln

Die Beuge- und Streckbewegungen im Ellenbogengelenk werden von den Oberarmmuskeln ausgeführt. Da diese Muskeln teilweise auch am Schultergürtel befestigt sind, wirken sie auch auf das Schultergelenk. Vorn liegt der kräftige zweiköpfige **Bizepsmuskel** (Musculus biceps brachii). Dieser Muskel setzt mit seiner Sehne an der Speiche an und ist so besonders wichtig für die Auswärtsdrehung des Unterarms (Supination). Die kräftige Bizepssehne lässt sich leicht tasten, so dass die Arbeitsweise des Muskels überprüft werden kann. Von dieser Sehne zweigt noch ein flächen-

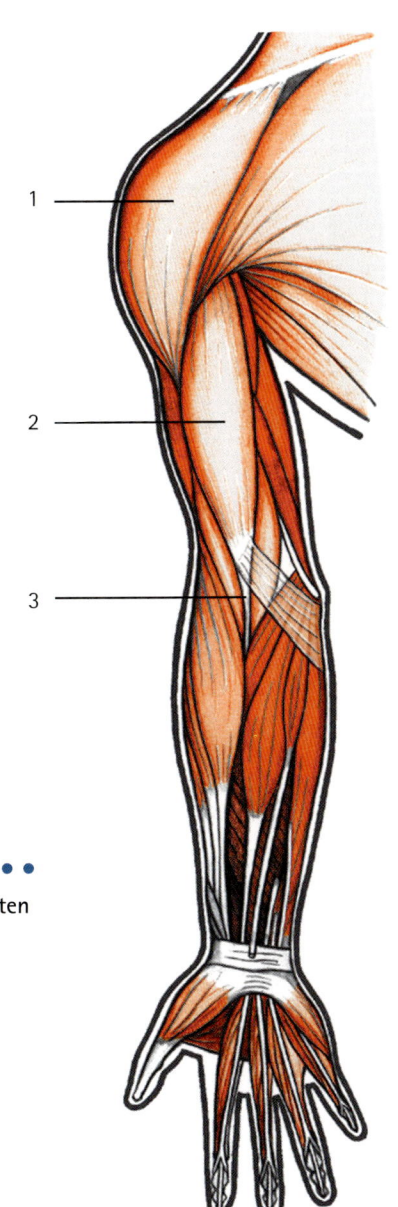

Beugemuskeln (rot) des rechten Armes (von vorne, Schema).

1 Deltamuskel
2 Oberarmbeuger (Bizepsmuskel)
3 Sehne des Bizepsmuskels

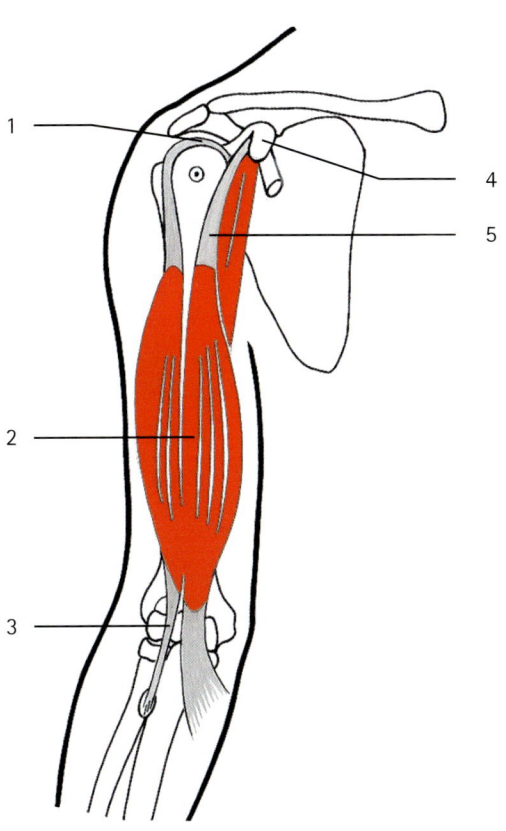

Schematischer Verlauf des Oberarmbeugers.
Die lange Bizepssehne verläuft durch das Schultergelenk, die kurze ist am Rabenschnabelfortsatz des Schulterblatts befestigt. Im Bereich des Ellenbogengelenks setzt der Bizepsmuskel mit einer kräftigen Sehne an der Speiche an. Rot = Muskulatur.

1 Schultergelenk mit der langen Bizepssehne
2 Oberarmbeuger (Bizepsmuskel)
3 Sehne des Bizepsmuskels
4 Rabenschnabelfortsatz des Schulterblatts
5 Kurze Bizepssehne

haftes Band ab, das die Gefäße und Nerven der Ellenbeuge schützend überdeckt und auch die sehnige Hülle der Unterarmmuskeln verspannt.

An der Innenseite des Oberarms verlaufen die wichtigsten Nerven und Gefäße für Unterarm und Hand (Arteria und Vena brachialis, Nervus medianus und Nervus ulnaris).

» Brüche des Oberarmknochens können zur Schädigung des Gefäß-Nerven-Stranges führen und Lähmungen der Unterarm- und Handstrecker hervorrufen (Fallhand). «

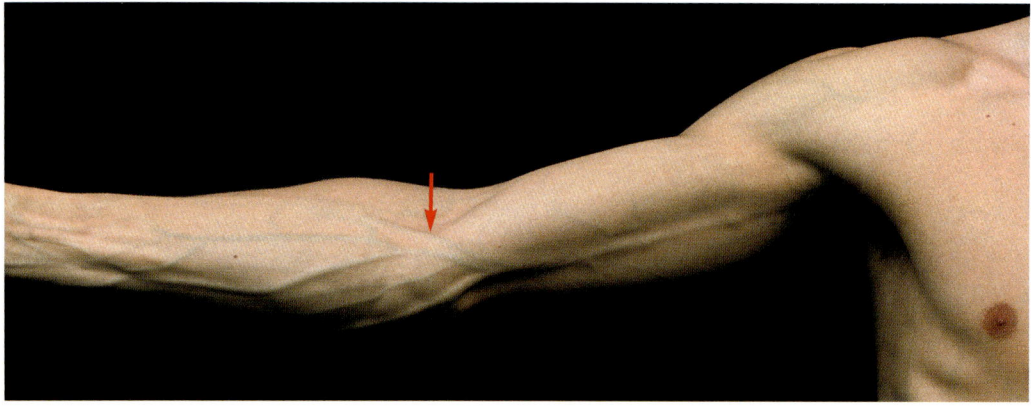

Armmuskulatur bei einem kräftigen Mann (Beugeseite).
Der Bizepsmuskel ist kontrahiert, seine Sehne durch einen Pfeil markiert.

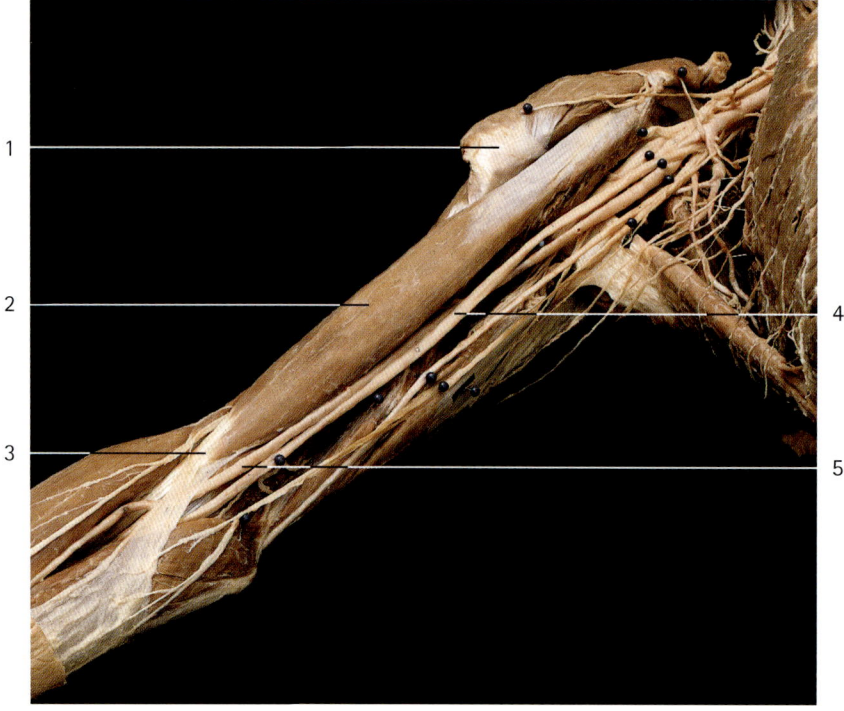

Anatomisches Präparat der Muskulatur, Gefäße und Nerven des Oberarms (Vorderseite).
Die Gefäße und Nerven verlaufen an der Innenseite des Oberarms neben dem Bizepsmuskel. In der Ellenbeuge werden sie zum Unterarm hin neu verteilt.

1 Deltamuskel
2 Bizepsmuskel
3 Sehne des Bizepsmuskels
4 Mittelarmnerv (Nervus medianus)
5 Oberarmarterie

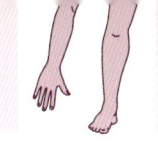

Muskulatur des Oberarms: Streckmuskeln

Auf der Rückseite des Oberarms liegt der dreiköpfige, sehr kräftige Streckmuskel des Ellenbogengelenks, der **Trizepsmuskel** (Musculus triceps bra-

chii). Er bedeckt mit seinem mittleren Muskelbauch einen Gefäß-Nerven-Kanal, der spiralig um den Oberarmknochen herumzieht. Hier verlaufen die tiefe Armarterie und der Radialisnerv zur Ellenbeuge.

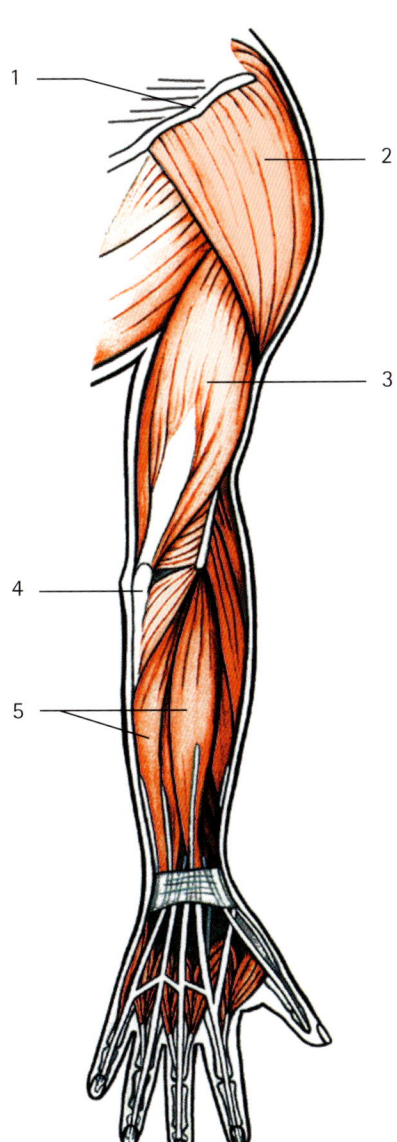

Streckmuskeln (rot) des rechten Armes (von hinten, Schema).

1 Schultergräte
2 Deltamuskel
3 Oberarmstrecker (Trizepsmuskel)
4 Ellenbogen (Olekranon)
5 Unterarm- und Fingerstrecker

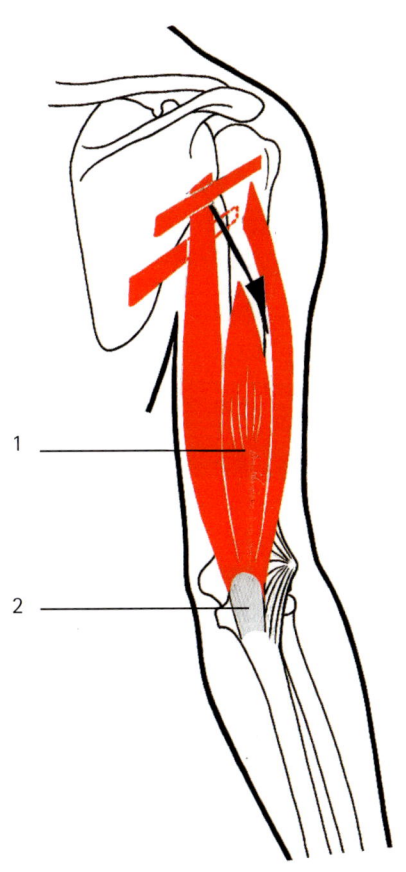

Schematischer Verlauf des Oberarmstreckers.
In der Gefäß-Nerven-Straße (Pfeil) des Oberarms verlaufen der Speichennerv (Nervus radialis) und die tiefe Armarterie. Rot = Muskulatur.

1 Oberarmstrecker (Trizepsmuskel)
2 Ellenbogen (Olekranon)

Wenn man z.B. auf einer Parkbank eingeschlafen ist und der Arm längere Zeit auf die harte Unterlage gedrückt wurde, können Lähmungen des Radialisnervs entstehen (sog. Parkbanklähmung). Da der Nerv vor allem die Streckmuskeln des Unterarms versorgt, können dabei typische Bewegungsstörungen auftreten, meistens zusammen mit Sensibilitätsstörungen an der Daumenseite der Hand.

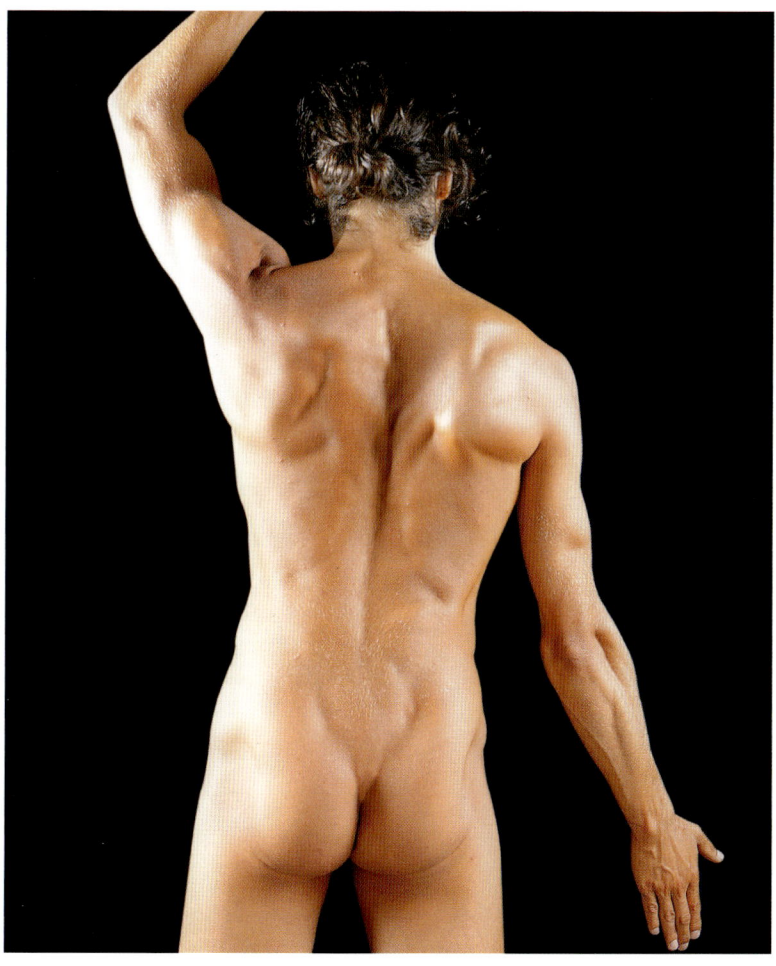

Armmuskulatur bei einem kräftigen Mann (Streckseite). Der Trizepsmuskel und der Deltamuskel wie auch der Fingerstrecker am Unterarm sind stark kontrahiert.

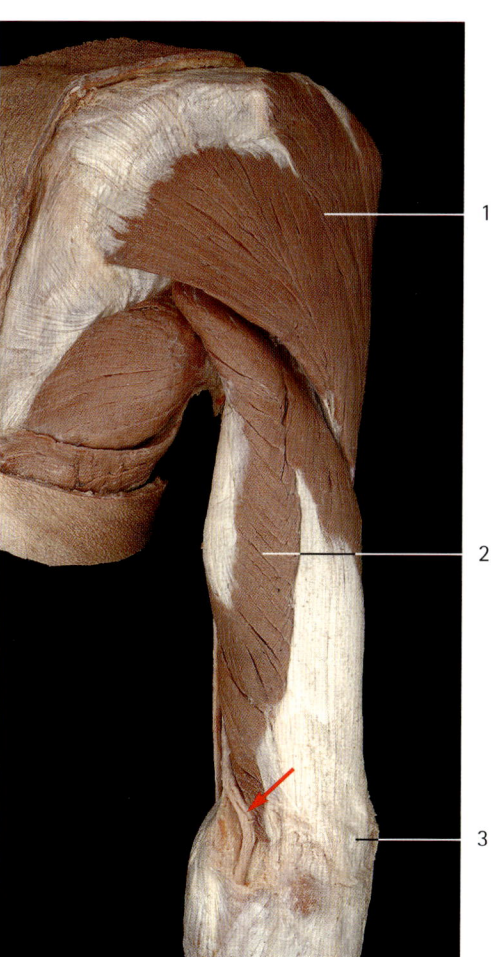

Anatomisches Präparat des Schultergürtels und Oberarms (Rückseite). Der Trizepsmuskel mit seinem Sehnenspiegel ist zu erkennen. Der Ellennerv (Nervus ulnaris, Pfeil) innen am sog. »Musikantenknochen« – dem inneren Knochenvorsprung des Oberarmknochens – ist hier ebenfalls gut zu sehen.

1 Deltamuskel
2 Trizepsmuskel mit Sehnenspiegel
3 Ellenbogen (Olekranon)

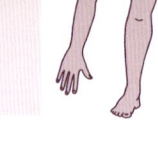

Schultergürtel

Der Schultergürtel ist die Basis, von der aus sich der Arm bewegen kann. Er ist erstaunlich mobil und wird nur vorn am Brustbein durch das Schlüsselbein am Brustkorb fixiert. Das Schulterblatt kann ausgiebig auf dem Brustkorb hin und her gleiten. Da es die Pfanne für das Schultergelenk bildet, kann der Umfang der möglichen Armbewegungen (sowohl nach vorn als auch nach hinten) durch Verschiebung oder Drehung des Schulterblattes wesentlich erweitert werden. Das gilt besonders auch für die Anhebung des Arms. Diese ist ohne Bewegung des Schulterblattes nur bis zur Horizontalen möglich, nicht jedoch bis zur Vertikalen.

Im Schultergürtel sind **drei Kugelgelenke** miteinander zu einer Funktionseinheit verbunden, nämlich das äußere und das innere Schlüsselbeingelenk und das Schultergelenk. Der straffe Bandapparat der Schlüsselbeingelenke erlaubt nur eingeschränkte Bewegungen. Allein das Schultergelenk verfügt über umfangreiche Bewegungsmöglichkeiten in alle Richtungen. Es ist das beweglichste Gelenk des Körpers. Festgehalten wird es praktisch nur durch die großen Muskeln des Schultergürtels.

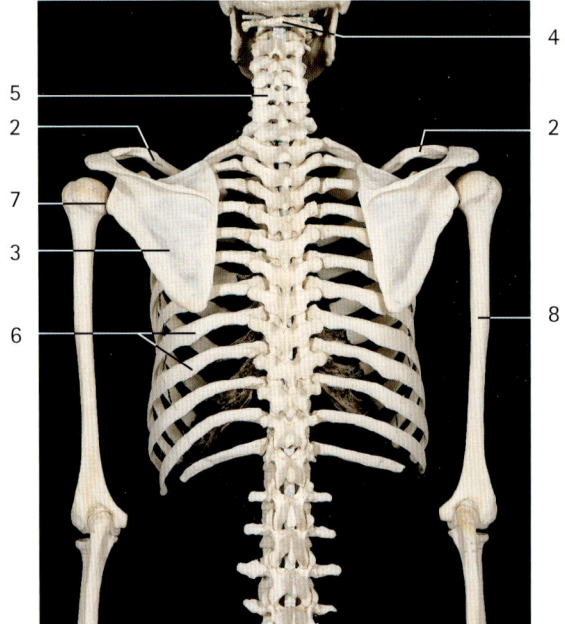

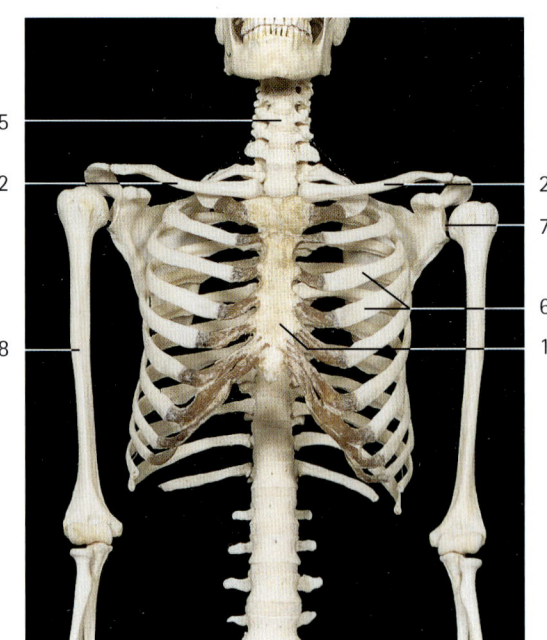

Skelett mit Schultergürtel, Brustkorb und Armen (linke Abb.: von hinten; rechte Abb.: von vorne).

1	Brustbein	3	Schulterblatt	5	Halswirbelsäule	7	Schultergelenk
2	Schlüsselbein	4	Atlas (1. Halswirbel)	6	Brustkorb (Rippen)	8	Oberarmknochen

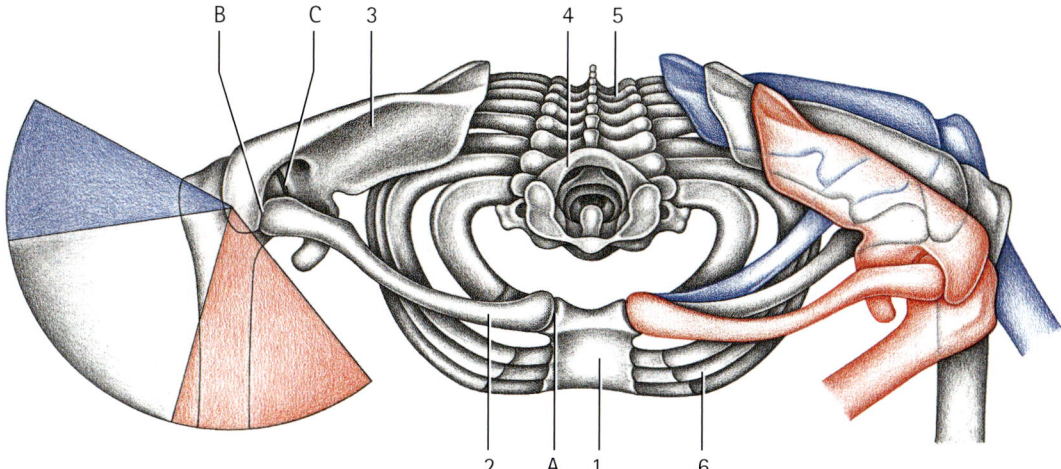

Die drei Kugelgelenke des Schultergürtels (von oben). Die Brustseite ist zur Bildunterseite hin gerichtet. Das Bewegungsfeld der Arme im Schultergelenk umfasst nur den durch das weiße Feld gekennzeichneten Raum. Durch Verschiebung des Schultergürtels in den beiden Schlüsselbeingelenken kann das Bewegungsfeld des Schultergelenks nach vorne (rote Fläche) und hinten (blaue Fläche) stark erweitert werden. Der Bewegungsraum des Armes fällt weitgehend mit dem Sehraum zusammen.
A = inneres Schlüsselbeingelenk, B = äußeres Schlüsselbeingelenk, C = Schultergelenk.

1 Brustbein
2 Schlüsselbein
3 Schulterblatt
4 Atlas (1. Halswirbel)
5 Halswirbelsäule
6 Brustkorb (Rippen)

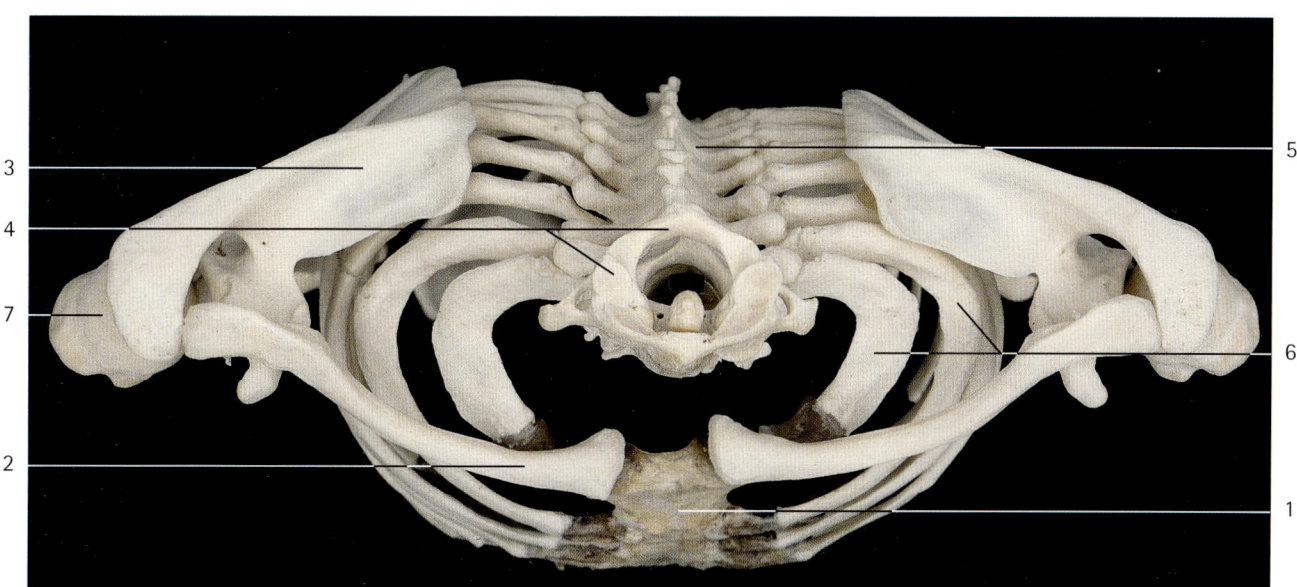

Skelettelemente des Schultergürtels (von oben). Die Brustseite ist zur Bildunterseite hin gerichtet.

1 Brustbein
2 Schlüsselbein
3 Schulterblatt
4 Atlas (1. Halswirbel)
5 Halswirbelsäule
6 Brustkorb (Rippen)
7 Oberarmknochen

129

Schultergelenk

Seinen ungewöhnlich großen Bewegungsraum und damit auch die vielfältigen Bewegungsmöglichkeiten für die Hand erhält der Arm durch die einzigartige Konstruktion des Schultergürtels und des Schultergelenks. Das Schultergelenk verfügt nur über eine relativ kleine Gelenkpfanne, die vom **Schulterblatt** (Scapula) gebildet wird. Die Gelenkpfanne ist etwa viermal kleiner als der Gelenkkopf selbst! Der kugelige Gelenkkopf des **Oberarmknochens** (Humerus) ist viel zu groß für diese viel zu kleine Unterlage. Hinzu kommt, dass die Gelenkkapsel relativ schlaff ist. Der notwendige Zusammenhalt der beiden Knochen muss daher weitgehend von Muskeln geleistet werden.

Eine wichtige Rolle für die Stabilisierung des Gelenks spielt dabei die Sehne des langen Kopfes des Bizepsmuskels, die durch das Gelenk hindurch läuft und oberhalb der Gelenkpfanne am Schulterblatt ansetzt.

Der große Bewegungsspielraum im Schultergelenk hat eine Instabilität des Gelenks zur Folge. Auskugelungen des Gelenks (Luxationen) sind hier besonders häufig.

Die Besonderheiten des Verlaufs der Bizepssehne haben zur Folge, dass z.B. bei Kalkeinlagerungen in der Sehne durch die Reibung der Sehne auf dem Knochen schmerzhafte Entzündungen auftreten können.

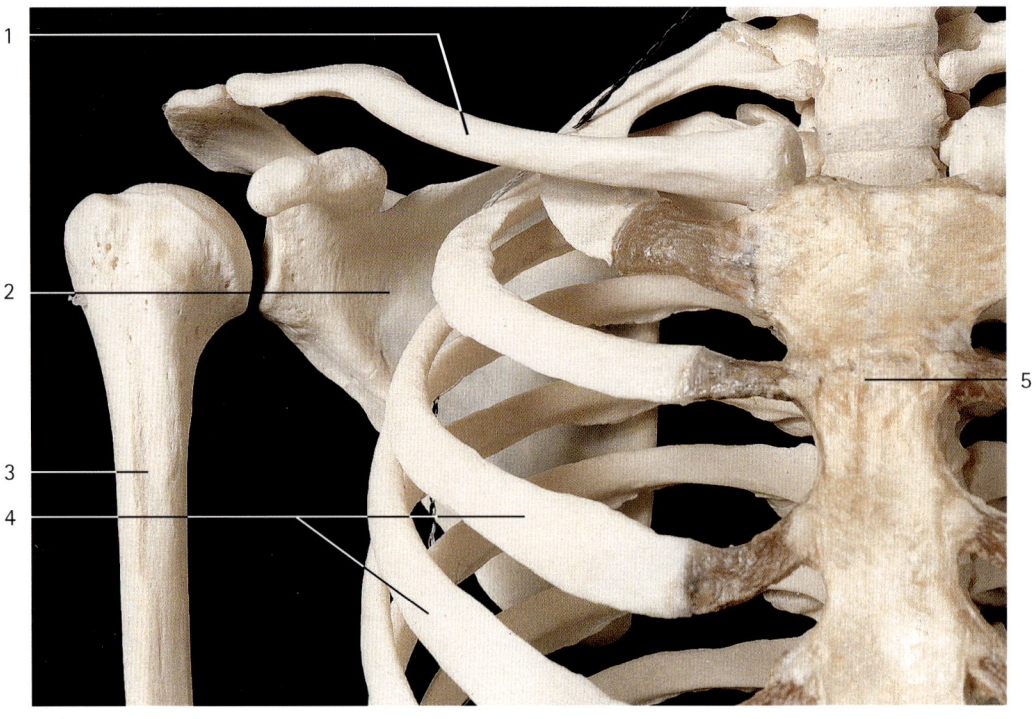

Brustkorb mit Schultergürtel und Schultergelenk (von vorne).

1	Schlüsselbein	4	Rippen
2	Schulterblatt	5	Brustbein
3	Oberarmknochen		

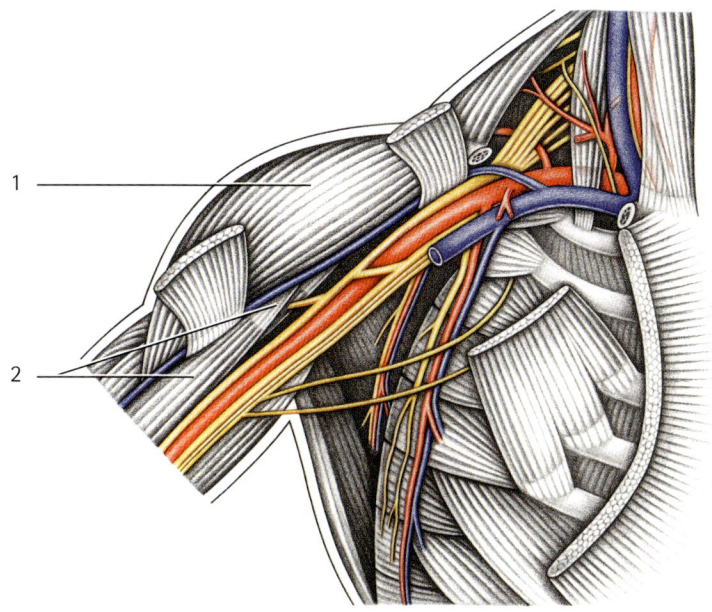

Verlauf der Gefäße und Nerven des Armes im Bereich der Achselhöhle (von vorne, Schema).
Die beiden Brustmuskeln, die den Gefäß-Nerven-Strang überdecken, wurden zum größten Teil entfernt, um diesen sichtbar zu machen.
Rot = Arterien, blau = Venen, gelb = Nerven.

1 Deltamuskel
2 Bizepsmuskel mit Sehne

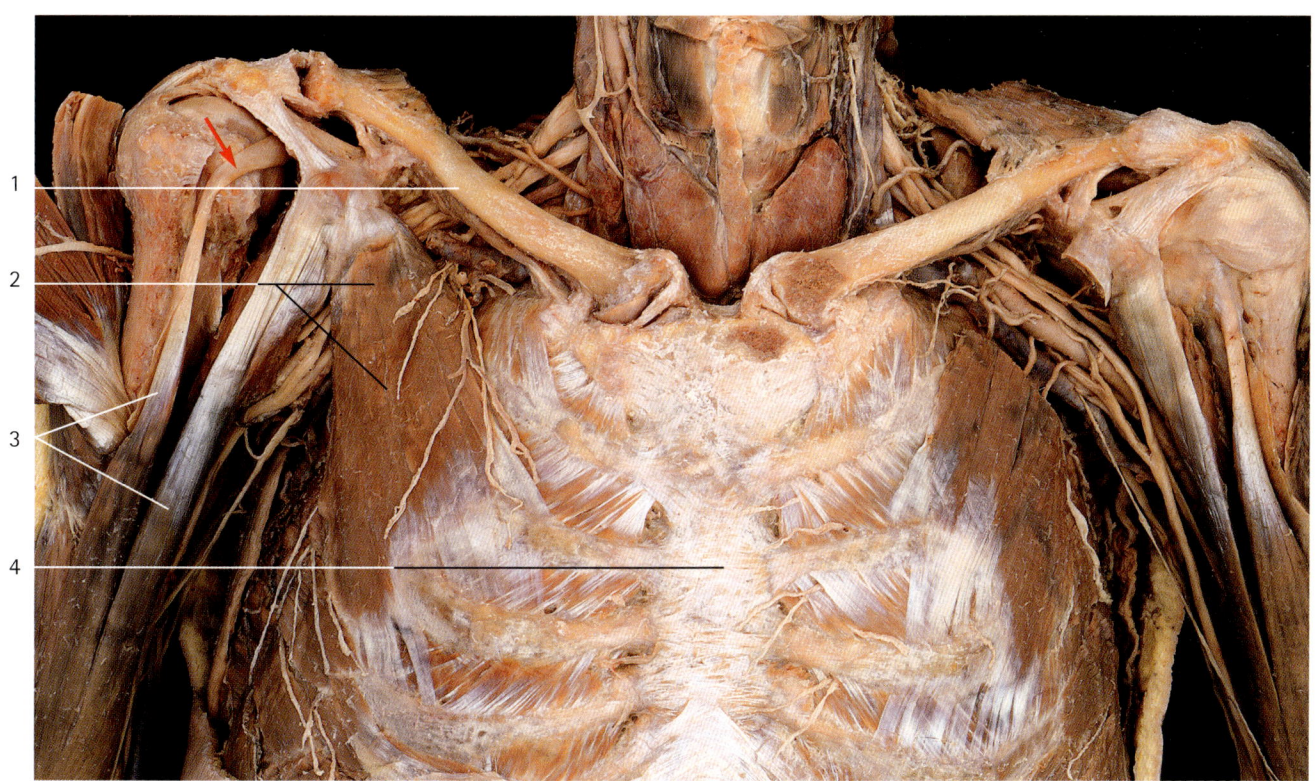

Anatomisches Präparat des Schultergürtels mit Darstellung der langen Bizeps-sehne (Pfeil) (von vorne). Der Ansatz der Sehne oberhalb der Gelenkpfanne ist durch ein Band verdeckt. Dieses bildet auch das Dach des Schultergelenkes.

1 Schlüsselbein
2 Kleiner Brustmuskel
3 Bizepsmuskel mit Sehnen
4 Brustbein

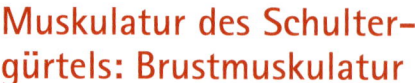

Muskulatur des Schultergürtels: Brustmuskulatur

Für die Bewegungen im Schultergelenk haben sich mächtige Muskelgruppen entwickelt, die den Schultergürtel von allen Seiten umhüllen. Vorn ist dies vor allem der große **Brustmuskel** (Musculus pectoralis major). Eine besonders wichtige Rolle für die Bewegungen des Arms im Schultergelenk spielt der **Deltamuskel** (Musculus deltoideus), der den ganzen Schultergürtel umgreift und dadurch den Arm nach vorn, zur Seite und nach hinten ziehen kann.

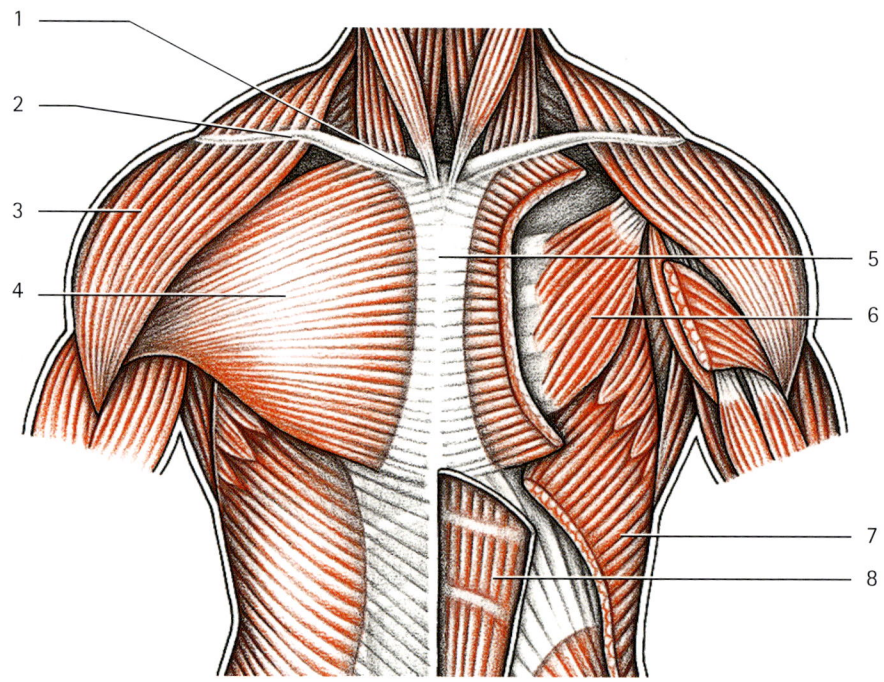

Muskulatur (rot) von Brustwand und Schultergürtel (Schema). Im linken Teil der Abbildung sind die oberflächlich liegenden Muskeln dargestellt. Im rechten Teil ist der große Brustmuskel zum größten Teil entfernt, um so die tiefer liegenden kleineren Muskeln, die den Schultergürtel am Brustkorb befestigen, zu zeigen.

1 Inneres Schlüsselbeingelenk
2 Schlüsselbein
3 Deltamuskel
4 Großer Brustmuskel
5 Brustbein
6 Kleiner Brustmuskel
7 Schräger Bauchmuskel (zum Teil entfernt)
8 Gerader Bauchmuskel

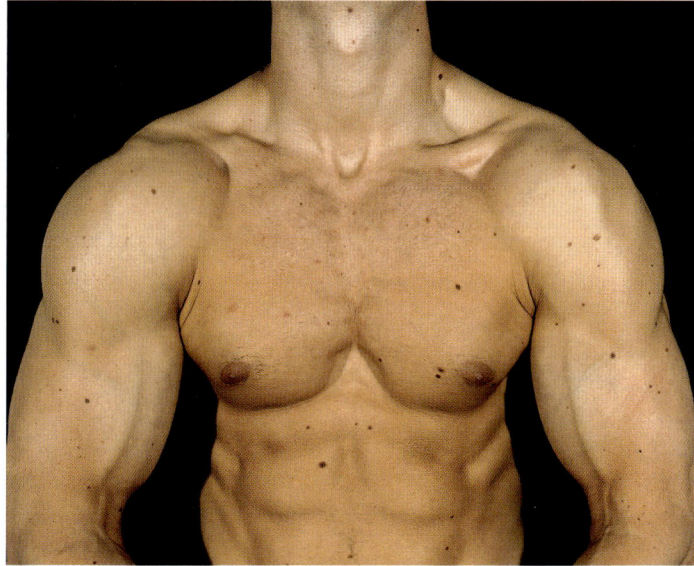

● ●
Brust und Bauch eines muskulösen Mannes.
Das Relief der Brust- und Bauchmuskeln ist deutlich
zu erkennen. Alle Muskeln sind stark kontrahiert.

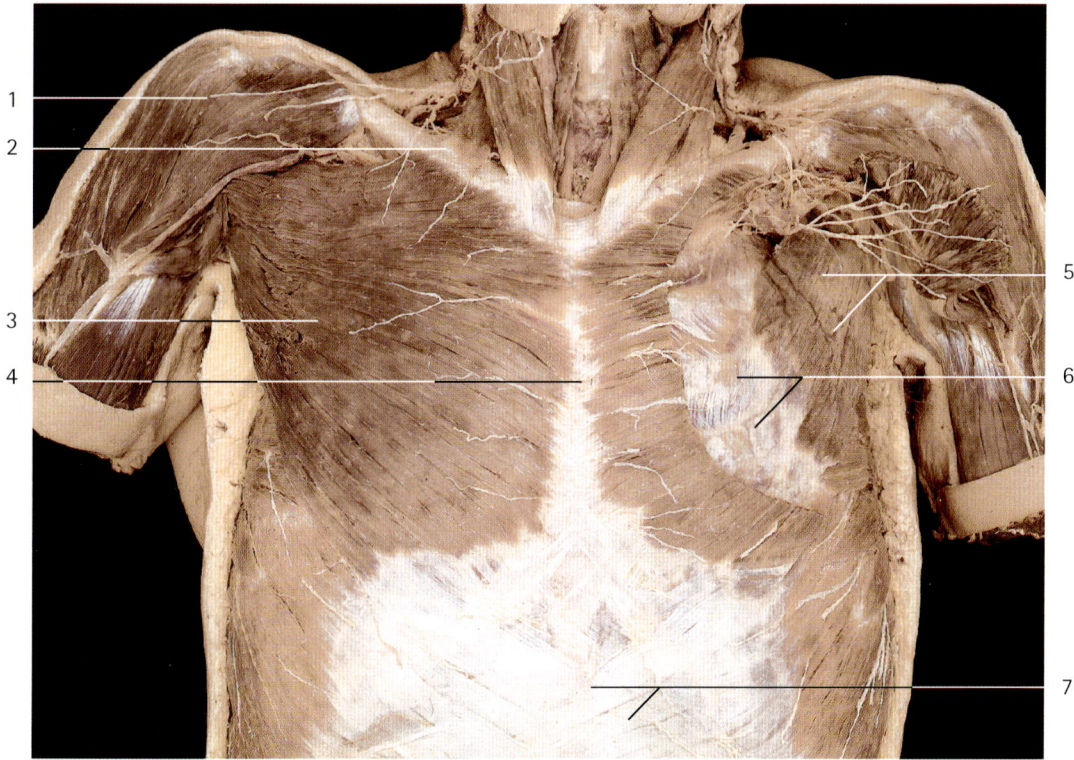

Anatomisches Präparat des Schultergürtels sowie der Brust- und Bauchwand.
Der große Brustmuskel reicht bis zur Mitte des Brustbeins. Er strahlt vorne mit
seinen Sehnen auch in die Sehnenumhüllung des geraden Bauchmuskels, die
sog. Rektusscheide, ein. Im rechten Bildteil wurde der große Brustmuskel teilweise entfernt, um den kleinen Brustmuskel und die Rippen zu zeigen.

1 Deltamuskel
2 Schlüsselbein
3 Großer Brustmuskel
4 Brustbein

5 Kleiner Brustmuskel
6 Rippen
7 Rektusscheide

Muskulatur des Schultergürtels: Rückenmuskulatur

Die großen Muskelgruppen, die den Schultergürtel am Rücken umhüllen, sind der **große Kapuzen- oder Trapez(ius)muskel** (Musculus trapezius) und der **große breite Rückenmuskel** (Musculus latissimus dorsi). Außerdem wird der Schulter-gürtel von Muskeln, die zwischen den Dornfort-sätzen der Wirbelsäule und dem Schulterblatt verlaufen, beweglich umschlossen. Einer dieser Muskeln zieht zu den Querfortsätzen der Hals-wirbelsäule: der **Schulterblattheber** (Musculus levator scapulae).

Oberflächlich verankert der **große Kapuzen-muskel** (Musculus trapezius) den Schultergürtel am Kopf und an der Wirbelsäule.

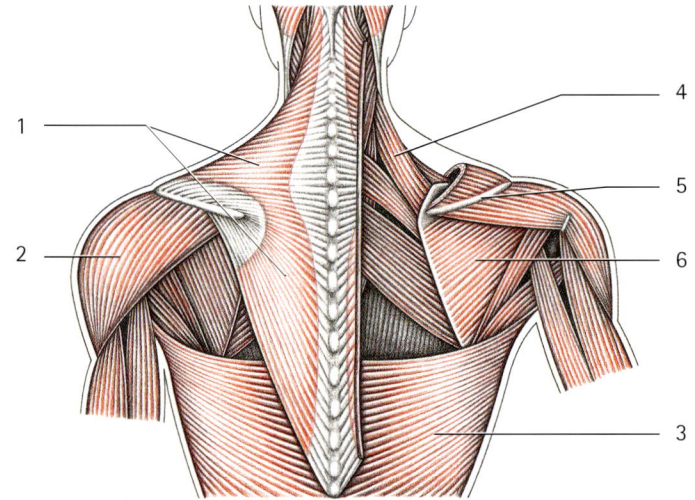

Muskulatur (rot) von Rücken und Schultergürtel (Schema). Im linken Teil der Abbildung sind die oberflächlich liegenden Muskeln dargestellt. Im rechten Teil ist der große Trapezmuskel entfernt, um so die tiefer liegenden kleineren Muskeln zu zeigen.

1 Großer Trapezmuskel (Kapuzenmuskel)
2 Deltamuskel
3 Großer breiter Rückenmuskel
4 Schulterblattheber
5 Schultergräte
6 Schulterblatt mit Muskel

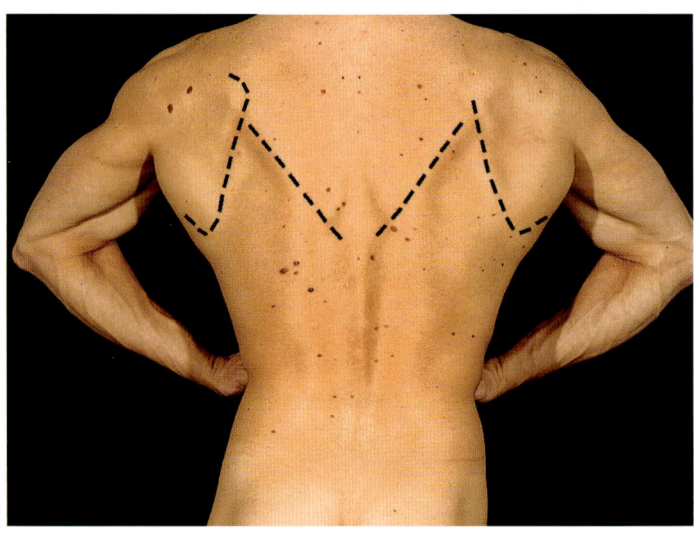

Rücken eines muskulösen Mannes. Das Relief der Rücken- und Schultermuskeln ist deutlich zu erken-nen. Die Grenzen von Schulterblatt und Trapezmuskel sind durch eine gestrichelte Linie markiert.

Der Schulterblattheber kann bei einseitiger oder starker Belastung (z.B. bei verkrampftem Hochziehen der Schulter im Stress oder bei Überlastung durch Schreibarbeiten) zu Fehlstellungen der Wirbelsäule führen. Auf diese Weise können Halsnerven wie der auf S. 13 dargestellte große Hinterhauptsnerv eingeklemmt werden, was migräneartige Kopfschmerzen verursachen kann.

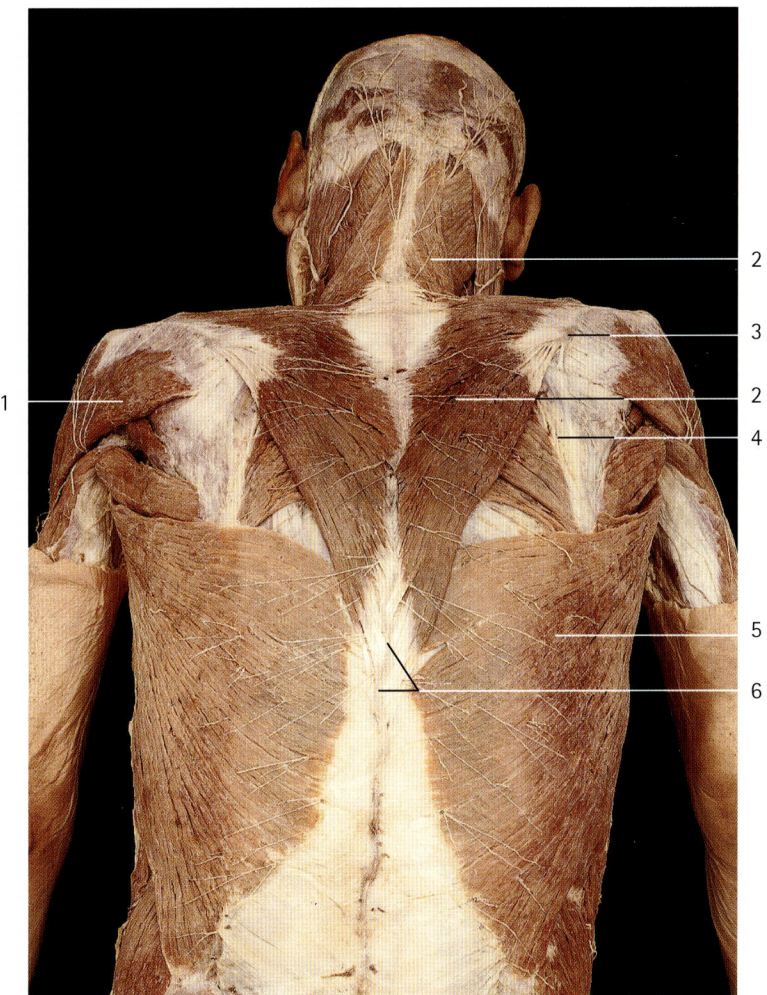

Anatomisches Präparat der Nacken-, Schulter- und Rückenmuskeln. Der flügelartige, große Trapezmuskel, der bis zum Kopf heraufreicht, überdeckt unten teilweise auch den großen, breiten Rückenmuskel.

1 Deltamuskel
2 Großer Trapezmuskel
3 Schultergräte
4 Schulterblatt
5 Großer, breiter Rückenmuskel
6 Dornfortsätze der Brustwirbelsäule

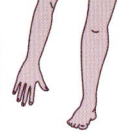

Untere Gliedmaße

Die Beine müssen die gesamte Last des Körpers tragen und allein die Fortbewegung übernehmen. Um diese Aufgaben erfüllen zu können, wurde die Bewegungsfreiheit der unteren Gliedmaßen massiv eingeschränkt.

Im Gegensatz zum hochgradig beweglichen Schultergürtel hat sich das Becken zu einem festen Ring entwickelt, der vorn in der Schambeinfuge (Symphyse) zusammengehalten wird und hinten mit dem Kreuzbein eine feste, gelenkartige

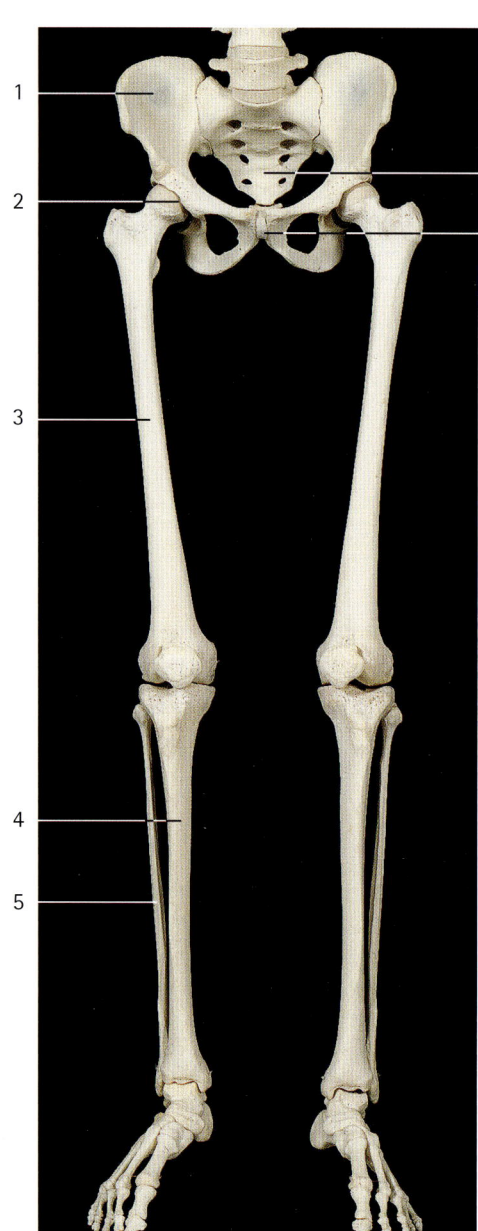

Skelettelemente der unteren Gliedmaße in Verbindung mit dem Becken (von vorne). Der Oberschenkel besitzt als einziges stützendes Skelettelement den Oberschenkelknochen (Femur), während der Unterschenkel zwei Skelettelemente aufweist: Schienbein (Tibia) und Wadenbein (Fibula).

1 Beckenknochen
2 Hüftgelenk
3 Oberschenkelknochen
4 Schienbein
5 Wadenbein
6 Kreuzbein
7 Schambeinfuge

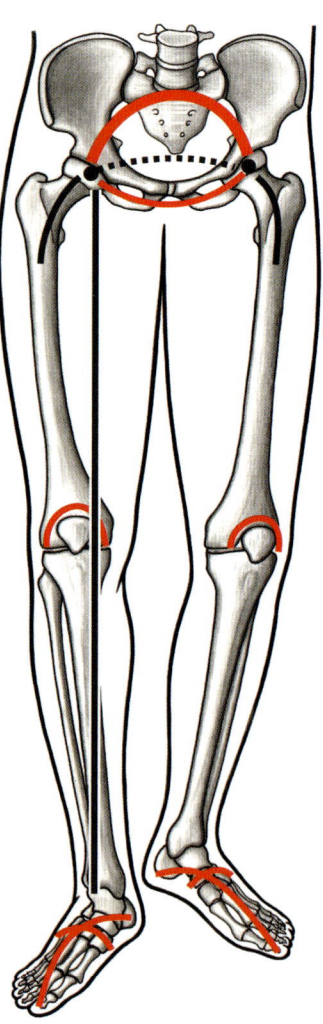

Die Abbildung zeigt die **mehrfach auftretende »Gewölbearchitektur«** im Skelettsystem der unteren Gliedmaßen.

Verbindung eingegangen ist. Insgesamt ist auf diese Weise eine tragfähige Gewölbestruktur entstanden. Auch im Kniegelenk und im Fuß dominiert diese »Gewölbearchitektur«, die besonders im Fuß eine große funktionelle Elastizität besitzt. Durch diese Architektur kann das Standbein – gehalten von kräftigen Bändern und Muskeln – das Körpergewicht auch allein tragen und so dem Spielbein mehr Bewegungsspielraum verschaffen.

Hüftgelenk

Das Kreuzbein (Os sacrum), das ursprünglich aus fünf Wirbeln entstanden ist, bildet mit den beiden Hüftknochen ein zwar festes, aber doch federnd bewegliches Gelenk.

Das Hüftgelenk ist ein **dreiachsiges Kugelgelenk**, das aber wesentlich weniger beweglich ist als beispielsweise das Schultergelenk. Wir können uns in der Hüfte zwar nach vorn bis zum Körperanschlag beugen; nach hinten ist eine Streckung aber nur bis etwa 10° möglich. Wenn Artisten oder Tänzer beim Spagat das Bein nach hinten fast bis zur Horizontalen strecken, können sie dies nur durch eine extreme Beugung in der Lendenwirbelsäule erreichen.

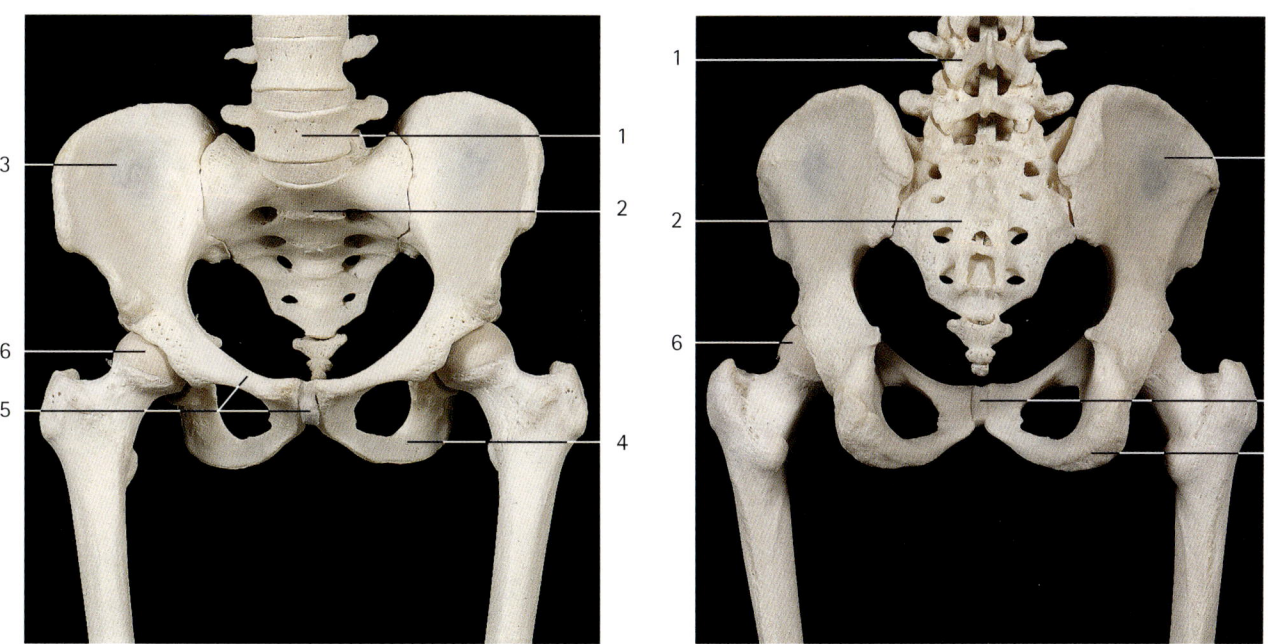

Skelettelemente von Becken und Bein (Abb. links: von vorne; Abb. rechts: von hinten). Man beachte, wie das Kreuzbein (Os sacrum) in das Becken eingefügt ist.

1 Lendenwirbel
2 Kreuzbein
3 Darmbein

4 Sitzbein
5 Schambein mit Schambeinfuge
6 Hüftgelenkskopf

Die **Festigkeit** des Hüftgelenks wird durch den sehr straffen Bandapparat erreicht, der in der Streckbewegung wie eine Schraube zugedreht wird (Bänderschraube). Sie kommt aber auch dadurch zustande, dass der Gelenkkopf relativ tief in der Gelenkpfanne sitzt.

Oberschenkelmuskulatur der Vorderseite

Der an der Vorderseite des Oberschenkels gelegene **vierköpfige Streckmuskel** (Musculus quadriceps) ist einer der kräftigsten Muskeln des Körpers. Seine breite Sehne zieht über das Kniege-

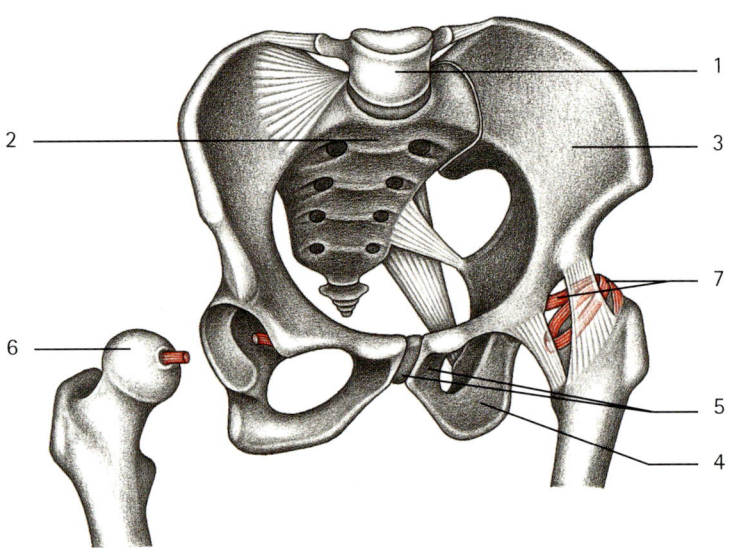

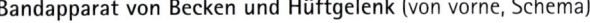

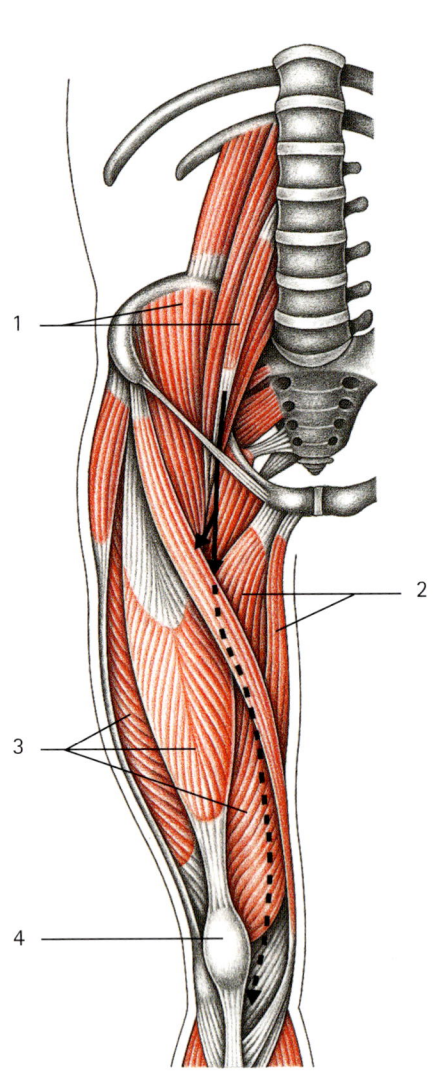

Bandapparat von Becken und Hüftgelenk (von vorne, Schema).

1	Lendenwirbel	5	Schambein mit Schambeinfuge
2	Kreuzbein	6	Hüftgelenkskopf des Oberschenkelknochens (isoliert, mit Kopfband [rot])
3	Darmbein	7	Bänderschraube (rot) des Hüftgelenks
4	Sitzbein		

Oberschenkelmuskulatur (rot) des rechten Beins (von vorne, Schema). Dargestellt ist auch der von Wirbelsäule und Becken kommende große Hüftgelenksbeuger. Der Verlauf der Beingefäße vom Beckenraum zur Kniekehle ist angedeutet (Pfeile).

1	Hüftgelenksbeuger	3	Vierköpfiger Streckmuskel
2	Adduktorenmuskulatur	4	Kniescheibe

lenk hinweg bis zum Schienbein (Tibia). Zum Schutz des Gelenks ist eine Knochenplatte in die Sehne eingelagert: die Kniescheibe (Patella).

Die Innenseite des Oberschenkels wird von der großen Gruppe der **Anziehermuskeln** (Adduktoren) eingenommen. Diese Muskelgruppe ermöglicht auch noch bei weit gespreizten Beinen einen festen Stand des Körpers.

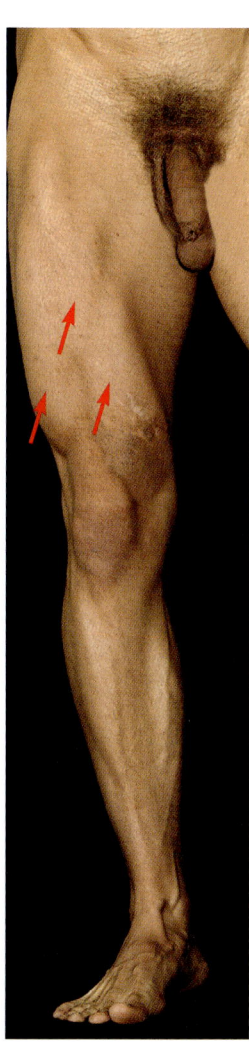

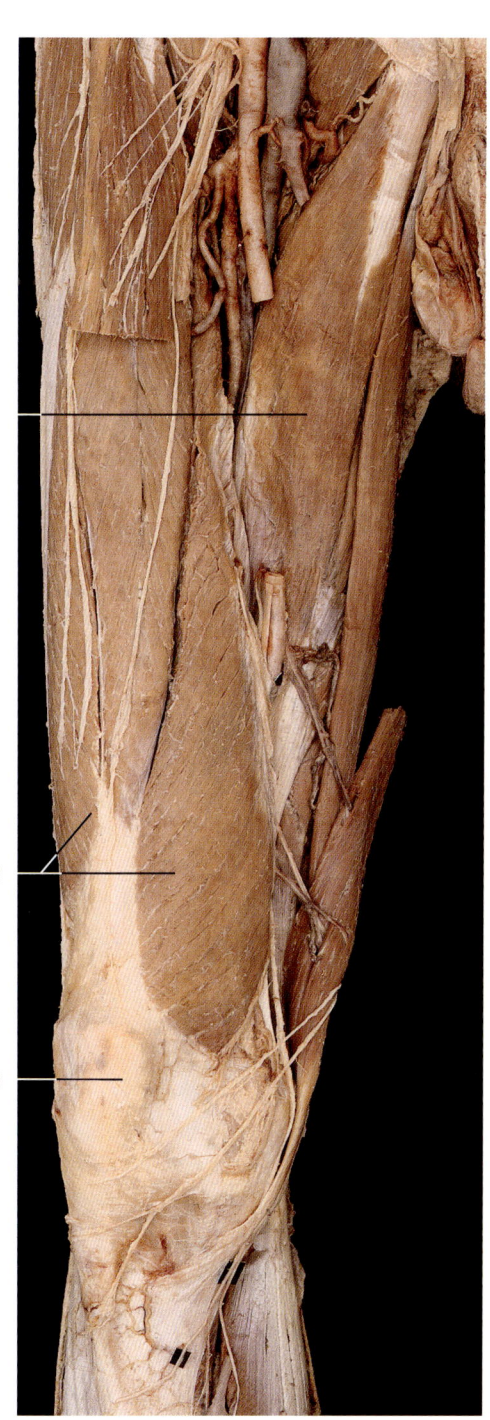

Rechtes Bein eines muskulösen Mannes (von vorne). Der vierköpfige Streckmuskel des Oberschenkels ist kontrahiert (Pfeile).

Anatomisches Präparat der Oberschenkelmuskulatur des rechten Beins (von vorne). Man erkennt den großen vierköpfigen Streckmuskel des Oberschenkels und innen die Adduktorengruppe. Oben im Hüftbereich sieht man das Bündel der Gefäße und Nerven, die das Bein versorgen.

1 Adduktorenmuskulatur 3 Kniescheibe
2 Vierköpfiger Streckmuskel

Gesäß- und Oberschenkelmuskulatur der Rückseite

Der kräftige **große Gesäßmuskel** (Musculus glutaeus maximus) überspannt den kompletten hinteren Hüftbereich. Seine Hauptfunktion ist nicht die Streckung des Beins, die nur in geringem Maß möglich ist, sondern die Sicherung der aufrechten Körperhaltung. Beim Treppensteigen wird er besonders gebraucht, da er das gebeugte Bein gegen das Körpergewicht strecken muss (»Treppensteigermuskel«). Die unter dem großen Gesäßmuskel liegenden kleinen Hüftmuskeln haben Lücken, durch die Gefäße und Nerven aus dem Beckeninneren nach außen zur Hüftregion und zum Bein ziehen können. Besonders kräftig ist der **Ischiasnerv**, der am Unterrand des großen Gesäßmuskels so oberflächlich verläuft, dass er hier getastet, aber auch leicht verletzt werden kann. Er innerviert die gesamte Muskulatur des Unterschenkels und Fußes sowie die hinten gelegenen Muskeln des Oberschenkels (wie den Bizepsmuskel des Beins). Unter dem Bizeps verlaufend, erreicht der Ischiasnerv von oben her die Kniekehle.

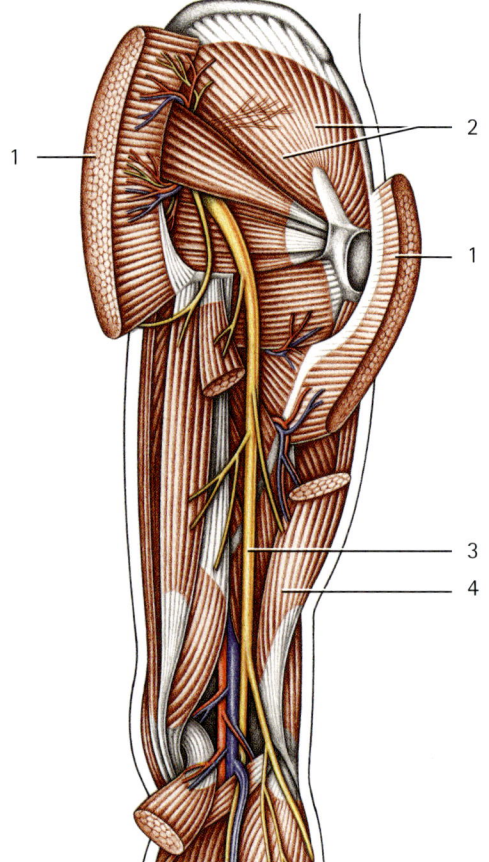

Hintere Muskelgruppen von Becken und Bein (Schema). Der große Gesäßmuskel wurde größtenteils entfernt, so dass der Ischiasnerv zu sehen ist, der bis zur Kniekehle verläuft. Rot = Arterien, blau = Venen, gelb = Nerven.

1 Großer Gesäßmuskel (durchtrennt)
2 Kleine Gesäßmuskeln
3 Ischiasnerv
4 Bizepsmuskel des Oberschenkels (teilweise entfernt)

Im Zusammenhang mit der Gewölbekonstruktion des Beckens (s. S. 136) hat sich der Oberschenkel abgeknickt, um bessere Hebelwirkungen der Muskeln und einen tragfähigeren Stand des Beins zu erreichen. Dieser **Oberschenkelhalswinkel** beträgt bei Erwachsenen etwa 130°. Bei Kleinkindern ist er noch größer (meistens ca. 145–150°). Der Oberschenkelhalswinkel wird im Alter allmählich kleiner und beträgt dann nur noch um die 120°.

Am Oberschenkel liegen die **Beugemuskeln** für das Kniegelenk hinten. Sie kommen vom Becken und befestigen sich an beiden Seiten des Unterschenkels, also innen am Schienbein (Tibia) und außen am Wadenbein (Fibula). Sie begrenzen die rautenförmige Kniekehle, durch die die wichtigsten Nerven und Gefäße, u.a. auch der oben bereits erwähnte Ischiasnerv, zum Unterschenkel verlaufen.

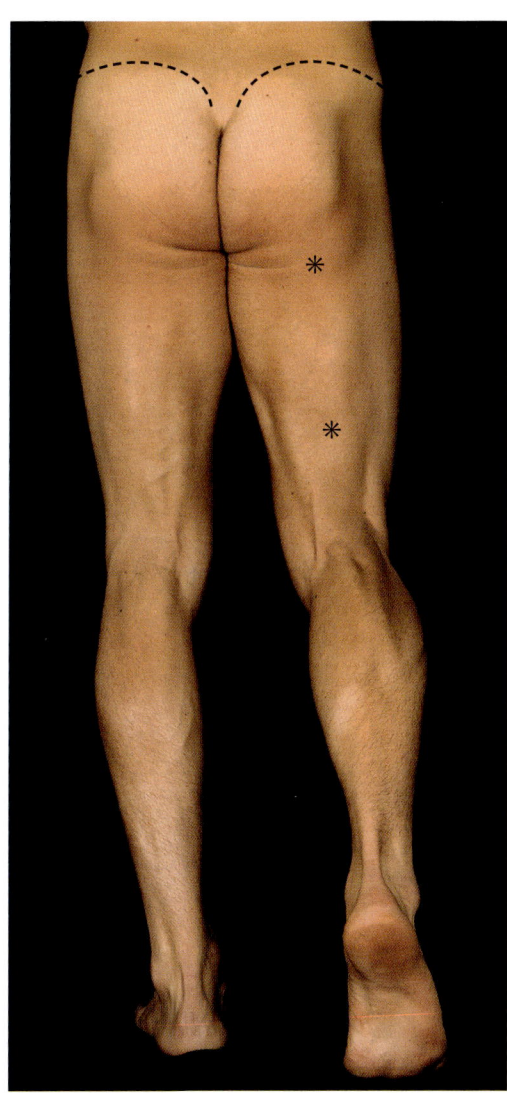

Gesäßregion und Rückseite der Beine eines muskulösen Mannes. Die gestrichelte Linie kennzeichnet den Verlauf des Beckenkamms. Die Tastpunkte für den Ischiasnerv sind markiert (Sternchen).

Oberschenkelhalsbrüche kommen im Alter leider recht häufig vor, was oft auch mit einem altersbedingten Kalziumverlust der Knochen (Osteoporose) zusammenhängt. Operativ kann hier ein künstlicher Gelenkkopf und –hals implantiert werden, so dass die Gehfähigkeit wieder hergestellt wird.

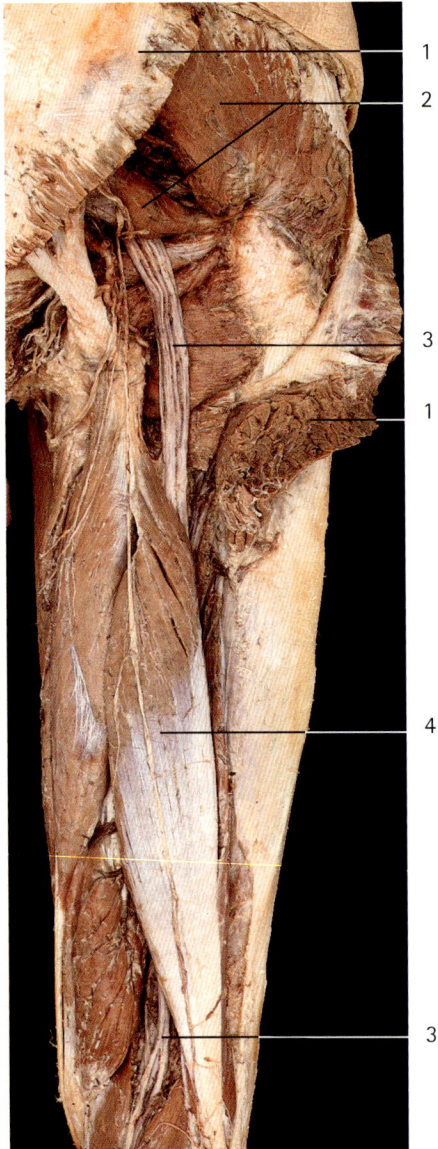

Anatomisches Präparat der Gesäßregion (von hinten). Der große Gesäßmuskel wurde durchtrennt und zur Seite gezogen, um den darunter liegenden Ischiasnerv zu zeigen.

1 Großer Gesäßmuskel (durchtrennt)
2 Kleine Gesäßmuskeln
3 Ischiasnerv
4 Bizepsmuskel

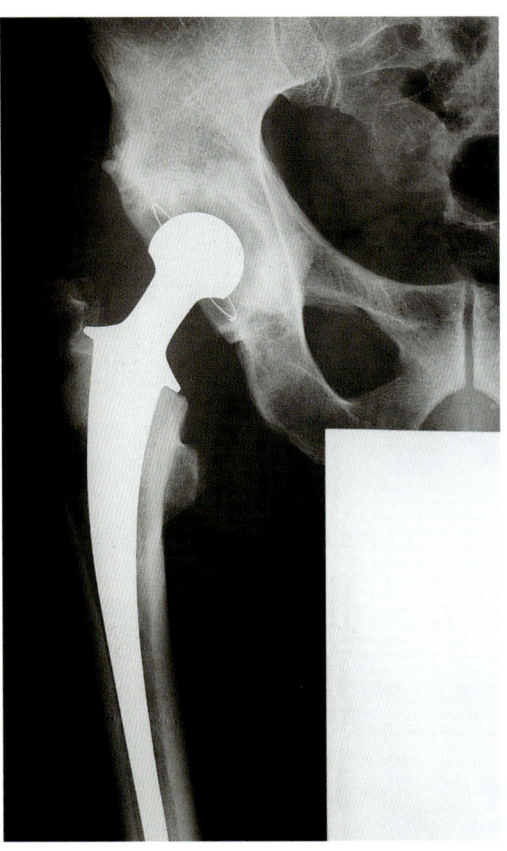

Röntgenaufnahme von Becken und Bein (Ansicht von vorne) mit einem künstlichen Hüftgelenk im rechten Bein. Die Geschlechtsorgane wurden durch eine Bleiabdeckung geschützt.

Kniegelenk

Das Kniegelenk ist eines der kompliziertesten Gelenke des Körpers. In äußerster Streckstellung rastet es fest ein, um einen sicheren Stand zu ermöglichen. Dieses »Einrasten« wird durch spezifische Bänder erreicht, die im Inneren des Kniegelenks liegen **(Kreuzbänder)**.

In der Beugestellung erreicht das Kniegelenk aber einen erstaunlichen Bewegungsspielraum, da die Seitenbänder (Kollateralbänder) dann erschlaffen und die Kreuzbänder locker werden. Im Kniegelenk sind nur zwei Knochen – nicht wie im Ellenbogengelenk drei – gelenkig miteinander verbunden, nämlich der **Oberschenkelknochen** (Femur) und das **Schienbein** (Tibia) des Unterschenkels.

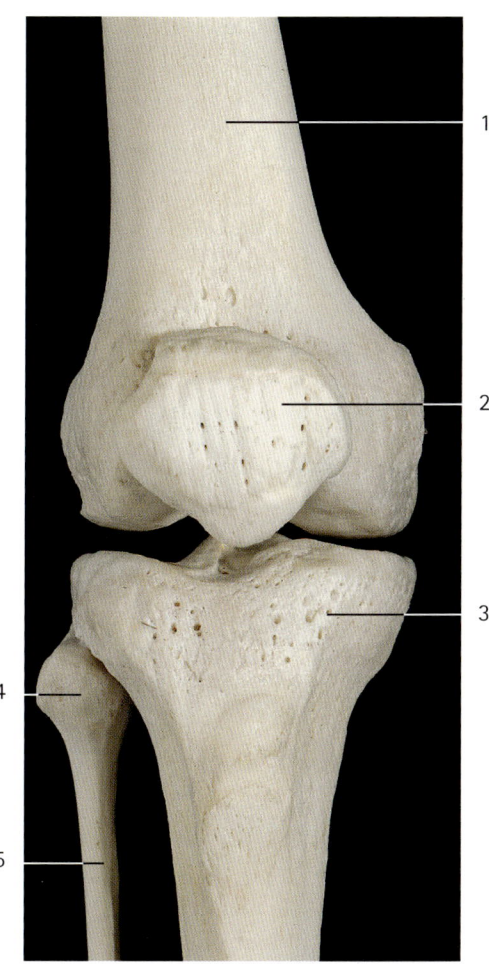

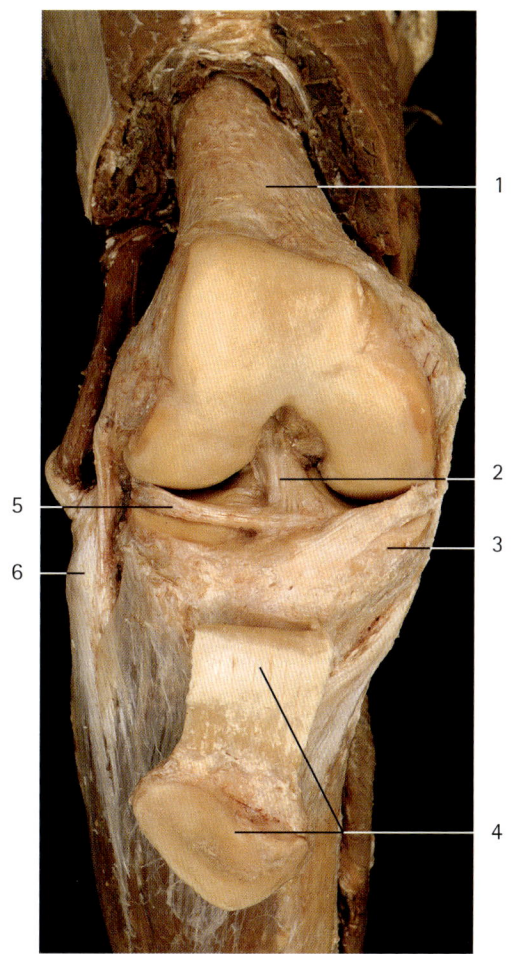

Knöchernes Kniegelenk (von vorne, rechte Seite). Das Wadenbein (Fibula) hat keinen Kontakt mit dem Kniegelenk.

1 Oberschenkelknochen   4 Wadenbeinköpfchen
2 Kniescheibe (Patella)   5 Wadenbein
3 Schienbein

Rechtes Kniegelenk (von vorne, eröffnet). Die Kniescheibe und das Kniescheibenband sind nach vorne geklappt, so dass das vordere Kreuzband zu sehen ist.

1 Oberschenkelknochen   4 Kniescheibe (Patella) mit Kniescheibenband
2 Vorderes Kreuzband   5 Knorpelscheibe des Kniegelenks
3 Schienbein   6 Wadenbeinköpfchen

143

Das **Wadenbein** (Fibula) ist etwas nach unten versetzt und bildet dort mit dem Schienbein ein eigenes, sehr straffes Gelenk, das keine Bewegungsmöglichkeiten besitzt.

Der Gelenkkopf des Oberschenkelknochens ist leicht spiralig geformt, so dass er in Streckstellung des Gelenks breit auf der Gelenkpfanne des Schienbeins aufliegt. In Beugestellung hat er je-

doch nur noch wenig Kontakt mit dem Schienbein, so dass beide Knochen etwas gegeneinander gedreht werden können. Dadurch gewinnt das Kniegelenk in Beugestellung zusätzlich Rotationsmöglichkeiten. Um dabei aber trotzdem den Kontakt der Gelenkflächen aufrechtzuerhalten, haben sich zusätzlich im Kniegelenk liegende, halbkreisförmige Knorpelscheiben **(Menisken)** entwickelt. Diese rutschen bei der Beugung etwas nach hin-

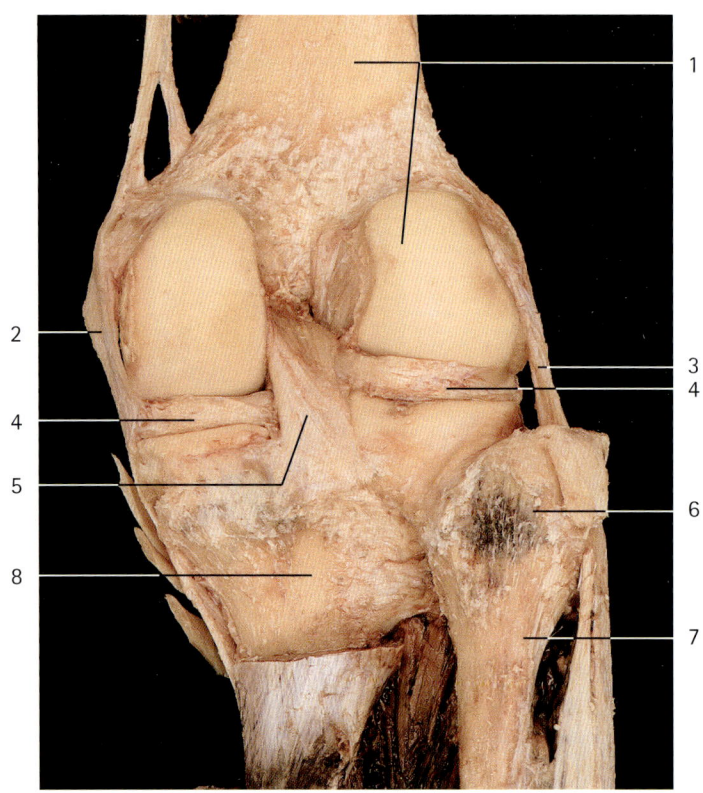

Rechtes Kniegelenk (von hinten, eröffnet). In dieser Ansicht ist der »ausgeklügelte« Bandapparat des Kniegelenks gut zu sehen. Das innere Seitenband ist mit der Knorpelscheibe (Meniskus) verwachsen, das äußere nicht. Man beachte die Lage des hinteren Kreuzbandes, der Seitenbänder und der Menisken.

1 Oberschenkelknochen
2 Inneres Seitenband
3 Äußeres Seitenband
4 Knorpelscheiben des Kniegelenks
5 Hinteres Kreuzband
6 Wadenbeinköpfchen
7 Wadenbein
8 Schienbein

ten, schieben sich aber bei der Streckung wieder nach vorne, so dass beim gestreckten Knie ein breitflächiger Kontakt zwischen den beiden Gelenkkörpern zustande kommt. Der äußere Meniskus ist etwas stärker verschieblich als der innere, was besonders bei Drehbewegungen eine Rolle spielt. Der innere Meniskus ist mit dem inneren Seitenband des Kniegelenks verbunden.

Reißt bei Sportverletzungen, wie z.B. beim Skifahren oder Fußballspielen, das Innenband, so wird der innere Meniskus häufig mit verletzt. Bei diesen Sportverletzungen ist meistens auch das vordere Kreuzband mit betroffen. In diesem Fall lässt sich bei gebeugtem Knie der Unterschenkel gegen den Oberschenkel nach vorne verschieben (Schubladenphänomen).

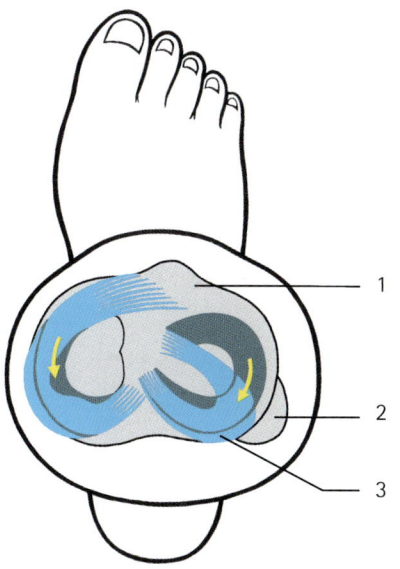

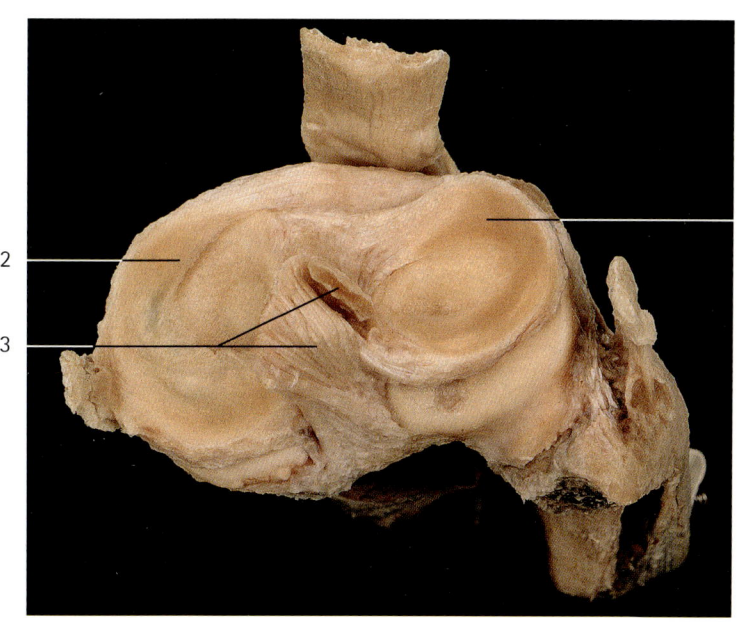

Aufsicht auf die Gelenkflächen des rechten Schienbeins mit den halbmondförmigen Knorpelscheiben (Schema). Die Bewegungen der Knorpelscheiben (Menisken) bei der Beugung im Kniegelenk sind angedeutet (Pfeile). Der äußere Meniskus ist beweglicher, da er nicht mit dem äußeren Seitenband verwachsen ist. Der innere Meniskus ist daher häufiger durch Verletzungen betroffen.

1 Schienbein
2 Wadenbeinköpfchen
3 Äußerer Meniskus

Aufsicht auf die Gelenkflächen des rechten Schienbeins mit den halbmondförmigen Knorpelscheiben. Die Kniescheibe bzw. das Kniescheibenband ist in dieser Ansicht vorne (am oberen Bildrand) lokalisiert

1 Äußerer Meniskus
2 Innerer Meniskus
3 Kreuzbänder

145

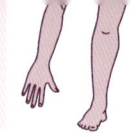

Unterschenkelmuskulatur der Vorderseite

Die Muskeln, die auf die beiden Sprunggelenke und den Fuß wirken, liegen am Unterschenkel. Neben Beugung (Anheben des Fußes) und Streckung (Senken des Fußes) im oberen Sprunggelenk dienen diese Muskeln aber auch der Erhaltung des Fußgewölbes. Auf der Vorderseite des Unterschenkels liegen die **Streckmuskeln des oberen Sprunggelenks** und die **Zehenstrecker**. Die Streckersehnen ziehen über das Sprunggelenk hinweg und strahlen in die Zehen ein. Diese Muskeln liegen seitlich dem Schienbein (Tibia) an.

Die Muskeln, die am Wadenbein (Fibula) entspringen, ziehen mit ihren langen Sehnen um den äußeren Knöchel herum und zum Teil bis in die Fußsohle hinein. Durch den besonderen Verlauf der Sehnen dieser beiden Muskelgruppen wird eine wirkungsvolle Stütze des Fußgewölbes erreicht. Ihre Sehnen bilden nämlich in der Fußsohle eine Art Sehnenspange oder Steigbügel. Dieser stützt nicht nur das Längsgewölbe des Fußes, sondern verspannt auch das Quergewölbe (s. auch S. 150 ff.). Diese Muskeln haben aber nicht nur statische Funktionen, sondern können auch sehr effektiv an den Drehbewegungen im unteren Sprunggelenk mitwirken.

Die vielseitige Elastizität der Fußgelenke und die Differenziertheit der langen Unterschenkelmuskeln ermöglichen in ihrem Zusammenspiel den sicheren und federnden Gang des Menschen, der sich an jede Bodenunebenheit anpassen kann.

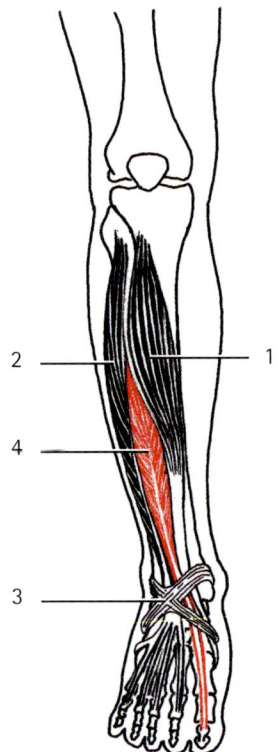

Schematische Darstellung der Streckmuskeln des Unterschenkels mit ihren in die Zehen ausstrahlenden Sehnen, die durch ein Halteband fixiert werden. Zur Verdeutlichung dieses Sachverhalts wurde der Großzehenstrecker mit seiner Sehne exemplarisch hervorgehoben (rot).

1 Vorderer Schienbeinmuskel
2 Langer Wadenbeinmuskel
3 Kreuzförmiges Halteband für die Muskelsehnen
4 Großzehenstrecker

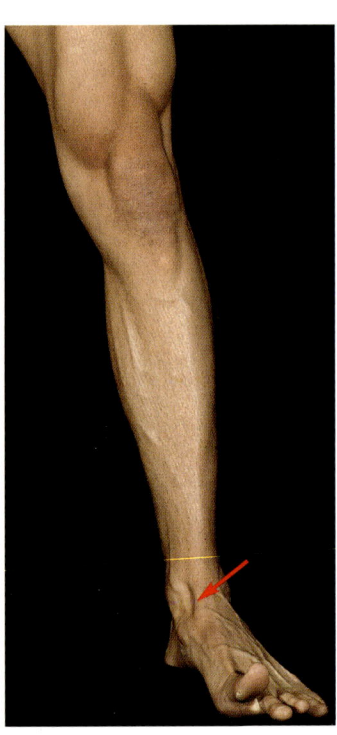

Vorderseite des linken Unterschenkels eines muskulösen Mannes. Der vordere Schienbeinmuskel mit seiner stark vorspringenden Sehne (Pfeil) ist zu erkennen.

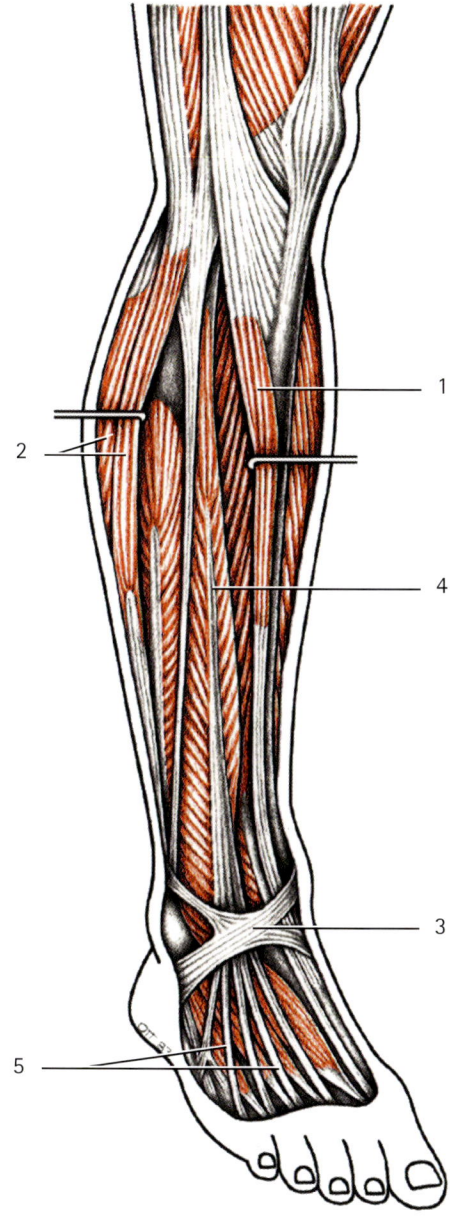

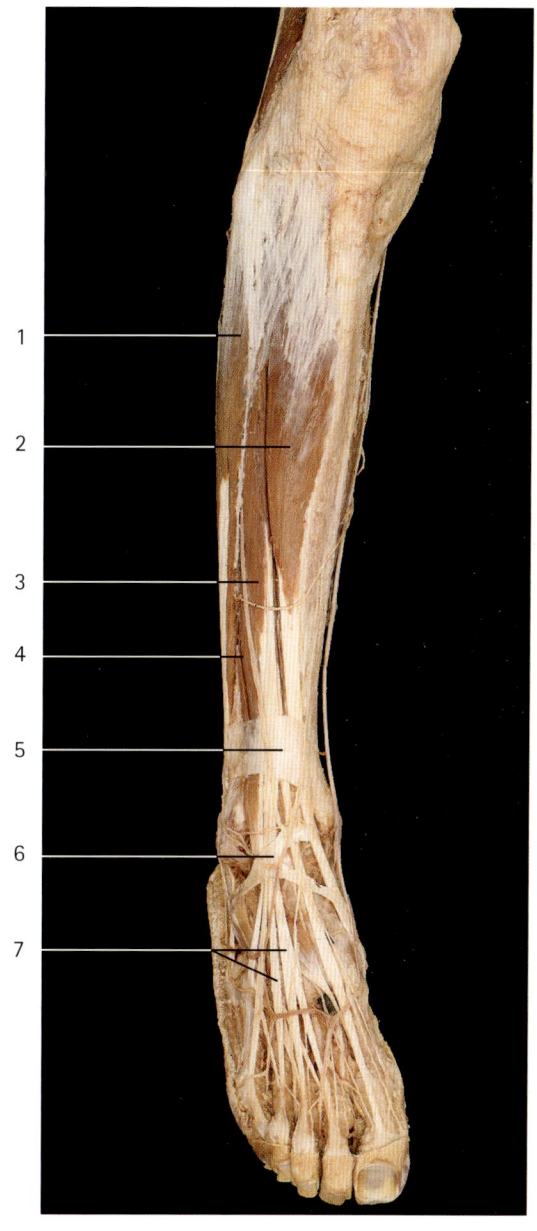

Unterschenkelmuskulatur (rot) des rechten Beins (von vorne, Schema). In der Mitte liegt der lange Zehenstrecker, dessen Sehnen im Bereich des Sprunggelenks durch ein kräftiges, kreuzförmiges Band gesichert werden. Der lange Wadenbeinmuskel und der vordere Schienbeinmuskel sind durch Haken etwas zur Seite gezogen, um die tiefer liegenden Muskeln zu zeigen.

1 Vorderer Schienbeinmuskel
2 Langer Wadenbeinmuskel
3 Kreuzförmiges Halteband für die Muskelsehnen
4 Langer Zehenstrecker
5 Sehnen des langen Zehenstreckers

Anatomisches Präparat der Unterschenkelmuskulatur des rechten Beins (von vorne). Die zu den Zehen ziehenden Sehnen des langen Zehenstreckers und auch die beiden Haltebänder sind zu erkennen.

1 Langer Wadenbeinmuskel
2 Vorderer Schienbeinmuskel
3 Großzehenstrecker
4 Langer Zehenstrecker
5 Oberes Halteband
6 Kreuzförmiges Halteband
7 Sehnen des langen Zehenstreckers

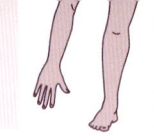

Unterschenkelmuskulatur der Rückseite

Der an der Rückseite des Unterschenkels liegende **Trizepsmuskel**, der mit zwei Köpfen am Oberschenkel und mit seiner mächtigen Achillessehne am Fersenbein ansetzt, senkt den Fuß und ist für die Laufbewegung äußerst wichtig. Auf das Fußgewölbe selbst hat er keinen direkten Einfluss.

Die drei großen **Streckmuskeln** des Beins (Glutäus-, Quadrizeps- und Trizepsmuskel) sind die kräftigsten Muskeln des Körpers überhaupt. Wenn die Füße sicher stehen, können diese Muskeln auch einen sehr schweren Körper wieder aufrichten. Auch das Hochstemmen von schweren Lasten oder Gewichten, z.B. beim Kraftsport, ist nur durch diese Muskeln möglich. Unter dem Trizepsmuskel liegt die Gruppe der tiefen Unterschenkelmuskeln, die auf die Fußgelenke wirken.

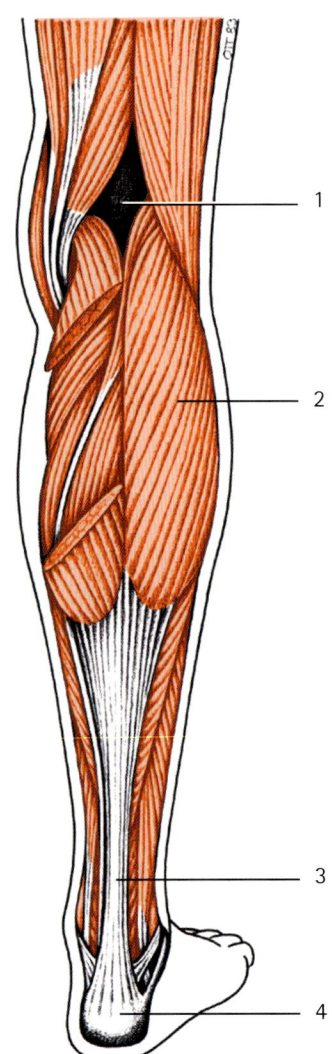

Unterschenkelmuskulatur (rot) des rechten Beins (von hinten, Schema). Der linke Kopf des Trizepsmuskels wurde entfernt, um die darunter liegenden, tiefen Beugemuskeln zu zeigen.

1 Kniekehle
2 Trizepsmuskel
3 Achillessehne
4 Fersenbein

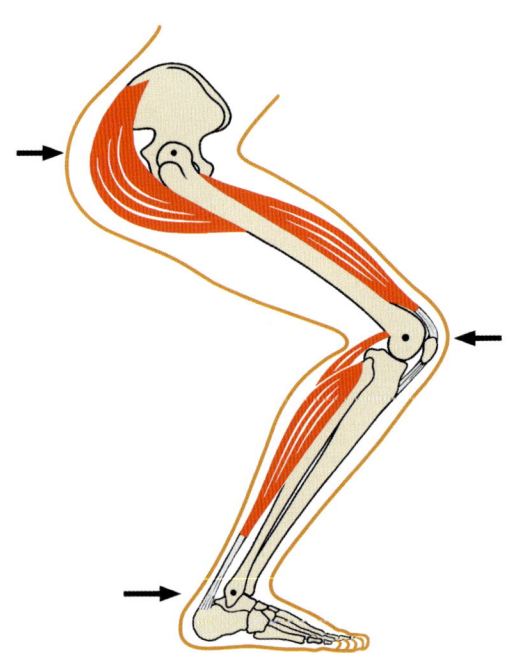

Streckmuskeln des Beines (Schema). Die Streckmuskeln sind kräftiger als die Beugemuskeln. Pfeile = Wirkung der Streckmuskeln auf die Gelenke bei Streckung des Körpers.

Eine Besonderheit dieser Muskeln für den Fuß besteht darin, dass ihre Sehnen sich hinter dem inneren Knöchel kreuzen. Es liegt also nicht, wie man erwarten sollte, der Zehenbeuger außen und der Großzehenbeuger innen, sondern der Zehenbeuger liegt am weitesten innen, hinter dem Schienbein. Der Großzehenbeuger liegt dagegen außen am Wadenbein, so dass sich die Sehnen

dieser beiden Muskeln in der Fußsohle kreuzen. Diese merkwürdige Tatsache erklärt sich daraus, dass durch diese Sehnenkreuzungen eine wirkungsvolle Unterstützung des Längsgewölbes des Fußes erreicht wird. Allerdings müssen hier kräftige Bänder dafür sorgen, dass die Sehnen nicht verrutschen.

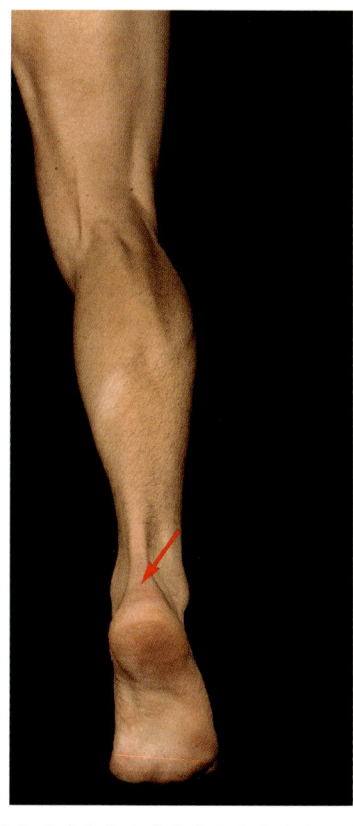

Rückseite des rechten Unterschenkels eines muskulösen Mannes. Der Trizepsmuskel ist angespannt, die Achillessehne (Pfeil) tritt deutlich hervor.

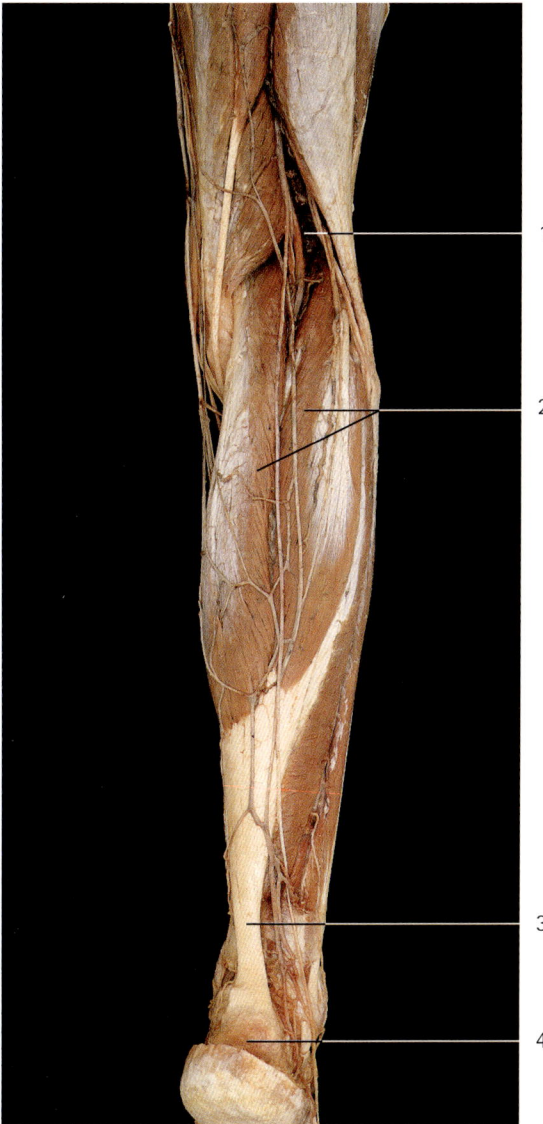

Anatomisches Präparat des Trizepsmuskels mit seiner mächtigen Achillessehne (von hinten).

1 Kniekehle (mit Gefäßen und Nerven)
2 Trizepsmuskel
3 Achillessehne
4 Fersenbein

Fuß

Der Fuß stützt den Körper hauptsächlich ab, sowohl beim Stehen als auch beim Gehen und Laufen. Im Gegensatz zur Hand, die den Unterarm direkt verlängert und damit auch von den Unterarmmuskeln in vielfacher Weise bewegt werden kann, ist der Fuß rechtwinklig gegen den Unterschenkel abgeknickt. Er kann damit als Winkelhebel bei der Fortbewegung benützt werden. Das **Fußgewölbe**, entstanden durch die mächtige Entwicklung des Fersenbeins, ist eine elastische, widerstandfähige Stütze beim aufrechten Stand und kann die Körperlast sogar allein tragen. Damit haben die Unterschenkel- und Fußmuskeln hauptsächlich statische Funktionen übernommen und ihren Bewegungsspielraum weiter eingeschränkt. Sie können auch nicht mehr, wie beim Unterarm, umeinander gedreht werden. Dies würde die Statik ernsthaft gefährden. Nur wenn das Knie gebeugt ist, lassen sich auch Drehbewegungen des Unterschenkels ausführen.

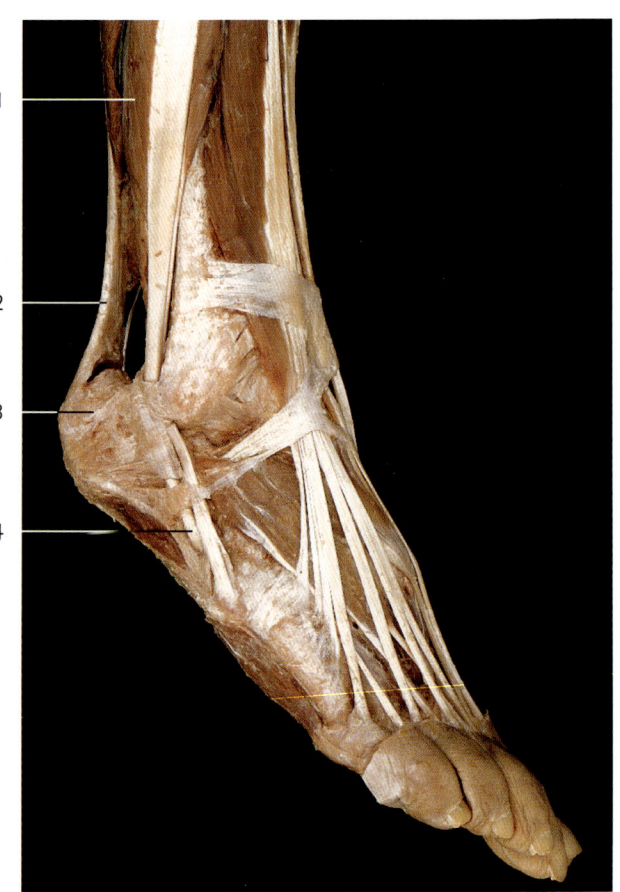

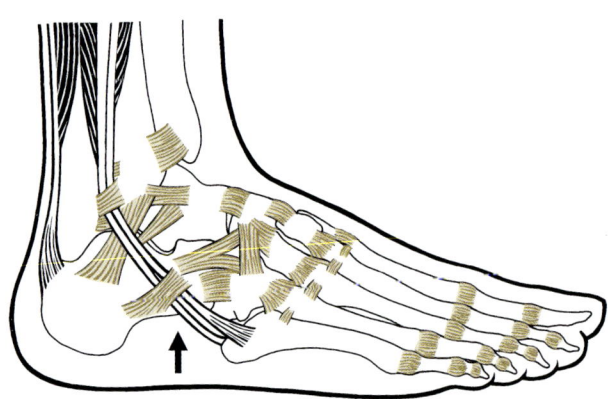

Bänder des oberen Sprunggelenks (von der Seite, Schema). Die Sehne des langen Wadenbeinmuskels (Pfeil) zieht in die Fußsohle.

Fußmuskulatur (Ansicht von seitlich vorne). Das mächtige Fersenbein und die Achillessehne sind zu erkennen. Die Sehne des langen Wadenbeinmuskels zieht in die Fußsohle hinein.

1 Wadenbeinmuskeln
2 Achillessehne
3 Fersenbein
4 Sehne des langen Wadenbeinmuskels

Die Sprunggelenke verbinden den Unterschenkel mit dem Fuß. Man unterscheidet das obere und das untere Sprunggelenk. Im **oberen Sprunggelenk** kann der Fuß um eine quere Achse auf- und abwärts bewegt werden, z.B. beim Laufen. Das Wadenbein ist in das obere Sprunggelenk mit eingebaut, so dass es mit dem Schienbein zusammen eine Zange bildet, in die der Kopf des Sprungbeins (Talus) eingefügt ist.

Zusätzlich verfügt der Fuß auch über eine gewisse Rotationsmöglichkeit im **unteren Sprungge-**

lenk. Hier sind eine **Einwärtsdrehung** (Supination: Hebung des inneren Fußrandes) und eine **Auswärtsdrehung** (Pronation: Hebung des äußeren Fußrandes) um eine schräge Achse möglich.

Das Bein hat also die Drehbewegungen, die bei der oberen Gliedmaße der Unterarm übernimmt, gewissermaßen in den Fuß »verlagert«. Auf diese Weise wird dem Unterschenkel mit seinen beiden fest verbundenen Knochen (Schienbein und Wadenbein) die Stützfunktion erleichtert.

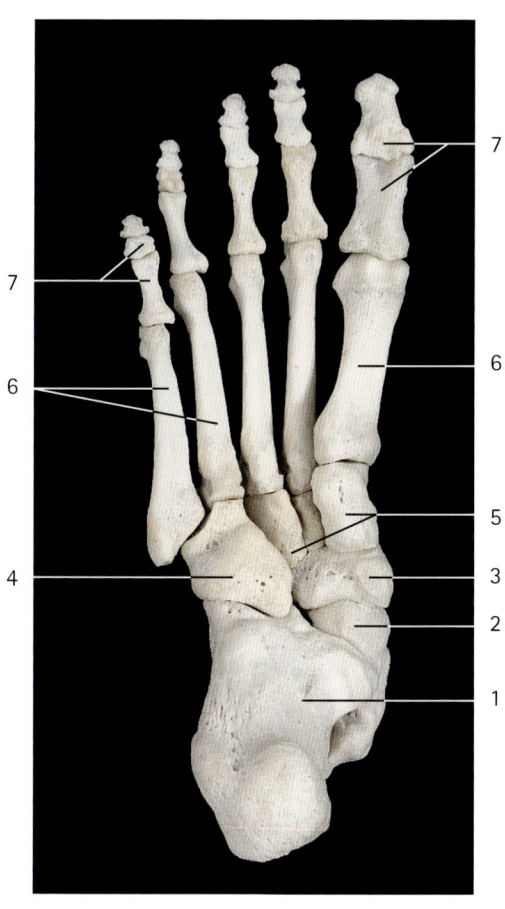

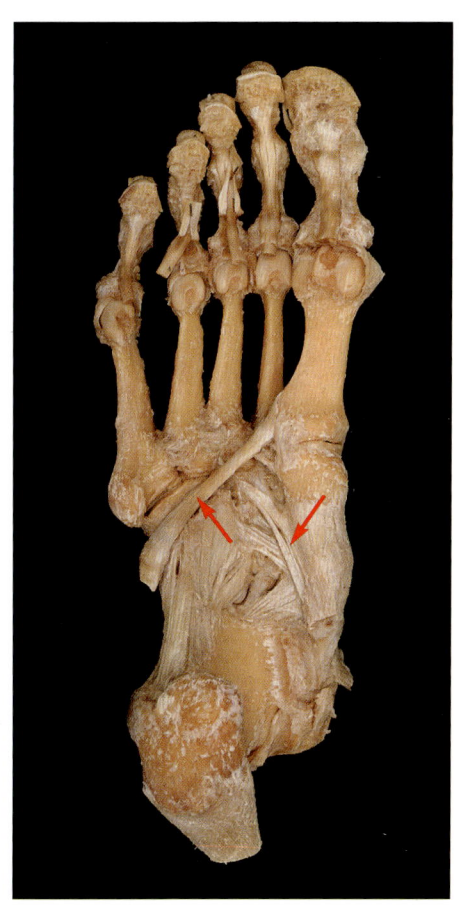

Skelett des rechten Fußes (von unten).

1 Fersenbein
2 Sprungbein
3 Kahnbein
4 Kuboidknochen der Fußwurzel
5 Fußwurzelknochen
6 Mittelfußknochen
7 Zehenknochen

Anatomisches Präparat der Fußgelenke und Bänder der Fußsohle (rechter Fuß, von unten). Die Sehnen der Unterschenkelmuskeln (Pfeile) bilden hier einen Steigbügel.

151

Das Sprungbein (Talus) bildet zusammen mit dem Kahnbein (Os naviculare), den drei keilförmigen Knochen der Fußwurzel, den drei Mittelfußknochen und den drei ersten Zehenstrahlen den **inneren Fußstrahl**. Dieser ist etwas nach oben verlagert und ruht auf dem Fersenbein (Kalkaneus).

Das Fersenbein bildet zusammen mit dem Würfelbein (Os cuboideum) und den beiden seitlichen Mittelfußknochen sowie dem vierten und fünften Zehenstrahl den **äußeren Fußstrahl**. Das Fersenbein besitzt einen Knochenvorsprung (Sustentaculum tali), auf dem das Sprungbein ruht. Indem

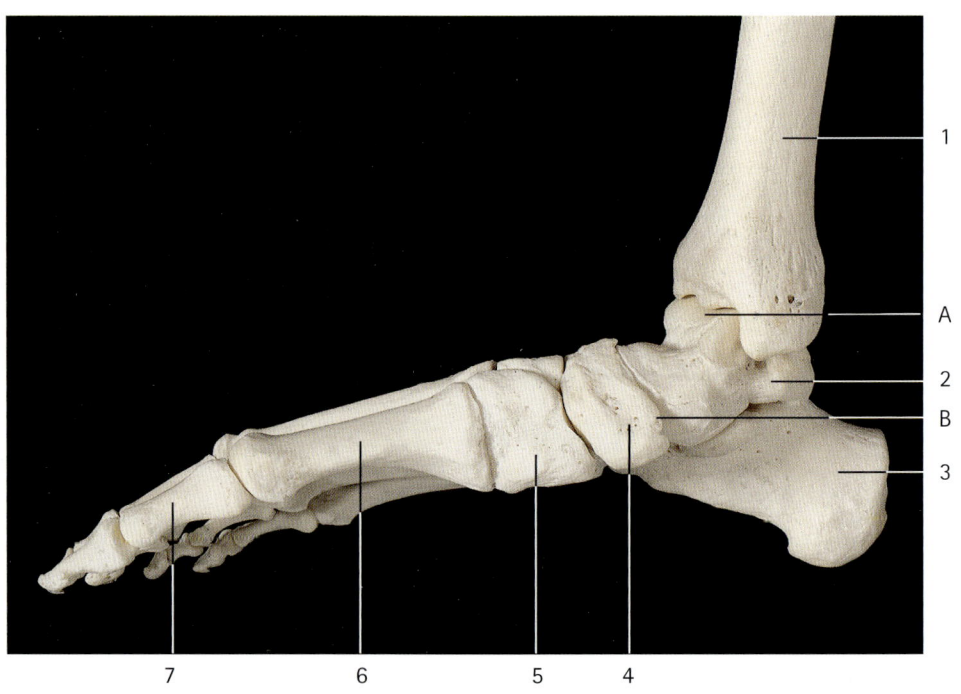

Skelett des rechten Fußes (von innen). Schön zu sehen ist in dieser Ansicht die Gewölbekonstruktion des Fußes im Bereich der Fußwurzel- und Mittelfußknochen.
A = Lokalisation des oberen Sprunggelenks, B = Lokalisation des unteren Sprunggelenks.

1 Schienbein	3 Fersenbein	5 Fußwurzelknochen	7 Zehenknochen
2 Sprungbein	4 Kahnbein	6 Mittelfußknochen	

der innere und äußere Fußstrahl übereinander gelegt sind, entsteht das **Längsgewölbe** des Fußes. Dieses wird durch mehrere kleine Muskeln in der Fußsohle verspannt und durch straffe Bänder gesichert.

Weil die Fußwurzelknochen keilförmig zusammengefügt sind, entsteht darüber hinaus noch ein **Quergewölbe**, das bei den Drehbewegungen des Fußes im unteren Sprunggelenk funktionell von Bedeutung ist.

Sinkt das Fußgewölbe ein (z.B. durch Lockerung der Bänder oder Überbelastungen), entsteht ein Senkfuß, wird es etwas überhöht, entsteht ein Hohlfuß. Beide Deformationen können erhebliche Schmerzen und Gehbeschwerden verursachen.

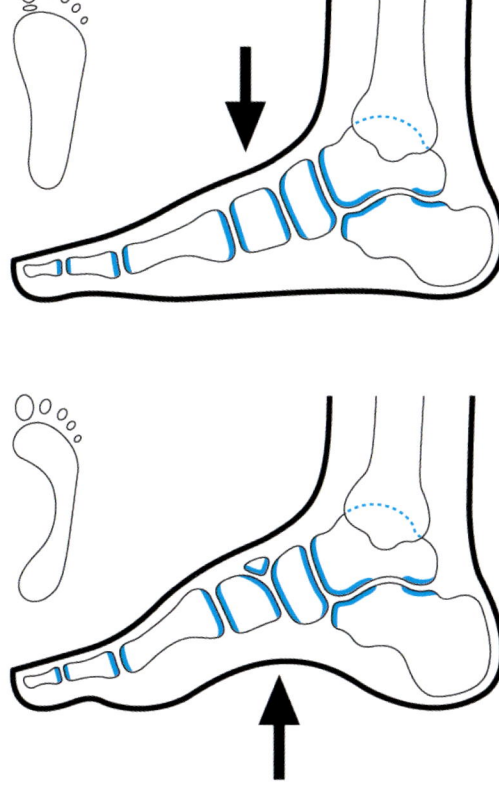

Veränderungen der Gewölbestruktur des Fußes beim Senkfuß (oben) und beim Hohlfuß (unten).

Sachverzeichnis

Fett gesetzte Seitenzahlen verweisen auf Abbildungen bzw. Abbildungslegenden, in denen der genannte Begriff dargestellt oder näher erläutert wird.

C

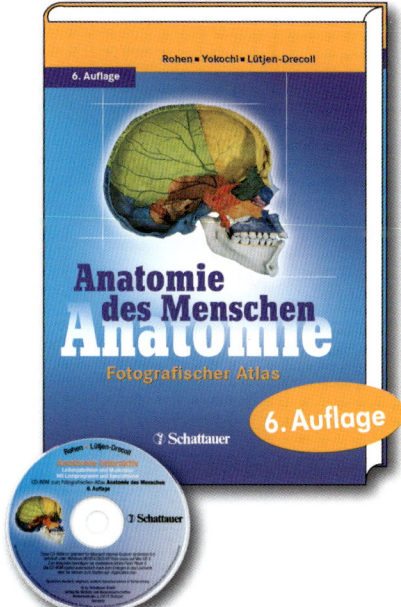
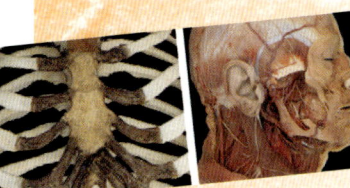 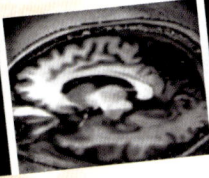 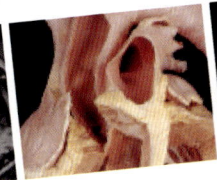 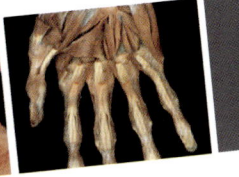
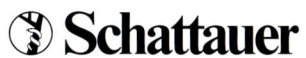

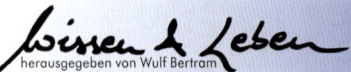
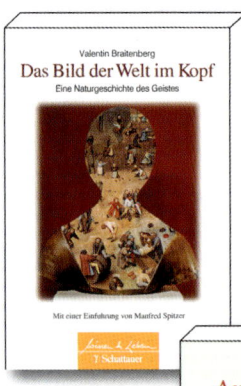
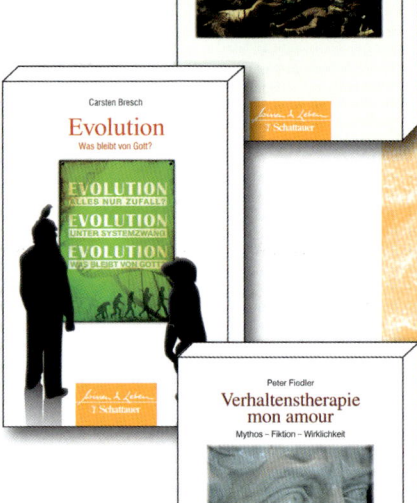
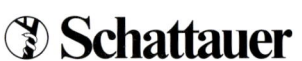